21 世纪高等院校老年服务与管理专业系列规划教材

老年健康照护技术

主　编　臧少敏　陈　刚

副主编　周素娟　侯晓霞

参　编　张　静　潘正群　吴承峰

　　　　王文焕　王　丽　朱小棠

　　　　张炜玮

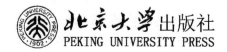

北京大学出版社

PEKING UNIVERSITY PRESS

内 容 简 介

本书以教育部关于高职课程改革的具体要求为指导思想,由具有丰富教学经验的高校教师与知名养老机构高层管理人员合作编写,内容参考养老护理员国家职业标准,与行业企业实际工作需求相一致。全书共十四个项目,包括为老年人提供适宜的居住环境,满足老年人清洁卫生、睡眠、饮食、排泄、安全移动等方面需要的日常生活照护技术,以及预防控制院内感染、生命体征评估、在医护人员指导下给予口服药及外用药、急救、书写照护文件等专业化老年健康照护技术。

本书不仅可以作为老年服务与管理专业教材,也可以供养老服务企业员工培训学习、考评使用。

图书在版编目(CIP)数据

老年健康照护技术/臧少敏,陈刚主编. —北京:北京大学出版社,2013.8
(全国高等院校老年服务与管理专业系列规划教材)
ISBN 978-7-301-22869-2

Ⅰ.①老… Ⅱ.①臧… ②陈… Ⅲ.①老年人-保健-高等学校-教材 ②老年人-护理-高等学校-教材 Ⅳ.①R161.7 ②R473

中国版本图书馆 CIP 数据核字(2013)第 162690 号

书　　　名:老年健康照护技术
著作责任者:臧少敏　陈　刚　主编
责 任 编 辑:桂　春(guichun2005@126.com)
标 准 书 号:ISBN 978-7-301-22869-2/R・0034
出 版 发 行:北京大学出版社
地　　　址:北京市海淀区成府路 205 号　　100871
网　　　址:http://www.pup.cn　　新浪官方微博:@北京大学出版社
编辑部邮箱:zyjy@pup.cn
总编室邮箱:zpup@pup.cn
电　　　话:邮购部 62752015　发行部 62750672　编辑部 62765126　出版部 62754962
印　刷　者:河北滦县鑫华书刊印刷厂
经　销　者:新华书店
　　　　　　720 毫米×1020 毫米　16 开本　17.5 印张　445 千字
　　　　　　2013 年 8 月第 1 版　2023 年 8 月第 9 次印刷
定　　　价:49.00 元

21世纪高等院校老年服务与管理专业系列规划教材

编 委 会

主任委员：

邹文开　北京社会管理职业学院院长、教授

副主任委员：

孟令君　北京社会管理职业学院社会福利系主任、教授

编委会成员（按拼音排序）：

曹淑娟　北京市第一社会福利院院长、教授

陈　刚　蚌埠医学院护理学系党总支书记、教授

陈卓颐　长沙民政职业技术学院医学院院长、教授

李朝鹏　邢台医学高等专科学校副校长、教授

李　欣　东北师范大学人文学院福祉学院院长、教授

刘利君　北京社会管理职业学院老年服务与管理专业主任、讲师

石晓燕　江苏经贸职业技术学院老年产业管理学院院长、教授

田小兵　钟山职业技术学院副院长、教授

王建民　北京劳动保障职业学院工商管理系主任、教授

王晓旭　河南省民政学校校长、教授

袁光亮　北京青年政治学院社会工作系主任、副教授

张岩松　大连职业技术学院社会事业学院院长、教授

周良才　重庆城市管理职业学院社会工作学院院长、教授

朱图陵　深圳市残疾人辅助器具资源中心研究员

21世纪高等院校老年服务与管理专业系列规划教材

总　序

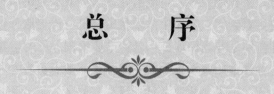

人口老龄化是现代社会发展的必然趋势，也是当今世界各国共同关注的话题。作为人口大国，人口老龄化将成为未来一个时期我国基本的国情，随着人口老龄化加剧而带来的养老问题正日趋突出。

中国自古以来就有"尊老重老"的文化传统。新中国成立以来，更加重视老年人福利体系建设。早在1949年内政部设立时，社会福利事业包括老年福利事业管理就是内政部的重要职能之一。1978年民政部设立时，依然将社会福利事业纳入工作范畴内。改革开放以来，我国的老年福利事业有了长足的发展，面向所有老年人，以居家为基础、社区为依托、机构为支撑的老年人福利体系逐步建立，较好地保障了特殊困难老人的养老问题。

进入21世纪后，我国人口比例上的变化给新时期的老年福利工作提出了挑战。按照国际的通常理解，当一国60岁以上的人口占总人口的10%或者65岁以上的人口占总人口的7%时，这个国家就进入老龄化。1999年，我国60岁以上老年人口占总人口的10%，已经进入老龄化阶段。我国人口老龄化呈现出速度快、基数大、未富先老等特点。2011年年底我国总人口达13.47亿人，其中60岁及以上人口约为1.85亿人，占全国总人口数的13.7%，65岁及以上人口约为1.23亿人，占全国总人口的9.1%。"十二五"时期，随着第一个老年人口增长高峰到来，我国人口老龄化进程将进一步加快。从2011年到2015年，全国60岁以上老年人将由1.85亿增加到2.21亿，平均每年增加老年人860万；老年人口比重将由13.7%增加到16%，平均每年递增0.54个百分点。

同一历史时期，我国处于经济体制深刻变革、社会结构深刻变动、利益格局深刻调整、思想观念深刻变化的阶段，老龄化进程与家庭小型化、空巢化相伴随，与经济社会转型期的矛盾相交织，社会养老保障和养老服务的需求将急剧增加，这给应对人口老龄化增加了新难度。人口老龄化问题涉及政治、经济、文化和社会生活各个方面，是关系国计民生和国家长治久安的重大社会问题，已经并将进一步成为我国改革发展中不容忽视的全局性、战略性问题。为应对这种新的变化趋势，我国提出推进养老服务社会化的政策。

社会化养老服务一方面带来全社会共同参与养老服务的良好局面，另一方面也面临着人才队伍严重短缺的困境。目前，我国养老服务人才队伍的问题突出表现在人才严重短缺、队伍不稳定、文化程度偏低、服务技能和专业知识差、年龄老化等方面。这些困难严重制约我国养老服务水平的提高，严重影响老年人多样化的养老服务需求的实现。

"十二五"期间是我国老龄事业发展的重要机遇期，老龄事业任重道远。特别是党的十八大报告明确提出，要积极应对人口老龄化，大力发展老龄服务事业和产业。"养老服务体系"建设直接决定着老年人晚年生活质量的高低。养老服务体系离不开人才队伍建设。养老服务专业人才特别是养老护理员、老龄产业管理人员的培养尤为重要。

养老护理是一项专业性强的技术工作，它既需要从业者具有专业护理、心理沟通、精神慰藉等方面的专业知识，更需要从业者具备尊老、爱老、敬老和甘于奉献的职业美德。没有良好的文化素养、没有经过专业的技能培养不能胜任这一岗位。老龄产业管理者的管理理念、管理方法、管理水平在很大程度上决定了养老服务机构的发展方向和服务水平。这就要求我们培养一大批理论与实务能力兼备的管理人才，带动养老服务管理的科学化、高效化、信息化和制度化。

"行业发展、教育先行"，人才队伍建设离不开教育，大力推进老年服务与管理相关专业的发展是未来一个历史时期民政部和教育部的重点工作之一。在这样的社会背景下，组织全国多所大专院校联合开发"全国高等院校老年服务与管理专业系列规划教材"，旨在以教材推进课程建设和专业建设，进而提高老年服务与管理人才培养质量。

在内容选取上，系列教材立足老年服务与管理岗位需求，内容涵盖老年服务与管理岗位人才需要掌握的多项技能，包括老年健康照护、老年社会工作、老年服务伦理与礼仪、老年康复保健、老年人权益保障、老年活动策划与组织、老年营养与膳食保健等多个方面。

在编写体例上，反映了高职教育"高素质技能型人才"培养的要求，每本教材根据内容的不同采取不同的编写体例，其主旨在于突出教材的实用性和与岗位的贴合性，以任务导向、兴趣导向、技能导向等多种方式进行编写，既提高了学生学习教材的兴趣，又实现了理论与实践的结合。

"十年树木，百年树人"，人才队伍建设非一朝一夕可实现。在此，我们要感谢参与编写系列教材的所有编写人员和出版社，是你们的全心投入和努力，让我们看到这样一系列优秀教材的出版。我们要感谢各院校以及扎根于一线老年服务与管理人才教育的广大教师，是你们的默默奉献，为养老服务行业输送了大量的高素质人才。当然，我们还要感谢有志于投身养老服务事业的青年学子们，是你们让我们对养老服务事业发展充满信心。

我们相信，在教育机构和行业机构的共同努力下，在校企共育的合作机制下，我国的养老服务人才必定不断涌现，推动养老服务行业走上规范、健康、持续发展的道路。

本书编委会
二〇一三年一月

前　言

我国于 1999 年进入老龄化社会,并且老龄化趋势日益加剧。"十二五"时期,全国 60 岁以上老年人口比重平均每年将递增 0.54 个百分点。面对人口老龄化不断加剧的形势,我国正在逐步建立以居家养老为基础、社区养老为依托、机构养老为补充的养老服务体系,养老服务需求将急剧增加。中国老龄事业发展"十二五"规划明确指出,要加强人才队伍建设,加快养老服务业人才培养,特别是养老护理员、老龄产业管理人员的培养。面对老龄化社会需求,老年服务与管理专业应运而生,培养高技能老年服务人才和老龄产业中基层管理人才。国内现有几十所高校开设了老年服务与管理专业。

老年健康照护是老年服务与管理专业学生、养老护理员必须掌握的核心技能。现有老年健康照护技术相关书籍主要是养老护理员短期培训使用的教材,缺乏整体系统化设计,不适用于高职院校学生培养。因此,编写一部符合高职教育特点的老年健康照护技术教材尤为重要。本书可为学生学习后续课程、参加养老护理员职业资格证书考试并从事老年健康照护工作奠定必要的基础。

本书的编写以市场需求为导向,以学生能力提高为本位,教材内容与实际岗位需求零对接。打破传统的课程学科体系,以行业企业老年服务与管理人员典型工作任务——老年健康照护工作分析为基础,以实际工作过程为导向,以实际的老年健康照护工作情境为依据设置教学项目,以项目为单元组织教学内容,在项目中融合理论知识和实践技能,为项目化教学的实施提供借鉴。在编写过程中,遵循"理论够用,技能为重"的理念,突出技能训练,使学生切实掌握专业核心技能。采用任务驱动模式,通过具体的老年健康照护案例导入,帮助学生围绕任务展开学习,以任务的完成结果检验和总结学习过程等。每个任务均包括任务训练内容及任务操作评分标准,体现"教、学、训、做、评"一体化编写思路。本书可以作为高等职业院校老年服务与管理专业的教材,也可以作为养老服务企业员工培训学习、考评的资料使用。作为高等职业院校老年服务与管理专业教材应用时,建议学时数为 180 个学时。

全书共十四个项目。项目一、项目十二由臧少敏(北京劳动保障职业学院)、侯晓霞(大连职业技术学院)编写,项目二、三由王文焕(北京劳动保障职业学院)编写,项目四由朱小棠(北京社会管理职业学院)编写,项目五由张静(蚌埠医学院)、陈刚(蚌埠医学院)编写,项目六由潘正群(蚌埠医学院)编写,项目七由张静、臧少敏编写,项目八由吴承峰(江苏钟山职业技术学院)编写,项目九由王丽(北京社会管理职业学院)编写,项目十、十一由张静编写,项目十三由张炜玮(河南省民政学校)编写,项目十四由周素娟(燕达金色年华健康养护中心)编写。本书在编写过程中参考引用了相关书籍和文献,在此一并向原作者表示诚挚谢意。

由于编者水平有限、编写体例改革幅度大,虽已竭尽全力,书中仍难免有疏漏和不妥之处,敬请广大读者批评指正。

臧少敏

2013 年 8 月

目　　录

项目一　为老年人提供有效的健康照护

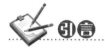 **引言**

随着社会的进步和经济的发展,老年人口数量和比例不断增加,人口老龄化已成为世界各国普遍存在的社会问题。伴随年龄的增加,老年人的身心功能逐渐衰退,而多种慢性疾病的发生进一步损害老年人健康。面对庞大的老年群体,为老年人提供全面、系统、规范的健康照护服务,维护老年人健康,提高老年人生活及生命质量显得尤为重要。

知识链接

随着年龄的增长,人体形态和功能会发生不可逆的进行性衰退。老年人是处于衰退期的特殊群体。老年人的年龄划分各国标准不尽相同,欧美等发达国家将 65 岁以上的人群定义为老年人,发展中国家(特别是亚太地区)由于经济欠发达,将 60 岁以上人群称为老年人。根据我国实际情况,中华医学会老年医学会于 1982 年建议:我国年满 60 周岁的中华人民共和国公民都属于老年人。老年分期按 45~59 岁为老年前期(中老年人),60~89 岁为老年期(老年人),90 岁以上为长寿期(长寿老年人)。按照世界人口老龄化的变化趋势,近年世界卫生组织提出老年人划分标准为:60~74 岁为年轻老年人;75~89 岁为老年人;90 岁以上的为长寿老人。

人口老龄化是人口、资源、环境和经济可持续发展及国家卫生健康水平提高的社会必然。老年人口比例是评价某个国家或地区人口老龄化的重要指标。按世界卫生组织规定,65 岁以上老年人口占总人口的比例达到 7% 时,便达到了人口老龄化。由于我国采用 60 岁以上为老年人标准,当 60 岁以上老年人占总人口比例达到 10% 时,即表示我国或某一地区(省、市)达到了人口老龄化。

全球的老龄化趋势严峻。联合国人口司发布的数据显示:截止 2012 年世界 60 岁以上的老年人口达到 8.2 亿;预计 2050 年 60 岁以上老年人口将达到 20 亿,每 5 人中将会有一个老年人;目前老龄化程度最高的国家是日本,达到 27%,其次是意大利和德国,分别为 26% 及 25%,老年人口比例达 20% 及其以上的国家有 27 个,达 10% 及其以上的国家有 74 个,10%~20% 之间的国家有 47 个。

我国于 1999 年进入老龄化社会。第六次全国人口普查的数据显示,截至 2010 年年底,全国老年人口 1.78 亿,占人口总数的 13.26%。据民政部门预测,到 2015 年,全国 60 岁以上老年人将增加到 2.21 亿,老年人口比重增加到 16%,平均每年递增 0.54 个百分点,到 2030 年全国老年人口规模将会翻一番。根据经济合作与发展组织(OECD)的人口发展预测,到 2030 年,中国 65 岁以上人口占总人口比将超过日本,成为全球人口老龄化程度最高的国家。而北京、上海、天津等大城市的老龄化程度较全国更为严重。以北京为例,北京市早在 1987 年就已进入老龄化社会。截至 2010 年年底,北京市 60 岁及以上老年人口 235 万,占全市户籍总人口的 18.7%。到 2015 年,北京市户籍人口中 60 岁及以上老年人口将达到 320 万,占户籍人口的 23%。与此同时,我国老龄化进程与家庭小型化、空巢化相伴随,与经济社会转型期的矛盾相交织。社会对于养老服务的需求将急剧增加。

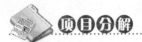

项目分解

为老年人提供有效健康照护,首先要了解老年人的生理、心理特点,进而根据老年人特点及自身情况,采取针对性的照护措施,维持和促进老年人健康。老年人健康照护工作,既是脑力劳动又是体力劳动。照护员在给予老年人健康照护工作时,既要注意保护老年人安全,又要保持自身健康,避免职业伤害。因此,本项目从老年人生理、心理特点认知,老年人健康及健康照护认知,老年健康照护工作中合理应用人体力学原理等方面进行项目分解。

任务一 老年人生理、心理特点认知

老年健康照护人员在工作中,要根据老年人的生理、心理特点,有针对性地为老年人提供系统、整体的照护。因此,首先要了解老年人生理、心理特点。

▼ 知识链接

一、老年人生理特点

衰老是生命不可抗拒的自然规律,是生物体在其生命过程中,生长发育达到成熟期以后,机体的形态结构和生理功能所出现的一系列退行性变化。这是一个正常的生理变化过程。其过程是逐渐发展的,衰老的速度存在个体差异,而且在同一个体的不同系统,不同器官间的老化速度也不同步。这种差异与遗传、营养、职业、生活方式、体育锻炼、文化程度、心理状态、环境、社会因素等有关。通常认为人 60 岁以上就进入了老年期,其生理特点如下:

1. 运动系统的变化

老年人的脊柱纤维弹性下降,身体变矮。肌肉韧带随着运动减少而萎缩并收缩、变硬,纤维组织增生,肌肉力量减弱,肌弹性降低,易出现肌肉疲劳,腰酸腿疼,容易发生腰肌扭伤。老年人的骨骼明显改变,骨骼中有机物质减少或逐渐退化,出现骨质疏松,极易发生骨折,常见的是手腕部骨折、坐骨骨折和股骨骨折。关节囊结缔组织增生、韧带退行性改变及组织纤维化,导致关节僵硬,活动不灵活。

2. 呼吸系统的变化

老年人的呼吸肌、膈肌以及韧带萎缩,肋软骨钙化,使肺脏及气管弹性降低,呼吸功能减弱,肺活量下降,活动增加以后常感到呼吸急促,呼吸次数明显加快,有时还会伴有节律不齐等情况。由于换气困难,老年人常常感到说话多时也会气促,所以,一次不能较长时间的谈话,因此,与老年人交流时要有耐心。伴随呼吸功能的减弱,反射性咳嗽功能也下降,气管分泌物不易排出,致使老年人容易发生肺部感染、肺气肿、阻塞性肺疾患。

3. 消化系统的变化

消化系统明显的变化是牙齿松动、脱落,胃肠蠕动减慢,胃排空延缓,消化腺分泌减少,食物的消化功能减弱,容易引起消化不良,对各种营养素的吸收减少,常使老年人发生一些营养素缺乏,如蛋白质、维生素及钙、铁等的缺乏。胃肠蠕动减弱,还使老年人易发生大便秘结,排便困难。另外,由于肝脏的储存、代谢能力下降,肝脏对药物、毒素的代谢解毒功能减退,使老年人用药时容易发生药物不良反应。

4. 循环系统的变化

老年人心肌出现退行性变化,心包外脂肪增多,心内膜增厚,心肌收缩力减弱。老年人心输出量较年轻人减少30%～40%,且储备能力较小。窦房结内的自律细胞减少,常发生心率和心律的改变,使老年人心跳减慢,易出现期前收缩心房颤动及传导功能的变化。由于动脉硬化,造成动脉血管弹性减弱,血管内管腔狭窄,使血液流动的阻力增加,导致血压升高。同时,因冠状动脉口径变窄,供应心肌本身的血液减少,出现心脏本身供血不足,导致冠心病的发生。又因自主神经功能不稳定,对血管的调节功能差,容易发生体位性低血压。老年人毛细血管变脆,静脉血管弹性降低,静脉回流困难,因而容易出现皮下出血、血栓、下肢肿胀、痔疮等。

5. 神经系统的变化

(1) 脑组织萎缩

随着年龄的增长,老年人的脑组织逐渐萎缩。神经系统的进行性衰退,使老年人对外界事物反应能力和对冷、热的反应不敏感,对疼痛的反应迟钝,使有些疾病的症状不容易被及时发现。因此,当老人感觉身体某部位出现疼痛或不舒适时,要特别加以留心观察和详细询问,防止掩盖症状,延误病情,发生意外。

(2) 运动神经细胞萎缩、减少

老年人的运动神经细胞萎缩、减少,运动能力下降,所以,多数老年人运动迟缓(与肌肉细胞的萎缩、减少也有关),一些保护性反射的反应也相对迟缓,给人以动作迟钝的印象。根据这些特点,安排老年人的生活环境时要注意老年人的安全,如地面防滑、安装扶手、室内设施适合老年人肢体活动的距离等,避免发生意外。

(3) 平衡能力下降

老年人运动缓慢,除因肌肉能力、运动能力下降外,平衡能力下降也是一个原因。根据这个特点,在照顾老年人时动作要轻缓,起、卧的速度不要过快,以防老年人不适或跌倒。

6. 泌尿系统的变化

老年人肾血管硬化,管腔缩小,致使有效肾血流量减少,肾小球滤过率下降,肾小管重吸收功能减退,对水、电解质调节功能降低,使老年人易发生水、电解质紊乱。老年人膀胱容量减少,膀胱肌肉萎缩,排尿收缩能力减弱,膀胱残余尿量增多,使老年人排尿次数增加,尤其夜尿次数增加,易发生尿急,甚至出现尿失禁。老年男性因前列腺肥大,有时感到排尿困难,有可能造成尿潴留。老年女性因尿道短,尿道肌肉萎缩,括约肌收缩不良,易发生压力性尿失禁和尿路感染。

7. 生殖系统的变化

女性40岁以后性激素分泌逐渐减少,大约45~50岁开始绝经、停止排卵。绝经后,输卵管、卵巢、子宫、阴道黏膜开始萎缩,阴道壁变薄,外分泌腺减弱,分泌液减少,阴道干涩、瘙痒,抵御细菌感染的能力减弱,所以,要注意老年女性的外阴清洁。由于性激素水平下降,会出现一系列更年期症状,如暴躁、多疑、出虚汗、心慌等。男性更年期出现在55~60岁左右,也可能会发生性格变化。

8. 内分泌系统的变化

在衰老过程中,甲状腺和促甲状腺激素的合成和分泌减少,使甲状腺功能减退。另外,老年人胰岛素的生物活性明显降低,易患糖尿病。

9. 感官的变化

除因神经系统的变化导致老年人对外界事物反应迟钝外,感官的变化也使他们对外界反应减少。其主要表现如下:

(1)视觉减退

由于晶状体失去弹性,老年人的眼肌调节能力降低而出现老花眼,造成视物模糊。此外,老年人还容易出现白内障、视野变小、瞳孔对光反应减弱等症状。

(2)听觉障碍

老年人由于听力障碍,听不清别人说话,常常答非所问,久而久之,不愿与别人交流,因而变得闭塞,反应更加迟钝。

(3)皮肤感觉减弱

照料老人时要注意防止冷、热和触觉的伤害。

(4)味觉变化

由于舌苔变厚,味蕾减少,唾液分泌减弱,使老年人的味觉大大降低,喜吃甜、咸食品,所以,应注意控制糖量和食盐的摄入。

二、老年人心理特点

老年人的各种生理活动的变化和衰退,或多或少地影响了老年人的心理活动。由于各系统的生理变化和逐渐衰退使大脑的营养供应不足,影响大脑的功能而导致心理活动的衰退。老年人在知觉、注意、记忆、思维、情绪、意志、气质、性格、信念等方面均呈现出不同特点。

1. 知觉特点

人对物的知觉主要有空间知觉、时间知觉和运动知觉,这些知觉主要是通过眼睛提供的视觉线索,其次有听觉、嗅觉、味觉、运动觉等。老年人由于各种感觉能力下降,知觉能力也受到影响,有时会发生对客观事物知觉的不准确,形成错觉。例如,知觉能力下降的老人横过马路时,可以把远处飞驰而来的摩托车看成自行车,并误以为有足够的时间穿过马路,结果造成交通事故。因此,要特别注意老年人的交通安全,上街时应佩带醒目标志,过马路应有人陪伴,老年人最好不要驾车。另外,老年人的生活环境要有序、简洁、安静,老年人的常用物品区别要分明。

2. 注意力特点

老年人因脑细胞萎缩、减少,致使注意力明显下降,对生活有很大影响。如,对新生事物接受较慢,学习、思考时间稍长即感觉疲劳,兴趣范围狭窄等。根据老年人注意力的特点,健康照护人员在工作中应注意:向老年人介绍新事物时,语言要尽量简明、通俗易懂;安排老年人工作、学习的时间要短一些;组织老年人活动要生动、鲜明,尽可能增加老年人的生活乐趣等。

3. 记忆特点

老年人的脑细胞萎缩、减少,造成记忆力下降,特别是近期记忆明显下降。老年人可能忘记刚发生的事,如,半小时前服用的药等。老年人还有可能找不到自己需要的东西、不知道自己要做什么、忘记别人的嘱托等,所以总要旁人提醒,或做备忘录。因此,老年人的生活要有规律,日常用品摆放要固定,要有良好的生活习惯,手边应有记事本,把需要做的事写在记事本上,避免遗忘。

4. 思维特点

思维是人脑对客观现实间接、概括的反映,反映事物的本质和内在规律。老年人由于记忆能力减退,概念形成较慢,思维过程受到影响,但由于经验丰富,老年人对某些事物的认识可能更准确。

5. 情绪特点

人的情绪反应是大脑、丘脑、脑垂体等多种器官参与的生理、心理反应。老年人脑细胞和内分泌组织细胞萎缩、减少,情绪反应时内分泌腺释放化学递质的速度减慢,数量减少,故而老年人情绪反应不如年轻人猛烈。但另一方面,由于脑萎缩或软化,使得老年人情感脆弱,有时不能自控,容易冲动,情绪变化快。

6. 意志、气质与性格特点

由于精力、体力逐渐衰退,大部分老年人的意志不如青壮年人。由于老年人神经过程抑制强、兴奋弱,在行为和活动中表现为沉着、安静、迟缓、自信等气质。老年人的性格易向两极演变,一极是性格强化,自尊心增强、固执、急躁等;另一极是性格弱化,多疑、无自信心等。因此,老年人常表现为谨慎、固执、刻板等。由于兴趣范围狭窄及社会交往减少,老年人容易感觉孤独、寂寞。

任务二　老年人健康及健康照护认知

2002 年 4 月,联合国第二届世界老龄大会提出了"积极老龄化"的发展战略。积极老龄化的政策框架,要求在"健康、参与、保障"这三个方面的基本支柱采取行动。健康被列为"积极老龄化"政策框架三大支柱的第一位。由此可见,实现老年人健康对落实"积极老龄化"发展战略具有重大意义。

▼ **知识链接**

一、老年健康

世界卫生组织将健康定义为:"健康不仅是没有疾病和虚弱,还要有完整的生理、心理状态和良好的社会适应能力以及道德健康。"老年人健康首先要符合健康的定义,同时要更加强调老年人健康的特殊性。在健康领域,老年人是脆弱的群体。他们的生理、心理和社会适应性方面的健康功能和状态都不同程度地弱于青壮年。

关于老年健康的定义,各位学者的意见不尽相同。国内有学者指出,"老年健康是指有生活能力,在社会上有功能,能最大限度地发挥自主性,但不需要没有疾病。"还有国内学者提出:"日常生活、生理能力方面没有问题,一般体力活动方面没有太大困难,在认知能力测验中取得高分,自评健康状况为良好或好,目前心境及情绪的自我评价好或尚好,是为生物-心理-社会概念上的老年健康。"中华医学会老年医学学会提出了中国健康老年人的具体标准。其主要内容如下:

- 躯体无明显畸形、无明显驼背等不良体形,骨关节活动基本正常。
- 无偏瘫和老年性痴呆及其他神经系统疾病,神经系统检查基本正常。
- 心脏基本正常,无高血压、冠心病及其他器质性心脏病。
- 无慢性肺疾病,无明显肺功能不全。
- 无肝肾疾病、内分泌代谢疾病、恶性肿瘤及影响生活功能的严重器质性疾病。
- 有一定的视听功能。
- 无精神障碍,性格健全,情绪稳定。
- 能适当地对待家庭和社会人际关系。
- 能适应环境,具有一定的交往能力。
- 具有一定的学习或记忆能力。

满足上述 10 个方面的标准,就是一个健康的老年人。中国老年人"长寿不健康"状况堪忧,失能发生率较高。全国老龄委数据显示,截至 2010 年全国失能半失能老人达 3300 万,占老年人口总数的 19%,其中完全失能的老年人达到 1100 万人。失能老人主要指丧失生活自理能力的老人。随着社会老龄化的发展,失能老人数量的不断增加,我国现有的"421"家庭模式已经不能满足养老需求。这些老年群体最需要的就是专业化的长期健康照护服务。

二、老年健康照护特点

老年人随着年龄增长,逐渐出现衰老的现象,如身体各系统的功能逐渐减弱,语言、行动变得缓慢,对外界事物反应迟钝等。因此,老年健康照护人员应根据老年人的生理、心理特点,提供针对性的健康照护。老年健康照护的特点如下。

1. 老年人健康照护需要更多的细心和耐心

(1)日常生活照护

老年人日常生活不能完全自理者较多,需要精心照料。

① 保持老人身体清洁。生活不能完全自理的老人在日常生活中需要养老护理员协助维持自身的清洁卫生。照护人员应做到每日早晚进行晨晚间护理,根据老年自理程度协助

老人洗脸、刷牙、每晚睡前洗脚,或提供口腔护理等;每周为不能自理的老人洗头、洗澡或擦浴1~2次,更换被服1~2次。

②　预防压疮。对长期卧床的老人,要保持床铺平整、清洁,定时更换卧位,至少2小时翻身一次。协助翻身后观察皮肤有无压疮,若皮肤有受压的迹象,应缩短翻身间隔时间,并及时采取压疮预防措施。对大小便失禁的老人要随时协助其更换床单、被褥,以保持老人身体和床单的清洁、舒适,避免发生压疮。

③　细心照顾老人的衣着。老人的衣服应柔软、宽松、合体,穿、脱方便,随天气的变化随时增减衣服。外出时要戴帽子。鞋袜要舒适,袜子应为宽口的棉制品,以免袜口过紧而影响下肢血液循环,引起不适。

（2）饮食照护

老年人的饮食照护要周到,设法满足老年人的营养需要,还要注意进食的安全。老年人由于牙齿松动或缺失,对较硬的食物咀嚼困难,食物应煮得软烂、可口。养老护理员要熟悉各种食物的营养价值,为老年人选择既能增进食欲又符合身体健康的食品,满足老人的营养需求。对不能自理的老人,要协助老人进食。老年人吞咽功能减弱,进食过快易发生呛咳,喂食时要正确摆放老人的进食姿势,注意每口喂的饭量要适当,速度要慢,干稀食物要搭配,与老人互相配合,避免进食中发生意外。

（3）排泄照护

老年人排泄功能发生异常情况较多,主要表现为:活动少,肠蠕动减慢,食物含粗纤维少,容易发生便秘;饮食不当或疾病导致腹泻;因衰老、疾病或肛门、尿道括约肌的神经功能失调,造成大小便失禁等。照护排泄异常的老人,要有熟练的照护技能,还要有高度的责任心、爱心、耐心和良好的心理素质。

（4）睡眠照护

老人的睡眠时间要充足。健康的老人每天需要8小时以上的睡眠,70~80岁的老人每天睡眠应在9小时以上,80~90岁的老人应在10小时以上。健康照护人员要仔细观察,及时发现老人失眠、入睡困难、早醒等睡眠问题,找出影响睡眠的原因,注意睡眠环境的调节和老人身体的舒适,以保证睡眠质量和睡眠时间,消除疲劳,促进舒适度。对于夜间睡眠时间不足者,可安排午休。

2. 老年人感官系统功能下降,需要特殊照顾

老年人视力、听力等感觉逐渐减退,使老人与外界的沟通困难,对老人的身心健康造成不良影响。养老护理员要采取措施帮助老人,弥补因感觉功能减退而造成的困难。如,视力不好的老人要佩戴合适的眼镜,视力有障碍者要给予生活照顾;对听力下降的老人应选择适当的沟通技巧,如沟通时放慢语速,吐字清晰,必要时让老人佩戴助听器。

3. 老年人对安全的需要程度增加

老年人跌倒的发生率随着年龄的增高而增加。老年人由于身体平衡功能减退、控制姿势能力降低、肢体协调性下降,容易发生跌倒、坠床等意外。意识不清、长期服用安眠药、对周围环境不熟悉、环境设备不合理等原因会增加跌倒、坠床发生的可能性。老年人由于吞咽功能减弱,在进食过程中还易发生呛咳、噎食或误食等情况。在老年人照护过程中,要有安全意识,及时采取措施预防意外发生。布置老年人居住环境时,应充分考虑环境的安全,如,地面防滑、浴室内加装扶手等,以防不慎造成老人损伤。使用热水袋的老人要防止其烫伤,老人沐浴时要特别注意预防滑倒等。陪伴老人户外活动时要选择晴朗的天气,雨雪天、雾天、大风天等天气不宜外出;外出活动时间不要过长,每次 30 分钟到 1 小时,防止老人疲劳;外出时走路要慢,注意安全。老人进食、饮水应采取坐位或半坐位,不能坐起的老人要将上半身抬高 30°～50°,以防呛咳、误吸。对吞咽困难的老人,可将食物打成糊状,以便吞咽,预防进食中发生意外。另外,老年人感知觉、注意力下降,对刺激的反应迟钝,使得老年人遭遇危险时不能立即做出判断,容易发生烫伤、触电、交通事故等意外伤害,在照顾中要特别注意防范。

4. 老年人对自尊的需要程度增强

老年人因机体衰老,经济收入减少,社会与家庭承担责任能力下降,另外由于疾病等原因使老人存在自我照顾的困难,需要他人照顾,导致老人产生"失落感"。但是老人因人生的经历,曾有的成就、家庭地位、社会地位与当前状态的反差,使老年人的自尊需要增强,很在意别人和社会的评价,渴望得到尊重。在照护工作中要特别注意尊重老年人,如礼貌的称呼,讲话态度和蔼,需要老人配合的事应先征求老人的意见等。

5. 老年人孤独的处境需要更多的关怀

由于各种原因使老年人与社会的沟通减少,或因独居、丧偶、疾病等情况,加之视力、听力减退,使老人与外界产生隔绝感,久而久之使老人处于孤独的状态。老年人对爱与归属的需要,不会因年龄增长而减弱。老年人需要关怀、亲情和爱,需要与社会交往。多数老人,尤其是患病的、自理困难的老人希望有人陪伴、关怀,感受温暖,当老人独处时,就会感到心情郁闷,情绪低落,甚至多愁善感,独自流泪。因此,照护人员应帮助老年人多参加集体活动,多与老年人交谈,陪伴老年人,以满足老年人精神和心理的需要。

6. 老年人免疫功能下降,易发生感染性疾病

老年人机体免疫功能下降,感染性疾病的发生率明显高于年轻人,尤其是呼吸系统与泌尿系统感染。因此,老年人健康照护过程中要注意预防感染。注意保持老年人身体各部位的清洁卫生以及环境的清洁,注意饮食卫生,餐前、便后为老人洗手。还要做好消毒、隔离工作。在疾病流行期间,应注意老人的保护,指导老人不要去人群密集的地方。

7. 老年人机体反应能力下降,患病不易发现

由于机体反应低下,老年人患病后常没有典型的临床症状,使得老年人患病不易被及时发现,易被忽略或误诊,从而不能及时治疗,延误病情。因此,应注意细心观察老人的身体状况,发现异常表现,及时报告医护人员。

8. 与老年人交流需有良好的沟通技巧

老年人听力减退,对刺激反应迟钝,因此与老年人沟通时要注意运用良好的沟通技巧。如,沟通的态度要真诚、友善,倾听老人诉说要专心、耐心,语句要简短、扼要,言语要清晰、温和,语速不要太快,音调不要太高,尤其要避免因老人听力不好时而大声叫喊,也不可使用像对待孩子一样的语言与老年人沟通,否则会使老年人的自尊心受到伤害。沟通中,可适当地运用触摸的技巧,如握着老人的手,扶持其手臂等,向老人表达温暖、关爱和支持,但注意不要抚摸老人的头部,因为这可能触犯老人的尊严。

三、老年健康照护人员职业守则

1. 尊老敬老，以人为本

我国已进入老龄化社会，老龄化社会对国家、社会、家庭提出了新的挑战，如何实现老年人"老有所养、老有所医、老有所教、老有所学、老有所为、老有所乐"的目标，是全社会要面临和解决的重要问题。

中华民族自古就有尊老敬老的优良传统，2000多年前孔子就教育后代，不但要养护老人，而且要尊敬和孝敬老人。老年人是我们幸福生活的开拓者，今天所有的一切都包含着老年人的劳动成果。年轻人有责任帮助老年人，使他们愉快、幸福地生活，安度晚年。

我国为保障老年人的权利，制定了相关的法律、法规和政策，正在逐步建立以居家为基础、社区为依托、机构为补充的养老服务体系，以保证老年人能得到良好的照顾。为了保障老年人能真正享受到优质服务，在实践工作中，要把"以人为本"落实到每项工作中，制定规范化的服务流程和服务标准。

养老护理员直接承担着照顾老人的工作，其工作不仅仅是对老人的日常生活照料，还包括对老人的情感慰藉，担负着国家、社会和老人家庭对老人的关怀，所以在工作中要处处为老人着想，在实际行动中体现以老人为本的服务理念，使老人从养老护理员的工作中感受到全社会的尊敬与关怀。

2. 服务第一，爱岗敬业

服务第一就是把为集体或服务对象工作放在第一位。养老护理员的工作与众多服务性行业的工作一样，是以为他人服务作为工作内容。养老护理员的工作对象是老年人，也就是说为老年人服务是第一位的，老人的需要就是对养老护理员的要求，时时处处为老人着想，急老人所急，想老人所想，全心全意为老人服务是养老护理员职业素质的基本要求。只有树立"服务第一"的思想，把它作为工作行为的指导，并把它落到实处，养老护理员才能赢得信任和社会赞誉。

爱岗敬业是服务第一的具体体现，只有爱岗才能敬业。热爱本职工作是一种职业情感，也就是人们对所从事的职业的情绪和态度。热爱本职工作，就是职业人以正确的态度对待自己的工作，认识到本职业的社会意义，努力培养对自己所从事的工作的荣誉感、责任感，从而热爱本职工作。只有这样才能全身心投入职业活动中，在平凡的岗位上，做出不平凡的业绩。

一个人的社会地位、社会荣誉从根本上说，并不取决于自己的职业。任何职业岗位上的人，只要他努力为社会做出贡献，都会得到社会的承认和尊重。养老护理员的工作是平凡的，但它是社会不可缺少的。养老护理员只有热爱本职工作，树立"服务第一"的职业观，才能在工作中努力学习养老护理专业知识，不断提高专业技能，才能赢得社会的尊重。

3. 遵章守法，自律奉献

（1）遵章守法

首先，树立严格的法制观念，认真学习和遵守国家的法律、法令，学习和遵守有关尊老、敬老和维护老年人权益的法律、法规。使自己的一言一行，都符合法律、法规的要求，做遵章守法的好公民。

其次,还要遵守社会公德,遵守社会活动中最简单、最起码的公共生活准则,努力做到"爱国守法、明礼诚信、团结友善、勤俭自强、敬业奉献",遵守养老护理员的职业道德和工作须知,爱老、敬老,热忱地为老年人服务。

（2）自律奉献

首先,严格要求自己,为老人着想,把为老人服务作为行为准则,要有慎独精神;其次,要积极进取,刻苦钻研,努力学习和掌握科学先进的养老服务工作技能,不断提高工作质量。

任务三 合理应用人体力学原理

▼ 案例导读

在许多国家,下背痛已位于医护人员职业病的榜首,成为人群就诊、住院或手术的常见病因。表现为急、慢性或间歇性发作,从后颈部延伸至骶部的躯干部位疼痛,并可向附近肢体扩散。下背的发生是多因素协同作用的结果,长期体位不正或弯腰工作,或经常腰部持续负重,可引起腰部肌肉的慢性积累性损伤。护士是患腰背痛的高危人群,护士和辅助护士患腰背痛的危险性是其他职业女性的 2.5 倍。国内外多项研究显示,搬抬重物,搬抬和移动被照护者(在床和轮椅之间、床和推车之间),帮助被照护者在床上重新安放体位,在散步或者行走锻炼时扶住被照护者,更换床单、翻身拍背等工作是导致腰背痛发生的最主要的职业性因素。在工作中正确运用人体力学原理,特别是掌握搬抬病人时的正确姿势,避免过多弯腰等可降低腰背痛的发生率。

请思考:在老年健康照护工作中,如何正确运用人体力学原理?

▼ 知识链接

人体力学是在日常生活及工作中如何维持和掌握身体正常的平衡,使身体各部分正常作用并保持合适身体姿势的科学。老年健康照护工作既是脑力劳动,又是体力劳动,如移动老人、搬运物品等。合理地应用人体力学原理进行老年健康照护工作,不仅能够维护老人的良好姿势,保持老人关节的功能位,使老人得到舒适和安全,也能有效地减轻老年健康照护人员的疲劳,防止肌肉损伤,提高工作效率。

一、常用的力学原理

1. 压力、反作用力与摩擦力

（1）压力

压力是受力面上所承受的垂直作用力。对人体来说,这种力直接作用于人的皮肤,因而有挤压皮下组织的趋势,组织是否受损及是否发生压疮,取决于压力的大小及作用时间。一个持续 80.5 mmHg 的压力,超过毛细血管平均压力 3 倍,将会使组织坏死,如果持续几个小时,就会造成压疮。因此,应定时改变卧床老人体位,或使压力分散到较大面积上。如,用压疮垫保护老人骨隆突部位,就可扩大支撑面,降低局部皮肤压力,预防压疮发生。

（2）反作用力

接触点起反作用的力。例如,协助半自理老人移向床头时,老人双手拉住床头栏杆,双脚向床尾蹬踩,可得到大小相等,方向相反的作用力,使老人身体移向床头(见图1-1)。

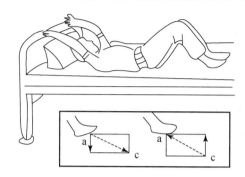

图 1-1　作用力与反作用力(ac 为作用力,ca 为反作用力)

（3）摩擦力

摩擦力是切线上的作用分力,与物体相对运动的方向相反,阻碍物体间的相对运动。摩擦力的大小取决于正压力的大小和摩擦系数的大小。干燥平面的摩擦系数大于平滑面。人体在运动时,没有感觉到关节的任何摩擦力,这是由于关节运动时滑液通过关节的软骨被挤压出来。当关节静止时,滑液被吸收,增加摩擦力,从而使关节容易保持在规定位置上。老年照护人员工作中可通过改变接触面的粗糙程度和压力大小来改变摩擦力。如,护理床、轮椅、推车等的轮子,定时加油,可以减少接触面的摩擦系数,利于使用。在浴室应用防滑地砖,在拐杖前端加橡皮垫等,可以增大摩擦系数,利于老年人安全。拐杖使用时应尽量靠近身体,因为太靠前或靠外,会减小地面和拐杖间的压力,减小摩擦力,容易打滑。另外,移动老人时应抬起,避免因拖、拉、拽增大摩擦力而损伤皮肤;搬动物品时,尽量以拉动代替推动,因为拉的力量向上,有利于减小压力,减少摩擦力。

2. 杠杆作用

人体活动大部分是用杠杆原理完成的,人体运动系统由骨骼、关节、骨骼肌共同组成。它们在神经的调节和其他系统的配合下,对身体起着保护、支持和运动的作用。根据杠杆上的力点、支点和阻力点的相互位置分为三类:平衡杠杆、省力杠杆和速度杠杠。

（1）平衡杠杆

平衡杠杆的支点位于力点和阻力点之间,日常生活中天平即为平衡杠杆。

（2）省力杠杆

省力杠杆的阻力点位于力点和支点之间。例如,用脚尖站立,脚尖为支点,足后跟的肌肉收缩为作用力,体重落在两者之间的距骨上(见图1-2)。由于动力臂比阻力臂长,所以省力。

（3）速度杠杆

速度杠杆的力点位于支点和阻力点之间,其动力臂小于阻力臂,所需的力较阻力大,但能换来距离较大的移动。例如,用手臂搬运重物时的肘关节运动属于此类杠杆(见图1-3)。

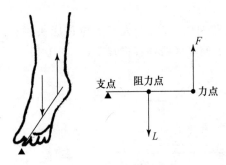

图 1-2　足部杠杆作用

L—体重；

F—足后跟肌肉收缩的作用力

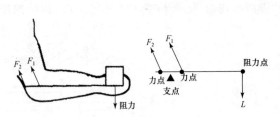

图 1-3　肘关节杠杆作用

L—物体的重量；

F—肌肉收缩的作用力

3. 平衡与稳定

根据力学原理,人或物体的平衡和稳定与重量、支撑面的大小、重心的高低及重力线与支撑面边缘之间的距离有关。重力是地球作用于物体的万有引力;重心是重力的中心;重力线即重力的作用线,是一条假想的通过重心垂直于地面的垂线;支撑面是人或物体与地面接触时,支持重力的面积(见图 1-4)。

(1) 物体的稳定性与质量成正比

体积相同的情况下,人或物体的质量越大,稳定性越好。

(2) 稳定度与重心高度成反比

人或物体的重心越低,稳定度越大。当人垂直双臂直立时,重心位于骨盆的第二骶椎前约 7 cm 处,如把手臂举过头顶,重心随之升高,当身体下蹲时,重心则下降(见图 1-5)。

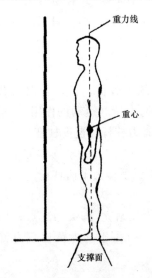

图 1-4　重心、重力线与支撑面

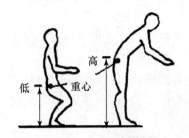

图 1-5　重心的高低变化

(3) 支撑面大小与稳定度成正比

支撑面是由人或物体与地面接触时的各支点表面构成的,可以为站立、提重或移动时提供稳定性。支撑面越大，人或物体越稳定（见图1-6）。如，老年人行走时，常借助手杖等以扩大支撑面，可增加稳定性。

（4）重力线必须通过支撑面，才能保持人或物体的稳定

当人从椅子上站起时，重力线落在支撑面外，身体有向后落坐的趋势，不易站起（见图1-7a）。对于年老体弱者，会回到原来的椅子上。因此，站立时应先将身体前倾，一只脚迈向前，另一只脚后移，使重力线落在支撑面上，就能平稳地站立起来（见图1-7b）。

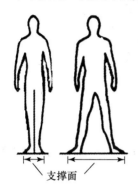

图1-6　人体支撑面

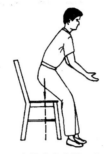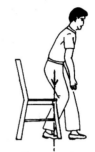

(a) 重力线落在支撑面外　　　(b) 重力线落在支撑面内（正确答案）

图1-7　从椅子上站立时重力线改变情况

二、人体力学原理在老年健康照护工作中的应用

养老护理员在工作中如果不注意应用人体力学原理，不仅影响老人的舒适及安全，还会对自身健康造成伤害。例如，如果提取重物时身体前屈，则不仅物体的重量，而且身体上部分的重量均对腰椎、脊柱产生力矩，相当于躯干自然伸直时的3倍，使腰椎间盘所承受的力大为增加，致使疲劳、腰背部疼痛，严重者还会造成腰椎间盘突出。因此，在老年健康照护工作中应使用人体力学原理。

1. 扩大支撑面，保持身体平衡

护理人员在工作中，要保持老人身体平衡，减轻肌肉疲劳，使老人舒适安全，还要保护自身不受损伤。当站立时，身体前面的肌群和后面的肌群相互拮抗作用，而处于平衡状态，维持身体直立。如果在维持身体平衡时，肌肉、韧带、关节过度牵扯，将致使肌肉紧张、疲劳，严重时造成肌肉、韧带和肌腱的劳损而影响身体健康。护理人员在站立、行走、下蹲或起立时，两脚要前后或左右分开以扩大支撑面，取得平衡稳定的姿势，转身时要以全身转动，代替躯干转动，以避免不均等的肌肉张力，造成损伤。协助老人移动体位时，也应尽量扩大支撑面。如，老人侧卧时，应两臂屈肘，一手放于枕旁，一手放于胸前，两腿前后分开，上腿弯曲在前，下腿稍伸直在后以扩大支撑面，稳定卧位。

2. 降低重心

在取用位置低的物体或进行低平面的护理操作时，护理人员双下肢应随身体动作的方向前后或左右分开，以增加支撑面，同时屈膝屈髋，上身近似直立的下蹲姿势，降低了重心，减少弯腰，减轻腰部负荷，背部也不易疲劳，又使重力线在扩大了的支撑面内，利用重心的移动完成操作，保持了身体的稳定性。同时，屈膝屈髋的动作利用臀部与大腿的长肌，如臀大肌、股四头肌等，因长肌的力臂长，所以操作时较为省力（见图1-8）。

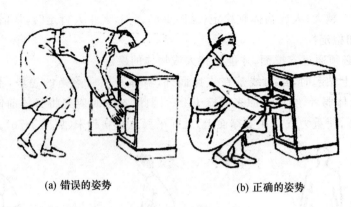

(a) 错误的姿势　　　　　(b) 正确的姿势

图 1-8　降低重心

3. 减少身体重力线的偏移

在提物品、抱起或抬起老人移动时应尽量将物体或老人靠近自己的身体,同时以下蹲代替弯腰,以使重力线落在支撑面内,减少重力线偏移,增加稳定性,减少腰部肌肉做功。

4. 利用杠杆作用

护理人员操作时应尽量靠近操作物,两臂持物时,两肘紧靠身体两侧,上臂下垂,前臂和所持物体靠近身体,因重臂缩短而省力,腰段脊柱上的压力也就减轻,如端治疗盘、脸盆等。提取重物时,最好把重物分成相等的两部分由两手提拿,若重物由一只手臂提拿,另一只手臂可向外伸展以保持平衡。

5. 尽量使用大肌肉或多肌群

护理人员进行操作时,能使用整只手时,避免只用手指进行操作。能使用躯干部和下肢肌肉力量时,尽量避免只使用上肢的力量。如端治疗盘时,应五指分开,托住治疗盘并与手臂一起用力,由于多肌群用力,故不易疲劳。

6. 用最小量的肌力做功

需要移动重物时,如果可以利用推车等运送,就尽量避免搬运或提取的方法。移动重物时应屈髋下蹲,躯干自然伸直,上身大部分的重量通过脊柱向下,由于脊柱关节嵌合紧密,只需很少肌肉活动,即可维持平衡。同时要有节律并计划好所要移动的位置和方向,面向移动方向,以免扭转脊柱造成损伤,以直线方向移动,尽可能用推或拉代替提取。

项目二 为老年人提供适宜的居室环境

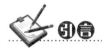 **引言**

　　居室环境是人们生活、学习、工作的最重要的场所之一,人的一生中有2/3以上的时间是在室内(主要是在家庭中)度过的,尤其是老年人在室内生活的时间更多。良好的居室环境不仅可以防止疾病的传播,而且可以消除环境中的不利因素,对机体产生的良性刺激,使其精神焕发,增强对疾病的抵抗力。护理者有必要掌握有关居室环境与健康的知识,充分利用环境中对老年人健康有利的因素,消除和改善环境中的不利因素,以增进老年人的身心健康。

知识链接

　　据国外统计,在自己家中发生事故而死亡的人数比交通事故造成的死亡人数多,尤其是高龄者发生的事故中有90%是与居住环境有关的跌倒、跌伤、坠落等,其中在厕所内发生事故的比例最大。老人应在舒适、安全、便利、无障碍的环境中居住。其基本要求如下。

一、居室内空间布局

　　(1) 居家地面尽量不设梯级、不平地板、光滑地砖等,以防老年人摔倒。

　　(2) 过道尽量不设门槛,并且门要宽一些;同时设有便于轮椅出入的通道,以利于出入安全。

　　(3) 老年人卧室尽量靠近卫生间和浴室,以方便直接出入;并且应安装夜间照明装置或地灯。

　　(4) 浴室地板必须防滑,浴缸边加扶手,浴室内门最好为外开式,以保证发生意外时其他人员能及时入内;另外,还应安装夜间照明装置或地灯。

二、居室内家具布局

　　(1) 家具摆设应整齐、不宜滑动,不应有太多杂物,防止老年人绊倒。

　　(2) 能直接接触到老年人身体的家具、扶手等,应避免尖角和粗糙的材质,以防碰伤。

项目分解

老年人由于自身的生理特点，户外活动逐渐减少，居室成为老年人的主要活动场所，因此，老年人居室的布置显得尤为重要，是保证他们延年益寿、晚年幸福的必要条件。本项目中的老年人居室环境主要涉及物理环境部分，可分为居室环境的布局以及居室环境调节两个方面，因此，本项目从上述两方面进行任务分解。

任务一　老年人居室环境的布局

案例导读

小王最近买了一套三室两厅的新房子，准备把其中一间给70岁的老母亲居住。由于母亲身体不太好，行动不便，小王想选一间对母亲健康有利的房间，并进行装修改造使母亲住着比较方便。作为一名老年健康照护人员，你能给出哪些建议？

知识链接

(1) 老年人房间的位置，最好选择朝向南方或东南方的阳光能够照射到，房间应有窗帘或百叶窗。老人经常活动的区域，如走廊、卫生间、楼梯边缘应装有固定的扶手，且稳定、牢固。门口地面不设门槛，台阶的终止边缘要涂颜色标记，以方便老人的安全出入。

(2) 老年人的房间应设有卫生间，便于老人的使用。卫生间的门应向外开，以便老人发生意外时能及时进入卫生间急救。卫生间应有坐位便桶和扶手(见图2-1)，以方便老人自己蹲坐和起身，能安全排便，卫生用品应放置在老人便于拿取的地方。浴室要有防滑设备。

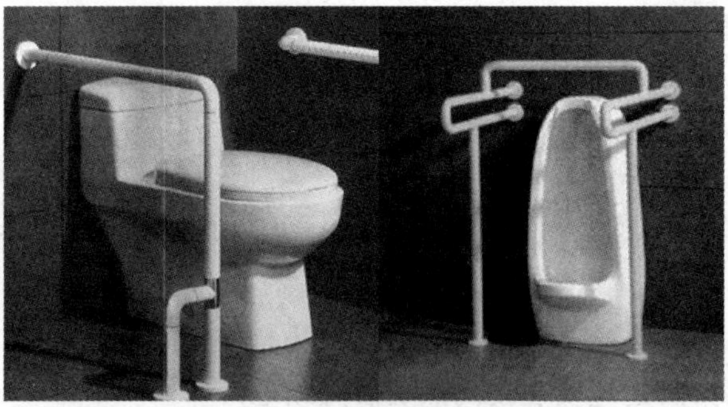

图2-1　坐位便桶旁加装扶手

(3)房间内要设置老年人呼叫器或按铃，使老人有急需帮助时，其呼叫能被护理员及时听到。

(4) 老年人房间的设备应简单、实用，家具应靠墙摆放，物品不要放在老人经常经过的地方，牵拉电线不要在老人常活动的区域，以防老人绊倒。

(5) 老年人的床要牢固、稳定。床的高矮要合适，以坐在床上足底能完全着地，膝关节与床成近90°角最为理想，以保证老年人上下床的安全。床垫的软硬要适宜，老人的床不宜太软,过软的床容易凹陷引起腰痛,床太硬又易导致身体受压,以能在床垫上"放心行走的硬度"为基准,以便于老年人翻身。例如,南方人喜用"棕葛",可在上面铺褥子;北方人喜欢用木板,上铺棉垫或褥子即可(见图2-2)。

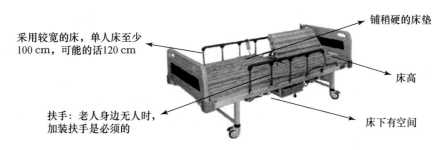

采用较宽的床,单人床至少100 cm,可能的话120 cm

扶手:老人身边无人时,加装扶手是必须的

铺稍硬的床垫

床高

床下有空间

图 2-2　为老人选择床的五个要点

(6)老年人的被褥要柔软、透气性好,以棉织品为佳。床单要能包裹在床垫下,使床单平整、无皱褶,对失禁的老人床单上可加一个小单或尿垫,以便随时更换。

(7)老年人的枕头要舒适,高低要合适,枕头过低容易导致睡眠障碍,或引起眼睑水肿,枕头过高又会造成颈部、肩部肌肉僵硬、疼痛等不适。一般情况枕头以 7～8cm 高为宜,也可根据老人个人习惯调整,但要注意有颈椎病的老人不能使用高枕。另外老年人的枕头软硬要适度,枕头应经常晒洗。

▼ 任务训练

对特定的老人住所的房间环境布局进行评估,发现不当之处,并给出改进意见。

任务二　老年人居室环境的调节

▼ 案例导读

小王按照养老护理员的建议为母亲选择了一间朝南并具有独立卫生间的房间,且进行了装修。在母亲正式搬进来之前,小王还想对房间环境进行一些调节和布置,对此,你想给出何种建议?

▼ 知识链接

一、光线

舒适的光线环境不仅能使光源进入眼睛,还能尽量不使反射光线刺激眼睛引起目眩,人在 60 岁时需要的照明度是 20 岁的 3.2 倍。老年人随着年龄的增长,视觉功能会逐渐下降,突然进入阴暗或耀眼的环境时,会因视物不清而陷入恐惧状态或反射光引起眩晕,因此应给予足够亮,但又不耀眼的灯光照明,尤其夜间去洗手间时应给予稍强的光线刺激,让其觉醒。

居室光线可以通过日照或者灯具等人工照明进行调节。

日照指的是通过门窗的透光部分,直接射进室内的日光。日照不仅可以提供光线,而且可以提高人体的免疫力,杀灭细菌,对防病保健具有积极意义。按我国的卫生标准,冬季室内日照至少应有 3 小时。为了使适量的紫外线射入室内,在冬季晴朗的日子里,南方应适当打开朝南的门窗,而北方应开启朝南的玻璃气窗,否则紫外线不可能通过双层玻璃窗射入室内。

夜晚或白昼自然光线不足时,须采用人工光源进行照明。人工光源的光谱尽可能接近昼光,照度足够、稳定、分布均匀,但要避免刺眼的灯光(见图 2-3)。夜间老人睡眠时可根据老人的生活习惯,采用地灯或关闭灯光,以利睡眠。老年人经常走动的地方,如室内、走廊、卫生间、楼梯、阳台等处,均要有照明设备,并应适当提高照明的亮度。晚间电灯开关处应设灯光照明,使老人容易找到开关。老年人床头应设床头灯或台灯,以方便老人夜间使用。

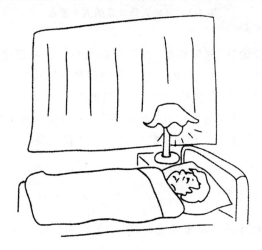

图 2-3　避免刺眼的灯光

二、温度、湿度

老年人的机体对温度、湿度的调节能力下降,温度稍低一点老人就会感到十分寒冷,因此,要注意室内温、湿度的调节。一般老年人房间的温度冬季以 18～22℃为宜,夏季以 28～30℃为宜,相对湿度在 50%～60% 为宜。室温过高,会影响人们的消化和呼吸功能,不利于散热而感到烦躁;室温过低则会因冷刺激使人畏缩,缺乏动力,肌肉紧张产生不安。室内湿度过高,空气潮湿容易滋长细菌及昆虫、食物发霉腐败,同时机体水分蒸发慢,会感到闷热不适,也可能使人患风湿性关节炎及过敏性疾病;室内的湿度过低,则空气干燥使皮肤黏膜干裂,导致呼吸道黏膜干燥、咽痛、口渴。

三、整洁

老年人室内应经常保持清洁、整洁。物品应放置整齐,同时要便于老人的取用。老人的居室应定期大扫除,每天清扫室内卫生时要用潮湿法,不要用毛掸清扫,以免灰尘飞扬。用清洁、潮湿的抹布擦拭桌椅家具,抹布要经常清洗。

老年人的床铺应保持清洁、干燥、平整、柔软、舒适。养老护理员每天要协助老人整理床铺,每周定期为老人更换清洁的被单,对有尿失禁的老人应随时更换被污染的被单,老人的被褥应经常晾晒。

另外,老人的房间要经常通风,保持室内空气的清新。一般通风30分钟即可达到置换室内空气的目的。通风时段也有选择,如早晨过早通风,晚上室外积存的有害气体容易进入室内。再如中午11点至1点之间不宜通风,因为这个时间段小区居民做饭油烟污染严重。因此,建议合理通风时段应在上午8点至10点以及下午2点到4点左右。

四、安静

老年居室内应尽量避免噪声,噪声强度在50～60分贝时,一般人会觉得吵闹,长时间处于90分贝以上的噪声环境中,能导致头痛、头晕、耳鸣、失眠、血压升高等症状。为消除或减轻噪声对人体的不利影响,创造一个安静舒适的生活环境,可以采取如下措施(见图2-4):

(1)对来自居室以外的噪声,可以用窗帘遮挡一部分,从而减轻干扰。

(2)居室内噪声主要来自各种家用电器,如冰箱、音响和洗衣机等。因此,最好不要把冰箱放入卧室内,排烟罩和洗衣机要定时维修以减轻噪声,录音机的音响不宜太响。

(3)来自邻居的噪声只能通过加强墙壁的隔音性能和门窗的严密程度来解决。

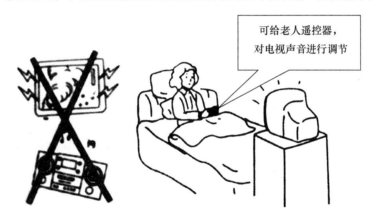

图2-4　避免噪声

五、防辐射

日常生活中的辐射主要与使用家用电器有关,几乎任何电器都会产生电磁辐射,如微波炉、电视机、电脑、手机等。辐射对人体血液系统和免疫系统都有相当程度的影响。长期接触辐射的人群易出现头晕、疲乏、记忆力衰退、食欲减退、烦躁易怒、血压变化、白细胞减少等症状。为消除或减轻辐射对人体的不利影响,可以采取以下措施。

(1)屏蔽防护

在电视机、计算机等前面装置屏蔽体隔开或挡去一部分辐射对人体的作用。

(2)距离防护

辐射对人体的危害与距离成反比,距离辐射源越远,危害就越小。为此,微波炉在开启后最好离开1 m左右;在操作电脑时,要注意与屏幕保持0.5 m以外;观看电视时,电视机与人的距离最好保持在2 m以外;最好把手机摆在一边,睡觉时一定不要把手机放在枕头边,外出时最好把手机放在手提包里,不要把手机挂在胸前或是放在衣服口袋里;尽量使用耳机来接听手机等。图 2-5 所示的是六类老人应少使用手机。

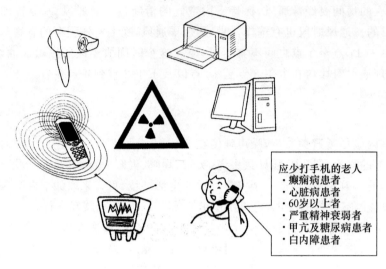

应少打手机的老人
· 癫痫病患者
· 心脏病患者
· 60岁以上者
· 严重精神衰弱者
· 甲亢及糖尿病患者
· 白内障患者

图 2-5　防止辐射

（3）减少使用时间

辐射对人体的危害与时间成正比,接触电磁辐射的时间越长,受到的伤害越大。因此,微波炉等不宜长期开启使用;电热毯变热后应切断电源,有其他固定电话时尽量少用或不用移动电话,最好使用带有屏蔽线的手机专用耳机。

（4）其他措施

彩电、冰箱、空调等电器不宜集中摆置,要适当分散,并注意开窗通风;此外,平时多进食新鲜牛奶、蔬菜和水果,以增强机体免疫功能。

六、布置与色调

美丽、清新的环境有利于老人的身体健康,养老护理员应尽可能为老年人创造一个舒适的生活环境。老年人室内、走廊和院内应尽可能的种植一些花草、树木。老年人房间床单位的装饰、摆设要以老年人的喜好安排,如老人的桌上放置家人的照片、日历以及老人每天喜欢的东西,老人使用的物品每天要进行整理,摆放整齐、美观,并便于老人使用。装饰品宜少不宜杂,可采用直线、平行的布置法,力求整体统一。墙上可悬挂字画、壁饰,窗台和桌上可摆放小型花卉、盆景,营造出有益于老年人身心健康的温馨、舒适、典雅的居住环境。色彩以偏暖色调为宜,如鹅黄、蛋青色、藕荷色等素雅色调,窗帘、床单采用淡雅色调,灯光使用同一色系,强弱适中,使老年人心情更加舒畅、愉快。

◤任务训练

对特定的老人居住房间的采光、通风、温湿度、噪音等物理环境进行评估,发现不当之处给出改进意见。

项目三　满足老年人清洁卫生需要

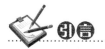

引言

　　清洁是每一位老人的基本需要,是保持和促进老人健康的重要保证。首先,通过清洁可达到清除体表微生物及其污垢的目的,防止病原微生物的繁殖;其次,清洁时按摩、揉搓皮肤表面可促进血液循环,有利于体内代谢废物的排出;最后,清洁还可以使身体感觉舒适,心情愉快,满足人的自尊需要。因此,清洁不仅是人的生理需要,也是人的心理需要。

知识链接

　　满足老年人清洁卫生的需要主要在晨间和晚间进行,晨间和晚间照料主要包括协助老人更衣(即穿、脱衣裤),排便处理,刷牙、漱口(不能自理者做口腔清洁),洗脸、洗手,梳头,洗脚,会阴部清洁,整理床单位等。

项目分解

　　为满足老年人清洁卫生的需求,主要应从以下几个方面对老年人进行照护:口腔清洁卫生、头发清洁卫生、皮肤清洁卫生及压疮预防及护理。

任务一　满足老年人口腔清洁的需要

▼ 案例导读

　　第三次全国口腔健康流行病学调查结果显示,我国中老年人龋齿患病率分别高达88.1%和98.4%,牙周健康率分别为14.5%和14.1%。口腔疾病使很多中老年人过早丧失咀嚼功能,还可以引起或加重心脏病、胃病、糖尿病、心血管病和关节疾病及并发症,严重危害身体健康。

　　请思考:针对老年人的不同情况,应如何保持其口腔清洁?

▼ 知识链接

一、口腔的生理功能和特点

　　口腔有进食、咀嚼、品味、语言等功能,口腔内的腺体分泌消化液可帮助食物的消化和吸收。同时口腔也是病原微生物侵入机体的途径之一。正常人的口腔内存在一定量的微生物,当健康状况良好时,饮水、漱口、刷牙等活动,对细菌可起到一定的清除作用,所以很少发病。老年人,尤其是患病时,机体抵抗力下降;饮水少,进食少,消化液分泌减少,对口腔内细菌清除能力下降;进食后食物残渣滞留,口腔内适宜的温度、湿度使细菌易于在口腔内生长繁殖,常引起口腔内局部炎症、溃疡、口臭及其他并发症。

二、协助漱口、刷牙、清洁义齿

1. 协助漱口

对牙齿稀少或完全脱落且神志清醒的老人,在每次进食后,要协助其进行漱口。

(1)准备工作

漱口杯、毛巾、水盆(脸盆)、塑料布。

(2)操作程序

向老人解释,协助卧床老人翻身侧卧,面朝向养老护理员。将老人头肩部用枕头稍垫高,颌下、胸前、枕旁铺防水垫巾。递水杯和吸管,叮嘱老人吸水,撤去吸管,叮嘱老人闭口,鼓动颊部(漱口液在牙缝中流动,使食物残渣从牙缝及口腔各部位冲洗出来),口角旁接水盆,吐水,递牙刷,刷牙,用毛巾擦干口角部的水痕,整理物品。

(3)注意事项

昏迷、意识障碍者不可漱口,以防发生意外。

2. 刷牙法

养老护理员要鼓励自理的老人自己刷牙;半自理的老人刷牙时,养老护理员应扶助老人呈坐位或半坐位;不能起床的老人,要协助其用吸管吸水漱口刷牙,以使口腔清洁。

(1)准备工作

牙刷、牙膏、漱口杯、毛巾、塑料布(用于不能走动的老人)。

(2)操作程序

① 能走动的老人。向老人解释,水杯中盛满 2/3 清水,牙膏挤在牙刷上,搀扶老人走到漱口池前,递水杯和牙刷,协助老人漱口、刷牙,用毛巾清洁面部,搀扶老人回床(或座椅上),整理物品。

② 不能走动的老人。向老人解释,水杯中盛满 2/3 清水,牙膏挤在牙刷上,协助老人坐起,塑料布铺在老人胸前,放上水盆,递水杯和牙刷,协助老人漱口、刷牙,用毛巾清洁面部,撤去用物,根据老人需要采取坐位或其他卧位,倒掉脏水,整理物品。

(3)注意事项

① 动作轻稳,避免打湿床铺;一旦弄湿,要及时更换。

② 刷牙时叮嘱老人动作轻柔,以免损伤牙龈。

③ 对不能使用牙刷者,可用清水漱口数次。

3. 清洁义齿

(1)准备工作

① 养老护理员:衣帽整洁、洗手。

② 物品:水杯、牙刷、洗牙液(或清水)、棉棒、纱布。

（2）操作程序

向老人解释，摘取义齿（一般先取上面的义齿，后取下面的义齿），用牙刷蘸取洗牙液或直接在流动清水下刷洗，见图3-1，协助老人戴上。晚饭后或老人睡眠前将义齿取下，刷洗干净，浸泡于清洁冷水杯中，见图3-2。

（3）注意事项

义齿清洁后不可浸泡在热水或酒精中，以免老化变形。

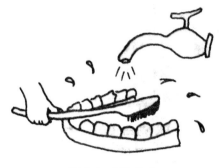

图 3-1 刷洗义齿

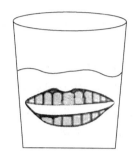

图 3-2 义齿浸泡于冷水杯中

三、特殊口腔护理

1. 特殊老人口腔清洁的目的

特殊老人指长期卧床、病情危重、生活不能自理的老人。对特殊老人进行口腔清洁可预防口腔内局部炎症、溃疡、口臭及其他并发症。

2. 常用漱口溶液及适应证

（1）生理盐水：用于清洁口腔、预防感染。

（2）1%～3%过氧化氢：适用于口腔细菌感染、有出血者。

（3）1%～4%碳酸氢钠溶液：适用于真菌感染。

（4）0.1%醋酸溶液：适用于绿脓杆菌感染。

3. 特殊口腔护理方法

（1）准备工作

① 物品：口腔护理包（弯盘内盛16～18个无菌棉球、弯血管钳、镊子、压舌板、弯盘）、漱口溶液、干毛巾、手电筒、吸管、棉签、冰硼散、石蜡油、手电筒，必要时备张口器。

② 环境：环境清洁、空气清新。

③ 自身准备：衣帽整洁、洗手、戴口罩。

（2）操作程序

① 携用物至老人床旁，核对床号、姓名，将用物放在老人床旁桌上，向老人解释，并征得老人同意。

② 护理员站在老人右侧，打开口腔护理包，倒出适量漱口溶液（浸湿棉球）后清点棉球数量，协助老人侧卧或头偏向右，取干毛巾铺于颌下及枕头上，将弯盘置于老人口角处。

③ 夹取棉球浸润嘴唇，能漱口者协助其用吸管吸水漱口，吐于口角旁弯盘内，照护员一

手持手电筒,另一手用压舌板轻轻撑开老人面颊部,观察口腔有无出血、溃疡等,有义齿者取下。

④ 右手持弯血管钳夹取一个棉球,左手持镊子拧干棉球,放下镊子,取压舌板撑开颊部,按先左后右顺序纵向擦洗牙齿外侧面(分别由臼齿擦至门齿,从齿根到齿尖),再按上内侧面、上咬合面(环形擦拭)、下内侧面、下咬合面、颊部(弧形擦洗)的顺序擦洗,同法擦洗另一侧,最后擦洗硬腭、舌面、舌下,擦洗完毕,口腔黏膜如有溃疡,可涂冰硼散,口唇干裂者可涂石蜡油。

⑤ 用毛巾擦干老人口角处,协助其取舒适卧位,清理用物、整理床单位。

(3) 注意事项

① 操作前,室内停止清扫等工作,避免尘埃飞扬;如无菌物品已过期或不慎被污染,则不可使用;一套无菌物品只能供一位老人使用,以防发生交叉感染。

② 操作前后清点棉球数,防止遗留在口腔内堵塞呼吸道。

③ 擦洗时每次夹取一个棉球,夹紧,棉球不宜过湿,以免因吸入溶液引起呛咳等意外。

④ 擦洗时动作要轻缓,以免碰伤黏膜及牙龈。牙垢较多处可再取一个棉球擦洗,直至擦净。

⑤ 昏迷、意识不清的老人禁忌漱口,需用张口器时应从臼齿处放入,再慢慢撑开,不可强行撬开。

⑥ 对于长期使用抗生素的老人,应注意观察其口腔有无真菌感染。

⑦ 绿脓杆菌感染者的用物按消毒隔离制度处理,污敷料应焚毁。

任务训练

任务训练内容为特殊口腔护理方法,操作评分标准如表 3-1 所示。

表 3-1 口腔清洁法技术操作考核评分标准

项 目	总分	技术操作要求	评分等级				得分	备注
			A	B	C	D		
仪表	5	仪表端庄,服装整洁,无长指甲	5	4	3	2		
评估	10	老人健康状况及口腔有无义齿、溃疡	3	2	1	0		
		礼貌称呼向老人,解释操作方法	4	3	2	1		
		与老人沟通语言恰当,态度和蔼	3	2	1	0		
操作前准备	6	洗手	2	0	0	0		
		选择溶液,备齐用物,放置妥当	3	2	1	0		
		环境整洁	1	0	0	0		

(续表)

项　　目		总分	技术操作要求	评分等级				得分	备注
				A	B	C	D		
操作过程	安全与舒适	8	老人侧卧或头偏向一侧	2	1	0	0		
			操作安全：查对棉球数量、棉球湿度合适	4	3	2	1		
			操作环境物品放置安全	2	1	0	0		
	口腔清洁	51	擦口唇	2	0	0	0		
			漱口（不污染衣被、不呛咳）	2	1	0	0		
			颈下铺巾	2	0	0	0		
			弯盘置口角旁稳妥（稳定、舒适）	4	3	2	1		
			查看口腔	2	0	0	0		
			正确使用压舌板（拿、使用方法）	3	2	1	0		
			正确夹取棉球（包裹、不露钳端）	6	4	2	0		
			棉球湿度适宜（不滴水、不拉丝）	10	8	6	4		
			擦洗顺序正确（唇、牙、牙龈、颊部、上腭、舌面、舌下）	7	5	3	1		
			擦洗牙齿方法正确（由内而外纵向擦拭至门齿）	5	4	3	2		
			擦洗过程中随时询问老人感受	2	1	0	0		
			清点棉球数目，协助老人漱口	2	1	0	0		
			撤去弯盘，用毛巾擦干老人面部	2	1	0	0		
			口唇涂润唇油	2	0	0	0		
操作后		9	妥善安置老人舒适卧位	2	1	0	0		
			整理床单位	2	1	0	0		
			用物处理正确（器械、棉球）	3	2	1	0		
			洗手	2	0	0	0		
评　　价		11	动作轻柔、准确、节力	4	3	2	1		
			老人口腔清洁、舒适、无异味	4	3	2	1		
			操作中不玷污床单及老人衣服	3	2	1	0		
总　　　分		100							

任务二　满足老年人头发清洁的需要

▼ 案例导读

　　75 岁的肖奶奶,脑血栓后留下了半身不遂的后遗症,长期卧床。肖奶奶是个爱美、爱干净的老人,虽然头发已经花白且非常稀疏,但仍希望每天将头发梳理整齐,且隔两天就要洗一次头。

　　请思考：作为肖奶奶的照护员,你应如何为其进行头发护理?

▼ 知识链接

　　老年人头发大多干涩、易脱落,做好头发的梳、清洗,可清除污物,减少脱落,焕发青春活力;清洁头发,要做到经常梳理,还可帮助疏通经络,促进血液循环,获得良好的保健效果。根据老人的自理程度和病情,对头发的照料可采取梳头、坐位洗头、床上洗头等方法。

一、协助梳头及坐位洗头

1. 梳头法

(1)准备工作

准备好纸巾、毛巾、梳子。

(2)操作程序

向老人解释,协助老人坐起,纸巾和毛巾围于老人肩上(卧床老人,可将纸巾和毛巾铺于枕巾上),长发者将头发松散开,一手压住发根,另一手用梳子由发根梳到发梢(卧床的老人可先梳一侧,再梳另一侧),将脱落的头发包裹在纸巾中,撤下毛巾,整理衣服、床铺。

(3)注意事项

① 梳头动作要轻柔,不可强拉硬拽,以免造成老人疼痛和头发脱落。

② 头发缠绕成团不易疏通时,可涂抹少量白酒湿润后,再小心梳理。

2. 坐位洗头法

(1)准备工作

① 物品:毛巾、洗发液、梳子、水盆、座椅、水壶(水温 40~45℃)。

② 环境:关闭门窗,调节室温至 24~26℃。

(2)操作程序

向老人解释,搀扶老人坐在水盆前,将毛巾围于老人胸前和颈肩部,松开头发,叮嘱老人双手扶稳盆沿(见图 3-3),闭眼,低头于水盆中,一手托住老人前额,另一手用热水淋湿头发,涂擦洗发液,揉搓头发并用指腹按摩头皮,用干净热水冲净头发,用胸前毛巾擦净面部及头发,将头发梳理整齐(有条件者可用吹风机吹干头发),搀扶老人回床休息,整理用物。

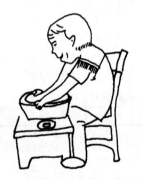

图 3-3 坐位洗头

(3)注意事项

① 洗发过程中,随时注意老人的反应,询问其感受。如水温是否合适、揉搓是否恰当等,以便随时调整操作方法。

② 注意室温、水温变化,及时擦干头发,防止老人着凉。

③ 操作动作要轻快,以减少老人的不适和疲劳。

二、床上洗头

床上洗头常用方法包括:床上洗发器洗头、扣杯法、马蹄形垫法。

1. 床上洗发器洗头

(1)准备工作

① 物品:床上洗发器(见图 3-4)、毛巾两条、洗发液、梳子、水盆、水壶(水温 40~45℃)、污水桶,必要时备电吹风。

② 环境：关闭门窗，调节室温至 24～26℃。

（2）操作程序

① 操作前：解释并询问老人是否需要便器，协助老人斜角平卧，头置于床边。枕头下移至老人肩背部，橡胶单及干毛巾铺于枕头上，松开衣领向内折，另取一干毛巾折叠后围于老人颈部。一手托住老人的头部，另一手将床上洗发器垫于老人头下（老人的头枕于洗发器上），棉球堵塞双耳，洗发器的排水管下接污水桶。见图3-5。

② 操作中：松开老人头发，先冲少量温水，询问老人水温是否合适，用热水冲湿头发，涂擦洗发液，用指腹揉搓头发并按摩头皮（力量适中，揉搓方向由发际向头顶部），热水冲净，用颈部干毛巾擦净面部并包裹头发。

③ 操作后：一手托住头部，一手撤去洗发器，将枕头移回老人头下。取下耳内棉球，用包头毛巾擦干头发（必要时用电吹风吹干头发），梳理整齐。撤去橡胶单及大毛巾，协助老人取舒适卧位，整理老人衣服和被褥，开窗通风。

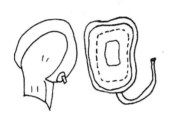

图3-4 床上洗发器

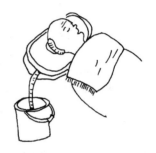

图3-5 床上洗发器洗头

2. 扣杯洗发

（1）准备工作

① 物品：橡胶单、小毛巾两块、毛巾两条、洗发液、梳子、水盆、水壶（水温40～45℃）、搪瓷杯、污水桶、必要时备电吹风。

② 环境：关闭门窗，调节室温至 24～26℃。

（2）操作程序

① 操作前：解释并询问老人是否需要便器，在水盆底部放一块小毛巾，搪瓷杯倒扣在小毛巾上，杯底上垫一块四折的小毛巾（见图3-6）。将水盆放于床头旁方凳上，协助老人斜角平卧，头置于床边。枕头下移至老人肩背部，橡胶单及干毛巾铺于枕头上，松开衣领向内折，另取一干毛巾折叠后围于老人颈部，托起老人头部枕于水杯上，棉球堵塞双耳（见图3-7）。

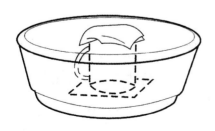

图3-6 扣杯制作

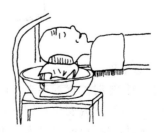

图3-7 扣杯洗发

② 操作中：盆内污水较多时可置橡胶管于盆内，利用虹吸原理将污水引入地上污水桶内，其余步骤同床上洗发器洗头。

③ 操作后：同床上洗发器洗头。

3. 马蹄形垫洗头

(1) 准备工作

① 物品：马蹄形垫洗发器、毛巾两条、洗发液、梳子、水盆、水壶(水温 40～45℃)、污水桶，必要时备电吹风。

马蹄形垫制作方法：用数张纸(可用废报纸代替)卷成筒状，外包浴巾再次卷起围成马蹄形水槽，上覆盖大塑料布或橡胶单(见图 3-8)。

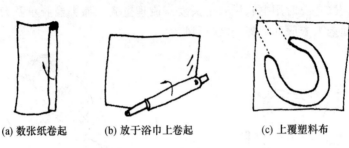

(a) 数张纸卷起　　(b) 放于浴巾上卷起　　(c) 上覆塑料布

图 3-8　马蹄形垫的制作

② 环境：关闭门窗，调节室温至 24～26℃。

(2) 操作程序

操作程序如图 3-9 所示。

① 操作前：解释并询问老人是否需要便器，其他事项同床上洗发器洗头方法。

② 操作中：同床上洗发器洗头方法。

③ 操作后：同床上洗发器洗头方法。

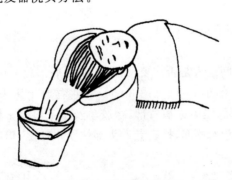

图 3-9　马蹄形垫洗发

(3) 注意事项

① 洗发时，随时注意观察老人的反应，询问其感受。如有特殊不适，应停止操作。

② 注意室温、水温变化，及时擦干头发，防止老人着凉。

③ 操作要轻快，以减少老人的不适和疲劳。

④ 防止水流入眼、耳内或沾湿衣服、床单。如已沾湿，要及时更换。

三、灭除头虱、头虮

1. 准备工作

（1）物品：护理盘、药液、治疗碗、塑料治疗巾、刷子、篦子、塑料帽、毛巾、别针、手套、隔离衣。

药液的配置方法：百部草30 g，50％酒精100 mL，食醋30 mL，混合后装瓶盖严，48小时后制成可用。也可用百部草30 g加水400 mL，煮沸30分钟后过滤使用。

（2）环境：干净整洁。

（3）养老护理员：洗手、衣帽整齐。

2. 操作程序

穿好隔离衣、戴好口罩，携用物至老人床旁，核对床号、姓名，向老人解释征得同意，毛巾围于老人颈部，用别针固定，将头发分为数绺，用刷子蘸灭虱药液擦拭头发，至头发完全浸湿，揉搓头发约10分钟，露出耳朵，戴塑料帽包严所有头发24小时。24小时后用篦子篦去死虱和虮卵，认真洗发并仔细检查有无活尸、虮卵（如发现仍有活虱，需重复用药直至杀灭），协助老人更换衣裤，清理用物并进行严格消毒。

3. 注意事项

（1）用药时，防止药液沾染在眼部和面部，用药后注意观察老人局部和全身反应。

（2）灭虱时，工作人员穿隔离衣、扎进袖口、戴手套。

（3）灭虱时不可宣扬，以保护老人的自尊心。

（4）头虱与头虮通过接触传染，要隔离传染源。

（5）凡用过的布类和隔离衣放入污衣袋，扎紧袋口，用甲醛蒸熏或高压灭菌处理后再清洗。

（6）梳子、篦子用30％的百部酊浸泡消毒后清洗。

（7）脱落的头发、死虱等物用纸袋包好焚烧。

▼ 任务训练

本次任务训练内容为床上洗发器洗头，操作评分标准如表3-2所示。

表3-2　床上洗头技术操作考核评分标准

项　　目	总分	技术操作要求	评分等级				得分	备注
			A	B	C	D		
仪表	5	仪表端庄，服装整洁，无长指甲	5	4	3	2		
评估	10	老人健康及自理合作程度 礼貌称呼，向老人解释操作方法 与老人沟通语言恰当，态度和蔼	3 4 3	2 3 2	1 2 0	0 1 0		
操作前准备	6	洗手 备齐用物，放置妥当 环境整洁	2 2 2	0 1 1	0 0 0	0 0 0		

（续表）

项　目		总分	技术操作要求	评分等级				得分	备注
				A	B	C	D		
操作过程	安全与舒适	10	认真查对	2	0	0	0		
			老人的体位舒适、安全	4	3	2	1		
			老人保暖（不过度暴露）	4	3	2	1		
	床上洗头	52	关闭门窗，必要时调节室温	2	0	0	0		
			询问老人是否需要便器	2	0	0	0		
			洗头器放置正确	4	3	2	1		
			老人体位舒适（斜角平卧头置床边）	4	3	2	1		
			枕上铺橡胶单、干毛巾	2	1	0	0		
			移枕至老人肩背部	2	1	0	0		
			解开老人衣领向内折、颈部围干毛巾	3	2	1	0		
			棉球堵塞双耳	2	0	0	0		
			热水冲洗头发（不湿衣、被）	6	5	4	3		
			涂擦洗发液揉搓头发（发际到头顶）	6	5	4	3		
			再用热水洗净头发（温度适宜）	6	5	4	3		
			洗毕用干毛巾擦干头发、面部	4	3	2	1		
			撤去洗发用物（装置、用物）	3	2	1	0		
			移枕回原位	2	0	0	0		
			撤出橡胶单、堵塞双耳的棉球后梳理头发	4	3	2	1		
操作后		8	协助老人取舒适卧位	2	1	0	0		
			整理床单位，开窗通风	2	1	0	0		
			清理用物	2	1	0	0		
			洗手	2	0	0	0		
评　价		9	动作准确、安全、节力	3	2	1	0		
			床单位整洁，老人清洁舒适	6	5	4	3		
总　分		100							

任务三　满足老年人皮肤清洁的需要

▶ 案例导读

李奶奶由于意外摔倒导致股骨颈骨折，需绝对卧床。由于正值夏季，天气炎热，李奶奶的皮肤清洁问题愁坏了她儿子，于是求助你对老人进行生活照护。

请思考：作为照护员，你如何保持李奶奶的皮肤清洁？

▶ 知识链接

皮肤具有保护机体、调节体温、吸收、分泌及感觉等功能。完整的皮肤是天然的屏障，可阻止微生物侵入。清洁的皮肤使老人身体舒适，心情愉快。人到老年，由于皮肤逐渐老化，皮脂分泌减少，皮肤大多干燥，容易发生瘙痒；皮肤对冷、热刺激等感觉功能减弱；随着年龄的增长,皮肤抵抗力下降,使老人容易发生皮肤疾病,如出现老年斑、老年性湿疹、老年皮肤瘙痒症等。

一、皮肤照料的要点

(1) 外出回来后要注意洗脸洗手;沐浴时要用温水,不要使用碱性皂液。冬季洗澡每周一次即可,浴后适量涂擦乳液滋润皮肤。

(2) 夏季出汗多时,要及时洗浴,保持皮肤的清爽。当紫外线照射强烈时,外出应戴遮阳帽或涂擦防晒用品,以防紫外线对皮肤造成损伤。

(3) 多食含有维生素及矿物质的食物,做到均衡饮食。不吸烟,少饮酒,少吃含有咖啡因的饮品。每日饮水 6～8 大杯,以利于促进人体内循环,加速细胞生长,保证皮肤水分充足。

(4) 每天保证 7～8 小时的睡眠,皮肤会在人体睡眠时产生细胞自我更新。

(5) 保持良好的情绪状态,减少紧张与压力;适当做运动,以加速皮肤表面的血液循环。

二、协助清洁面部、双手、足部、修剪指(趾)甲

1. 清洁面部、双手

(1) 准备工作

① 养老护理员:衣帽整齐,洗净双手。

② 物品:脸盆内盛温水(42℃左右)、塑料布(橡胶单)、毛巾、香皂、面霜等。

③ 环境:关闭门窗,调节室温至 22～26℃。

(2) 操作程序

向老人解释,扶助老人坐起,盖被上铺塑料布(橡胶单),水盆放在上面,协助老人用清水和香皂清洁面部、手臂和双手,清水洗净并擦干,撤去水盆与塑料布(橡胶单),面部及双手涂擦面霜,整理用物。

(3) 注意事项

① 水温不可过热,以防烫伤。

② 脸盆要放稳并注意固定,避免倾倒沾湿被褥和衣物。

③ 鼓励自理老人自己清洗面部和双手。

2. 足部清洁

(1) 准备工作

① 养老护理员:衣帽整齐,洗净双手。

② 物品:脚盆内盛温水(42℃左右)、塑料布(橡胶单)、毛巾、香皂等。

③ 环境:关闭门窗,调节室温至 22～26℃。

(2) 操作程序

向老人解释,掀开盖被,扶助老人取仰卧屈膝位(膝下可垫枕头),足下铺塑料布(橡胶单),裤管向上卷至膝部,放稳盛温水的脚盆,将老人的一只脚放入水盆浸湿,涂擦香皂,用小毛巾清洗踝部、足底、脚面、趾缝,再用清水洗净,同法清洗另一侧,撤去水盆,擦干双脚,整理用物,如图 3-10 所示。

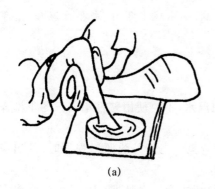
(a)

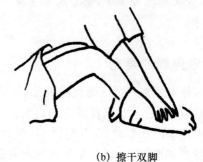
(b) 擦干双脚

图 3-10　足部清洁

（3）注意事项

① 水温不可过热，以防烫伤。

② 脚盆要放稳，避免打湿被子，一旦弄湿应及时更换。

③ 注意趾缝处要洗净。

3．修剪指（趾）甲

（1）准备工作

准备好指甲刀、毛巾或纸巾。

（2）操作程序

① 可在老人沐浴后修剪（沐浴后指甲较软，便于修剪）。

② 平日如果老人指甲较硬，先用温水浸泡 5～10 分钟，在手下（或足下）垫纸巾，修剪指甲（先剪手指甲，后剪脚趾甲），修剪完毕用纸巾包裹碎屑弃掉，整理床铺。

（3）注意事项

① 不可修剪过深或过短，不可损伤皮肤，尤其对患有糖尿病的老人。

② 修剪手指甲最好用圆剪，脚趾甲最好用平剪。

三、会阴清洁

1．准备工作

（1）养老护理员：要求衣帽整洁、清洗并温暖双手。

（2）物品：水盆内盛温水（42℃左右）、塑料布（橡胶单）、中单（或一次性尿垫）、毛巾；对不能自理的老人需要准备冲洗壶（内盛温水）、清洁的衣裤和被单、浴巾、便盆等。

（3）环境：关闭门窗，调节室温至 22～26℃，有条件时用屏风遮挡老人。

2．操作程序

（1）会阴清洁法

向老人解释，掀开盖被，被尾向上折叠，协助老人取仰卧屈膝位，裤子脱至膝部，臀下铺塑料布（橡胶单）、中单（或一次性尿垫），将毛巾浸湿，拧至半干，由会阴上部向下至肛门部擦洗（见图 3-11），撤去塑料布（橡胶单）、中单（或一次性尿垫），穿好裤子，整理床单位和物品。

（2）会阴冲洗法

① 向老人解释，掀开盖被，被尾向上折叠，扶助老人脱下一侧裤腿，取仰卧屈膝位，腿部

盖浴巾。

② 臀下铺塑料布,一手托起老人的骶尾部,另一手将便盆放在臀下。

③ 一手用小毛巾(或镊子夹持棉球)分开阴唇,另一手持冲洗壶自上而下、自内向外冲洗会阴(或用小毛巾清洗)。

④ 冲洗干净后用毛巾擦干,撤去便盆、塑料布(或橡胶单)、中单(或一次性尿垫),为老人穿好裤子,整理床单位和物品。

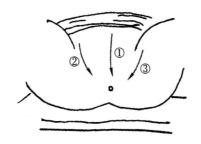

图 3-11　会阴部清洁

按①、②、③的顺序依次清洁

3. 注意事项

(1) 鼓励自理老人自己清洗会阴部;不能自理者,给予会阴冲洗。

(2) 不可过多暴露老人并注意老人的保暖。

(3) 擦洗的毛巾不要过热,以防烫伤。

(4) 操作动作轻稳,不可将冲洗液流至老人的腹部及被褥上,如有污染应及时更换。

四、协助沐浴

1. 淋浴

(1) 准备工作

① 物品。淋浴设施(水温 40℃左右)、毛巾、浴巾、浴液、洗发液、清洁衣裤、梳子、坐椅等。

② 环境。关闭门窗,浴室温度冬季以 24～26℃为宜。

(2) 操作程序

① 操作前向老人解释说明,携用物至浴室内,搀扶老人到浴室(或用轮椅运送),调节水温(约40℃左右),协助其脱去衣裤(肢体有障碍时,应先脱健侧、后脱患侧),搀扶老人坐在淋浴椅上。

② 操作中为老人洗头,用浴液和清水洗净其面部、耳后、颈部、双上肢、胸部、腹部、背臀部、双下肢、会阴部,洗净后关闭水龙头。

③ 操作后搀扶老人站起,用毛巾(浴巾)尽快擦干其身体,让老人坐在椅子上,协助更换清洁衣裤(肢体有障碍时,应先穿患侧、后穿健侧),搀扶老人(或用轮椅运送)回床休息,盖好被褥,整理用物,刷洗地面,换下的衣裤进行清洗处理,如图3-12所示。

(3) 注意事项

① 浴室不要从内插门,以免发生意外时不能进入。可在门把手上悬挂示意标牌。

② 浴室地面应放置防滑垫,以防老人滑倒。

③ 调节水温时,先开冷水,后开热水,避免老人着凉或烫伤。

④ 老人淋浴时间不可过长,水温不宜过热,以免发生头晕等不适。

⑤ 沐浴应安排在饭后 1 小时,以免影响消化吸收。

⑥ 随时询问和观察老人的反应,如有不适,应立即停止操作。

2. 盆浴

(1)准备工作

① 物品:浴盆设施(水温 40℃ 左右、水量约 1/3~1/2 浴盆)、毛巾、浴巾、浴液、洗发液、清洁衣裤、梳子、座椅等。

② 环境:关闭门窗,浴室温度冬季以 24~26℃ 为宜。

(2)操作程序

① 操作前向老人解释,携用物至浴盆旁,用手测试水温(手感觉温热不烫手或根据老人的习惯),搀扶老人进入浴室(或用轮椅运送),扶助老人脱去衣裤(肢体有障碍时,应先脱健侧、后脱患侧),搀扶老人进入浴盆坐稳(需要时将老人抱入),叮嘱老人双手握扶手或盆沿。

② 操作中叮嘱老人闭眼,用水冲湿头发,涂擦洗发液,用指腹揉搓头发并按摩头皮(力量适中,揉搓方向由发际向头顶部),用清水冲净头发,用浴液清洁身体,依顺序清洗面部、耳后、颈部、双上肢、胸部、腹部、背臀部、双下肢、会阴部,再用清水洗净浴液。

③ 操作后扶助老人站起,干毛巾擦干身体,浴巾包裹并搀扶出浴盆,坐在座椅上,更换清洁衣裤(肢体有障碍时,应先穿患侧、后穿健侧),搀扶老人(或用轮椅运送)回床休息,盖好被褥,整理用物,刷洗浴盆和地面,换下的衣裤进行清洗处理,如图 3-13 所示。

(3)注意事项(同淋浴)

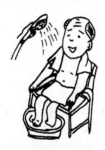

图 3-12　淋浴

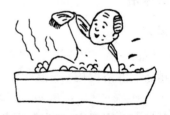

图 3-13　盆浴

3. 床上擦浴

(1)准备工作

① 物品:水盆(内盛温水 40~45℃)、毛巾、浴巾、浴液、梳子、指甲剪、橡胶单、清洁衣裤、暖水瓶、污水桶等。

② 环境:关闭门窗,浴室温度冬季以 24~26℃ 为宜。

(2)操作程序

向老人解释,携用物至床旁,松开盖被,根据需要放平床头与床尾,按需要给予便器。

① 面部清洁。浴巾铺于枕头上,毛巾盖在胸前,将小毛巾浸湿后拧干,对折成四层(见图 3-14),用小毛巾的四个角擦洗双眼(内眦和外眦)(见图 3-15),洗净小毛巾,将小毛巾包裹在手上(见图 3-16),分别用浴液、清水擦拭额部、鼻部、两颊、耳后、颈部(额部由中间向左

右擦洗,鼻部由上向下擦洗,面颊由鼻唇、下巴向左右面颊擦洗,颈部由中间向左右擦洗)(见图3-17),洗净毛巾,擦干脸上的水迹。每擦洗一部位需清洗毛巾。

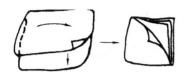

图 3-14　折叠小毛巾

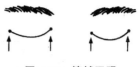

图 3-15　擦拭双眼

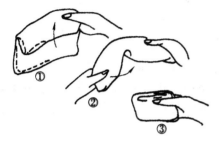

图 3-16　小毛巾包手法

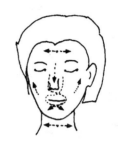

图 3-17　面部擦拭顺序

②　手臂清洁。脱去老人一侧衣袖,暴露其手臂,浴巾铺于手臂下,小毛巾浸湿,包裹在手上,分别用浴液、清水由其前臂向上臂擦拭,洗毕用浴巾擦干,同法擦拭另一侧,擦洗完毕后清洁老人双手。如图 3-18 和图 3-19 所示。

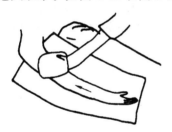

图 3-18　床上手臂擦拭

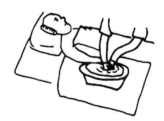

图 3-19　床上洗手

③　胸部清洁。将老人盖被向下折叠,暴露胸部,用浴巾遮盖胸部,小毛巾浸湿,包裹在手上,分别用浴液、清水由颈部向下擦拭胸部及两侧,擦净皮肤皱褶处(如腋窝、乳房下垂部位),擦洗中随时掀开与遮盖浴巾,如图3-20所示。

④　腹部清洁。将老人盖被向下折至大腿上部,浴巾遮盖胸腹部,浸湿的小毛巾包裹在手上,分别用浴液、清水由上腹部向下腹部擦拭,擦净肚脐皱褶处,擦洗中随时掀开与遮盖浴巾,如图3-21所示。

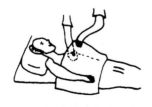

图 3-20　胸部擦拭

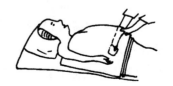

图 3-21　腹部清洁

⑤ 背臀部清洁。协助老人翻身侧卧,背部朝向养老护理员,将背部一侧盖被向上折,暴露其背部及臀部,浴巾铺于背部、臀部下,浸湿小毛巾包裹在手上,分别用浴液、清水由其腰骶部螺旋形向上至肩部擦洗全背,擦洗臀部,用浴巾擦干,更换清洁上衣。如图3-22所示。

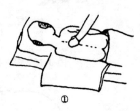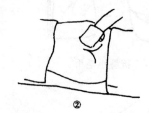

图 3-22　背臀清洁

⑥ 下肢清洁。协助老人取平卧位,暴露双腿,浴巾遮盖一侧下肢,另一侧下肢屈膝,一手包裹潮湿的小毛巾,另一手扶住屈膝下肢的踝部(呈固定状),分别用浴液、清水由小腿向大腿方向擦洗,用浴巾擦干,同法擦洗另一侧的下肢,如图3-23所示。

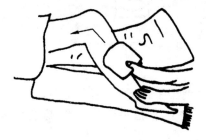

图 3-23　下肢清洁

⑦ 足部清洁。将老人盖被的被尾向上折,取一软枕垫在老人膝下,将橡胶单和浴巾铺于足下,水盆放在浴巾上,将老人一只脚浸于水中,用小毛巾清洗各部位(注意脚趾缝),洗后放在浴巾上,同法清洗另一侧,撤去水盆,用浴巾擦干双足,如图3-10所示。

⑧ 会阴清洁。将湿毛巾递给老人(能自己擦洗者),叮嘱由会阴上部向下至肛门部擦洗。不能自理者,可用会阴冲洗法(同前所述)。

(3) 注意事项

① 擦浴中要随时遮盖老人身体暴露部位,以防着凉。

② 尽量减少对老人的翻动,操作动作要敏捷、轻柔。

③ 及时调整水温,更换热水,清洗会阴部的水盆和毛巾要单独使用。

④ 擦洗中经常与老人沟通,注意观察老人反应,如出现寒战、面色苍白等情况,要立即停止擦浴,让老人休息并注意保暖。

⑤ 养老护理员为老人擦浴站立时,可两脚稍分开,使身体重心降低;端水盆时,尽量靠近自己的身体,以减少体力消耗。

五、床上穿脱衣裤

1. 准备工作

(1) 照护员:穿上清洁的工作服,洗净、擦干并温暖双手。

(2) 物品:清洁的衣裤。

(3) 环境:关闭门窗,调节室温至22~26℃。

2. 操作程序

(1) 协助老人穿开襟上衣

① 方法一。向老人解释,掀开盖被,一手扶住老人肩部,另一手扶住髋部,协助老人翻

身侧卧(遇老人一侧肢体不灵活时,应卧于健侧,患侧在上),穿好上侧(患侧)衣服的衣袖,其余部分平整地掖于老人身下,协助老人平卧,从老人身下拉出衣服,穿好另一侧衣袖(健侧),整理、拉平衣服,扣好纽扣,如图 3-24 所示。

　　② 方法二。向老人解释,将衣服下摆与衣袖展开横拉呈“一”字形,掀开盖被,一手托起老人腰部,另一手将衣服横穿过老人腰下,穿好一侧衣袖(遇老人有一侧肢体不灵活时,应先穿患侧、后穿健侧),再穿另一侧衣袖,一手托起老人肩颈部,另一手捏住衣领轻轻向上提拉至颈部,整理、拉平衣服,扣好纽扣,如图 3-25 所示。

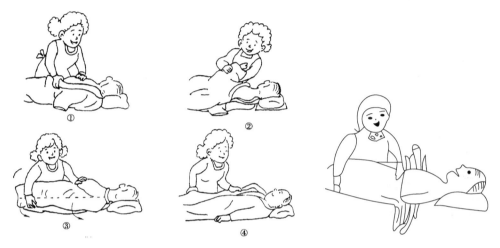

图 3-24　协助老人穿开襟上衣(方法一)　　　　图 3-25　协助老人穿开襟上衣(方法二)

　　(2)协助老人穿套头上衣

　　向老人解释,辨清衣服前后面,养老护理员的手臂从老人衣服袖口处穿入,握住其手腕,将衣袖轻轻向老人手臂上拉套(遇老人有一侧肢体不灵活时,应先穿患侧、后穿健侧),同法穿好另一侧衣袖,将衣领开口套入老人头部,拉平整理衣服,如图 3-26 所示。

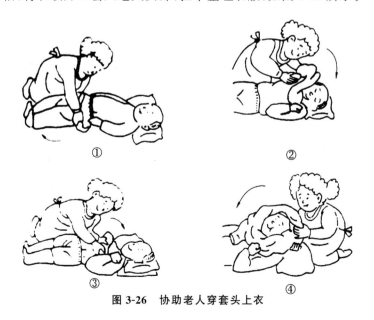

图 3-26　协助老人穿套头上衣

（3）协助老人脱上衣

① 脱开襟上衣。向老人解释，掀开盖被，解开上衣纽扣，协助老人脱去一侧衣袖（遇老人有一侧肢体不灵活时，先脱健侧，后脱患侧），其余部分平整地掖于老人身下，从身体另一侧拉出衣服，脱下另一侧衣袖，整理用物。

② 脱套头上衣。向老人解释，将衣服向上拉至胸部，协助老人手臂上举，脱出一侧衣袖，再脱另一侧衣袖，一手托起老人头颈部，另一手将套头衫完全脱下（遇老人有一侧肢体不灵活时，先脱健侧，再脱头部，最后脱患侧），整理用物。

（4）协助老人穿脱裤子

① 穿裤子方法

方法一：向老人解释，养老护理员左手臂从裤管口向上套入，轻握老人脚踝，右手将裤管向老人大腿方向提拉，同法穿好另一个裤管，向上提拉裤腰至臀部，协助老人侧卧，将裤腰拉至腰部，平卧，系好裤扣、裤带（老人裤子选择松紧带的为好）。

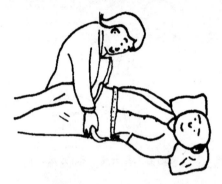

图 3-27 协助老人脱裤子

方法二：向老人解释，将两条裤管呈 S 形套入养老护理员一侧手臂，轻握老人脚踝，分别穿好双裤管，向上提拉裤腰至臀部，协助老人侧卧，将裤腰拉至腰部，平卧，系好裤扣、裤带（老人裤子选择松紧带的为好）。

② 脱裤子方法

向老人解释，协助老人松开裤带、裤扣，一手托起腰骶部，另一手将裤腰向下褪至臀部以下，双手分别拉住两裤管口向下将裤子完全脱下，如图 3-27 所示。

3. 注意事项

（1）态度认真，动作轻稳。

（2）注意室温，以 22～26℃为宜，以防老人受凉。

（3）操作中要经常询问老人有无不适，避免过多翻动和长时间暴露老人身体，必要时使用屏风遮挡老人。

（4）为老人穿脱（更换）衣裤时，要选择柔软、透气性好的合体衣裤，以棉制服装为宜；鼓励自理、半自理的老人自己穿脱衣裤。

（5）尽量为老人选择开襟上衣和松紧带的裤子。为了省力，注意衣裤的码放顺序：先穿的放在上面，后穿的放在下面。

六、床上更单

1. 准备工作

（1）养老护理员：穿好工作服，洗手，戴帽子、口罩。

（2）物品：床刷、布套（消毒液浸泡后拧至半干）、清洁大单、被罩、枕套，必要时备清洁的衣裤。

（3）环境：关闭门窗，冬季调节室温至24～26℃。

2．操作程序

（1）操作前携用物至床旁，向老人解释，椅子放在床尾，物品按使用顺序码放在椅子上（先用的放在上面）。

（2）操作中（见图3-28）

① 更换大单（褥单）。站在老人右侧，松开被尾及大单，协助老人翻身侧卧（背向养老护理员），枕头移向远侧，松开近侧各层被单，将污被单向上卷入老人身下，清扫褥垫上的渣屑。取清洁大单，清洁大单的中线对齐床中线，展开大单，远侧一半塞到老人身下，近侧大单平整铺于床褥上。协助老人翻身侧卧于清洁大单上（面朝养老护理员），枕头移至近侧，转至对侧（老人左侧），松开各层被单，污单向上卷并从老人身下取出，放在床尾架上（或污衣袋内）。清扫褥垫上的渣屑，拉出塞在老人身下的清洁大单，平整铺好。

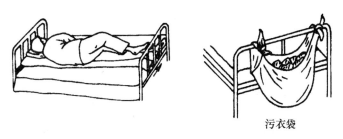

污衣袋

图3-28　为卧床老人更换被服及整理床铺

② 更换被套。松开棉被，撤出棉胎，置于床尾（呈S形），清洁被套平铺于床上（在老人身上）。将棉胎装入被套，整理棉被，撤出（翻卷）污被套，放于床尾架上（或污衣袋内）。棉被两侧内折成被筒，被尾向下折叠平整。

③ 更换枕套。一手托起老人头部，另一手撤出枕头，在床尾更换枕套。同法将枕头放回老人头下（必要时，为老人更换衣裤）。

（3）操作后整理用物，污被单、衣裤送去清洗，开窗通风，洗手。

3．注意事项

（1）清扫床铺时，能够下床活动的老人劝其暂时离开房间。

（2）随时注意老人的安全与舒适，必要时可使用防护栏，防止老人坠床。

（3）操作动作轻稳，不要过多暴露老人身体并注意保暖。

任务训练

本次任务训练内容为会阴冲洗、床上擦浴及床上更单，操作评分标准分别如表3-3、表3-4、表3-5所示。

表 3-3 会阴冲洗技术操作考核评分标准

项　　目		总分	技术操作要求	评分等级				得分	备注
				A	B	C	D		
仪表		5	仪表端庄,服装整洁,无长指甲	5	4	3	2		
评估		10	老人健康及自理合作程度	3	2	1	0		
			礼貌称呼,向老人解释操作方法	4	3	2	1		
			与老人沟通语言恰当,态度和蔼	3	2	1	0		
操作前准备		7	洗手	2	0	0	0		
			备齐用物,放置妥当	2	1	0	0		
			环境整洁,关闭门窗、窗帘	3	2	1	0		
操作过程	安全与舒适	10	认真查对	2	0	0	0		
			老人的体位舒适、稳定	4	3	2	1		
			老人保暖(不过度暴露,随时遮盖身体)	4	3	2	1		
	会阴冲洗	49	协助老人摆放正确卧位(女:仰卧屈膝,男:平卧)	4	3	2	1		
			协助老人脱裤	2	1	0	0		
			臀下垫巾	2	0	0	0		
			便盆放置正确(无破损、位置舒适、不摩擦)	7	6	5	3		
			手持冲洗壶及镊子的方法正确	4	3	2	1		
			会阴冲洗顺序自上而下	6	5	4	3		
			冲洗方法正确(女:分开阴唇,男:下推包皮)	12	8	6	4		
			冲洗完毕,擦干会阴局部	3	2	1	0		
			撤去垫巾	2	0	0	0		
			撤去便盆方法正确(不摩擦)	5	4	3	2		
			协助老人穿裤	2	0	0	0		
操作后		8	整理床单位	2	1	0	0		
			用物处理正确(垫巾、棉球、镊子)	4	3	2	1		
			洗手	2	0	0	0		
评价		11	动作准确熟练、节力	5	4	3	2		
			会阴清洁,床铺未污染、潮湿	6	5	3	1		
总　　分		100							

表 3-4 床上擦浴技术操作考核评分标准

项　目		总分	技术操作要求	评分等级				得分	备注
				A	B	C	D		
仪表		5	仪表端庄,服装整洁,无长指甲	5	4	3	2		
评估		10	老人健康及自理合作程度	3	2	1	0		
			礼貌称呼,向老人解释操作方法	4	3	2	1		
			与老人沟通语言恰当,态度和蔼	3	2	1	0		
操作前准备		6	洗手	2	0	0	0		
			备齐用物,放置妥当	2	1	0	0		
			环境整洁,室温适当	2	1	0	0		
操作过程	安全与舒适	10	认真查对	2	0	0	0		
			老人的体位舒适、安全	4	3	2	0		
			老人保暖(不过度暴露)	4	3	2	1		
	床上擦浴	55	关闭门窗或屏风遮挡	3	0	0	0		
			询问老人是否需要便器	2	0	0	0		
			擦洗部位下铺干浴巾	3	2	1	0		
			擦洗眼方法正确(毛巾四角擦拭)	5	4	3	2		
			擦洗顺序正确,部位无遗漏(面部、耳、颈、上肢、手、胸、腹、背、臀、下肢、足、会阴)	15	12	9	6		
			擦洗手法正确	6	5	4	3		
			注意皮肤皱褶处的清洁	3	2	1	0		
			水温适宜,适时换水	3	2	1	0		
			操作中不打湿床单、衣被	4	3	2	1		
			不过度暴露老人身体,注意保暖	4	3	2	1		
			穿、脱衣裤方法正确	3	2	1	0		
			按需要协助老人修剪指甲、梳头	2	1	0	0		
			操作中随时询问老人感受	2	1	0	0		
操作后		8	协助老人取舒适卧位	2	1	0	0		
			整理床单位,开窗通风	2	1	0	0		
			清理用物正确	2	1	0	0		
			洗手	2	0	0	0		
评价		6	动作准确、节力	3	2	1	0		
			床单位整洁,老人清洁、舒适	3	2	1	0		
总　分		100							

表 3-5 床上更单技术操作考核评分标准

项　　目		总分	技术操作要求	评分等级				得分	备注
				A	B	C	D		
仪表		5	仪表端庄,服装整洁,无长指甲	5	4	3	2		
评估		10	老人健康及自理合作程度	3	2	1	0		
			礼貌称呼,向老人解释方法操作方法	4	3	2	1		
			与老人沟通语言恰当,态度和蔼	3	2	1	0		
操作前准备		8	洗手	2	0	0	0		
			备齐用物,放置妥当	2	1	0	0		
			环境整洁,关闭门窗,将床摇平	4	3	2	1		
操作过程	安全与舒适	8	翻身时注意老人安全、保暖	3	2	1	0		
			老人的体位舒适	3	2	1	0		
			随时观察询问老人感受	2	1	0			
	换床单	25	松开被尾	2	0	0	0		
			翻身移动老人方法正确(不拖拉)	5	4	3	2		
			逐层松单、湿扫床褥方法正确	3	2	1	0		
			铺大单平整、紧、中线正	10	8	6	4		
			铺中单和橡胶单平整、紧	3	2	1	0		
			污单取出方法及放置合理	2	1	0	0		
	换被罩	24	更换被套方法正确,内外无皱褶	8	6	4	2		
			被头无虚边(虚边大于3 cm为D)	4	3	2	1		
			被筒对称,两侧齐床沿,中线正	4	3	2	1		
			被筒尾整齐,外观平整、美观	4	3	2	1		
			关心老人,注意保暖	2	1	0	0		
			取污被套方法正确	2	1	0	0		
	换枕套	5	更换方法正确,四角充实,外观美观	3	2	1	0		
			枕头开口背门放置	2	1	0	0		
操作后		6	桌椅回位,开窗通风	2	0	0	0		
			污被服放置及处理正确	2	1	0	0		
			洗手	2	0	0	0		
评　价		9	老人舒适,安全	4	3	2	1		
			动作准确熟练、节力	5	4	3	2		
总　　分		100							

任务四　压疮预防及护理

案例导读

何爷爷,62岁,因外伤致使脊椎受伤,术后卧床在家,生活不能自理。由于长时间卧床,何爷爷骶尾部开始出现红肿,继而出现溃烂和渗液。

请思考:何爷爷发生了什么问题? 严重程度如何? 如果你是何爷爷的照护员,你应如何进行照护?

知识链接

压疮是由于身体局部组织长期受压,血液循环受到阻碍,局部持续性缺血、缺氧、营养不良而导致局部软组织的溃烂和坏死。压疮也称压力性溃疡。

压疮是卧床老年人极易发生的并发症之一。压疮不但严重影响老年人的健康,增加老年人的痛苦,甚至危及老年人的生命。因此预防压疮的发生是一项重要的工作,必须加强护理,杜绝压疮的发生。

一、引起压疮的常见原因

(1) 引起压疮最重要的原因就是压力。老人长期卧床或长时间不改变体位,使局部组织受压过久,导致血液循环障碍。常见于昏迷、瘫痪、营养不良、水肿、极度消瘦和不能自理的老人。

(2) 局部皮肤经常受潮湿、摩擦等物理性刺激,如大小便失禁、床单皱褶不平整、床上有碎屑,导致皮肤抵抗力降低,皮肤完整性被破坏。

(3) 各种固定性的治疗或护理保护措施使用不当,如石膏绷带、夹板、约束器具等医疗用具,其固定的松紧不适宜或衬垫不当,导致局部血液循环障碍,组织缺血坏死。

(4) 全身营养不良等。

二、压疮好发部位及表现

1. 压疮的好发人群

(1) 肥胖老人,过高的体重造成骨隆突处承受较大的压力。

(2) 身体极度消瘦者,其骨隆突处的皮下组织较薄。

(3) 服用镇静剂的老人,药物作用使机体活动减少。

(4) 因躁动不安而被约束致使无法自行翻身的老人。

(5) 水肿的患者皮肤较薄,抵抗力弱,受压后易破损。

(6) 神经系统疾病、脑血管意外、昏迷等老人。

（7）严重营养不良，特别是蛋白质和维生素极度缺乏或吸收障碍的老人。

（8）发热、长期大小便失禁的老人。

2. 压疮容易发生的部位

压疮易发生于受压和缺乏脂肪组织保护、无肌肉包裹或肌层较薄的骨骼隆起处，它与体位密切相关（如图 3-29 所示）。体位不同，受压点不同，易发部位也不同。

（1）仰卧位。易发于枕骨粗隆、肩胛骨、肘部、骶尾部、足跟。

（2）俯卧位。易发于耳郭、颊部、肩峰、女性乳房、肋缘突出部、男性生殖器、髂前上棘、膝部、足趾。

（3）侧卧位。易发于耳郭、肩峰、肘部、髋部、膝关节的内外侧、内外踝。

（4）坐位。易发于肩胛骨、坐骨结节、足跟等处。

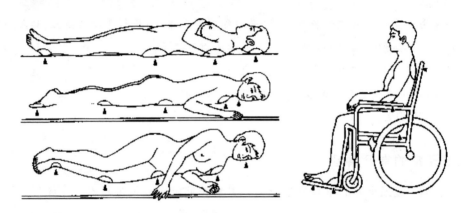

图 3-29 压疮的易发部位

3. 压疮的分期及表现

根据压疮的发展过程和严重程度，可分为三期。

（1）淤血红润期

淤血红润期为压疮初期。局部皮肤组织受压或潮湿刺激后，出现红肿、热、麻木或触痛，30 分钟后不见消退。此期皮肤的完整性未破坏，如及时去除原因，可阻止压疮的发展。

（2）炎性浸润期

红肿部位继续受压，血液循环障碍未得到解除，静脉回流受阻，局部静脉淤血，受压部位皮肤颜色转为紫红色，压之不退色，皮下产生硬结，表皮有水疱形成，患者有痛感。此期若不采取积极措施，压疮会继续发展。

（3）溃疡期

静脉血液回流受到严重障碍时，局部组织缺血缺氧进一步加重。此期可分为浅度溃疡期和坏死溃疡期。浅度溃疡期表现为表皮水疱破溃，疮面渗出黄色的液体，后期流出脓液，溃疡形成，疼痛加剧。坏死溃疡期表现为局部组织坏死发黑，脓性分泌物增多，有臭味，感染向周围及深部扩展，侵入真皮层、肌肉层，深至骨膜或关节腔，甚至可引起败血症，造成全身感染，危及患者生命。

三、压疮的预防及护理

1. 压疮的预防

压疮的预防,主要在于消除发生的原因。对老人进行日常生活照料时,要做到"五勤",即勤翻身、勤擦洗、勤按摩、勤整理、勤更换。每天严格细致地检查和交接老人局部皮肤的变化和护理措施落实的情况。

采用 Braden 压疮危险因素评估表可对老人发生压疮的危险程度进行评估,具体内容列于表 3-6。

表 3-6　Braden 压疮危险因素评估表

项　　目	1 分	2 分	3 分	4 分
感觉	完全受损	非常受损	轻度受损	未受损
潮湿	持续潮湿	潮湿	有时潮湿	很少潮湿
活动力	限制卧床	可以坐椅子	偶尔行走	经常行走
移动力	完全无法移动	严重受损	轻度受限	未受损
营养	非常差	可能不足够	足够	非常好
摩擦力和剪切力	有问题	有潜在问题	无明显问题	

评分标准:

最高 23 分,最低 6 分,15～18 分为低度危险,13～14 分为中度危险,10～12 分为高度危险,<9 分为非常危险。

注明:≤18 分,提示有发生压疮的危险,建议采取预防措施。

（1）避免身体局部长期受压

① 对于长期卧床的老人要鼓励并协助其经常翻身,变换体位,使骨骼突出部位轮流承受体重。翻身的时间应根据老人皮肤受压的情况而定。一般每 2 小时翻身一次,必要时每 1 小时翻身一次,翻身时要将老人的身体稍抬起再翻转或挪动位置,避免拖、拉、推等动作,以免擦伤皮肤。

② 保护骨隆突处和支撑身体空隙处。当老人的体位安置稳妥后,可在身体与床铺间的空隙处垫软枕、海绵垫等,条件允许可使用气垫褥、水褥等,从而减轻骨隆突部位的压力,使支撑体重的面积加宽而均匀。

（2）避免潮湿、摩擦和身体排泄物的刺激

① 经常保持床单的清洁、干燥、平整、无皱褶,及时清理床上的渣屑和废物。

② 保持老人皮肤清洁、干燥。对大小便失禁、出汗多的老人要及时擦洗、清洁皮肤,及时为老人更换清洁、干燥的衣裤和被包。不可使老人直接卧于橡胶单或塑料单上,以防刺激皮肤。

③ 不可使用破损的便器,以免擦伤老人的皮肤。

（3）增进受压部位的血液循环

每天要认真检查老人全身的皮肤情况,尤其身体受压的部位。经常用温水为老人擦澡、擦背,经常用湿热的毛巾按摩压疮易发部位,以促进血液循环。

(4)增进营养的摄入

在老人病情许可的情况下,给予高蛋白、高维生素、高热量的饮食,并注意老人的饮食照料,以促进老人的食欲,增加营养的摄入。

(5)压疮预防技术

① 准备工作

● 养老护理员:要求衣帽整洁、清洗并温暖双手。

● 物品:水盆(内盛温水 42℃左右)、毛巾、浴巾、治疗碗(内盛 30%～50%酒精约 50 mL)、乳液、软枕、海绵垫。

● 环境:关闭门窗,冬季调节室温至24～26℃。

② 操作程序

● 协助老人侧卧,背部朝向照护员(翻身时应将老人抬起,避免拖、拉、推;翻身侧卧后应根据老人身体情况,需要时可先用枕头托于胸腹前及膝部,以保持体位稳定、舒适)。

● 暴露背部及骶尾部(要注意保暖,以免老人受凉),检查受压部位血液循环情况。浴巾铺于背部、臀部下。用温热毛巾擦净全背皮肤(由腰骶部螺旋形向上至肩部)。双手掌心沾适量乳液或 30%～50%酒精涂于背部,行全背按摩 3～5 分钟(先从老人骶尾部开始,沿脊柱两侧边缘向上按摩至肩部,行环形动作按摩,按摩后轻轻滑至臀部尾骨处,如此反复数次后,再用拇指指腹由骶尾部开始沿脊柱按摩至第七颈椎处,每次 3～5 分钟,力量要足够刺激肌肉组织(见图 3-30)。

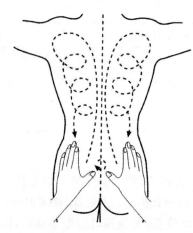

图 3-30 全背部按摩的方法

● 对受压处局部按摩(用手掌大小鱼际醮少许酒精后紧贴皮肤,行环形动作按摩,压力要均匀,每次 3～5 分钟,注意皮肤如已有轻度压伤者,不可在受压处按摩,以防加重损伤)。局部按摩也可采用电动按摩器,根据不同部位,选用适宜的按摩头,紧贴皮肤进行,并随时询问和观察老人的反应。

● 用浴巾擦净背部,观察受压局部皮肤情况,整理衣服,协助老人恢复舒适体位,根据情况采用适当的支垫方法支持体位,整理床单位,清理用物,洗手,记录(翻身、皮肤受压情况)。

③ 注意事项

● 进行按摩时,掌根部要压住局部皮肤,避免摩擦皮肤表面。

● 一般情况每 2 小时为老人翻身 1 次,必要时 1 小时翻身一次。

● 不可将老人直接卧于橡胶单上,其上必须铺好中单或其他棉制物品。

● 使用海绵垫等物品时,外面需加布套。

2. 压疮的护理

积极采取局部治疗为主,全身治疗为辅的综合护理措施。

(1)全身治疗主要是积极治疗原发病,增加营养和全身抗感染治疗等

① 加强营养。良好的营养是创面愈合的重要条件,应给予平衡饮食,若老人重度营养

不良,缺乏伤口愈合和组织修复所需的蛋白质和热量,必须通过静脉输注及饮食等途径增加蛋白质的摄入量。水肿者应限制水、盐的摄入。

② 维生素和微量元素的补充。抗氧化维生素能保护机体不受氧自由基的损伤,同时维生素 C、维生素 A 能促进胶原合成,而胶原是结缔组织和皮肤中重要的蛋白质。微量元素尤其是锌参与许多重要酶的构成,在愈合组织中锌含量很高。因此,应注意补充富含维生素和微量元素的食品或含片,如水果、金施尔康等。

③ 控制感染。遵医嘱抗感染治疗以预防败血症。已发生败血症者,必须应用强有力的抗生素,并对疮面做充分引流或清洗。

(2) 疮面处理

① 早期压疮的受压部位出现暂时性血液循环障碍、皮肤红肿,这是充血性反应,只要改善受压,如勤翻身、垫软垫等,症状也会改善。此时无须按摩,按摩会加重损伤,使局部组织产生浸渍和糜烂。

② 对未破的小水疱要减少摩擦,防止破裂,促进水疱自行吸收;大水疱可用无菌注射器抽出疱内液体后,消毒局部皮肤,再用无菌纱布加压包扎或用绷带加压固定,同时保持疮面干燥。

③ 浅表疮面可用新鲜鸡蛋内膜、纤维蛋白膜、骨胶原膜等贴于疮面治疗。以新鲜鸡蛋内膜为例,将其剪成邮票大小,平整贴于疮面,如内膜下有气泡,以无菌棉球轻轻挤压使之排出,再以无菌敷料覆盖其上,1～2 日更换 1 次,直到疮面愈合为止。对较深的溃疡可采用聚氨酯透明薄膜覆于疮面,陈旧性疮面的肉芽组织呈灰白色,剪除后再外敷。

④ 对一般治疗方法效果不理想的大面积深达骨质的压疮,可采用外科手术修刮引流、清除坏死组织、植皮及修补缺损组织等方法。

⑤ 已感染的疮面应进行换药处理。

(3) 药物治疗

在处理疮面的同时多数压疮还应在局部用药,如碘酊、甲硝唑、呋喃西林粉等。

(4) 物理疗法

① 理疗。用紫外线、红外线、频谱仪等照射。紫外线能保持疮面干燥,具有杀菌作用,能促进坏死组织及疮面分泌物结痂脱落,为疮面组织细胞生长创造条件;同时可促进局部血液循环、增加组织营养、促进组织细胞生长发育,使肉芽生长迅速。红外线有消炎、促进血液循环、增强细胞功能、使疮面干燥、减少渗出的作用,有利于组织的再生和修复。频谱治疗仪可改善微循环、促进局部消肿及渗出物的吸收、镇痛、消炎、增加新陈代谢及酶的活性。

② 白糖。疮面上敷白糖,造成局部为高渗环境,破坏细菌的生长,减轻水肿,有利于肉芽生长,促进伤口愈合。

③ 氧疗。空气隔绝后局部持续吹氧气,其原理是利用纯氧抑制疮面厌氧菌生长,提高疮面组织供氧、改善局部组织有氧代谢,并利用氧气流干燥疮面,促进结痂,有利于愈合。

(5) 各期压疮的护理原则和措施

① 淤血红润期护理原则是去除危险因素,避免压疮继续发展。主要的护理措施为增加

翻身次数,避免局部过度受压;避免摩擦、潮湿和排泄物的刺激;改善局部血液循环,可采用湿热敷、红外线或紫外线照射等方法。由于此时皮肤已受损,故不提倡局部按摩,以防造成进一步的损害。

② 炎症浸润期护理原则是保护皮肤,预防感染。继续加强上述措施,避免损伤继续发展。对水疱按前述"疮面处理"中的方法进行处理后,可继续采用红外线或紫外线照射。

③ 浅度溃疡期护理原则是清洁疮面,促进愈合。仍需解除压迫,保持局部清洁、干燥。可采用物理疗法,如采用鹅颈灯照射疮面,距离 25 cm,每日 1~2 次,每次 15~20 分钟,照射后以外科无菌换药法处理疮面。

④ 坏死溃疡期护理原则是去除坏死组织,促进肉芽组织生长。应经常翻身,患处架空;清洁疮面,去除坏死组织;保持引流通畅,促进愈合。对大面积深达骨骼的压疮,应配合医生清除坏死组织、植皮修补缺损组织,以缩短压疮病程,减轻痛苦。

(6) 压疮的护理技术

① 准备工作

● 物品:棉垫、气垫、烤灯、50%酒精、滑石粉。

● 环境:干净整洁。

● 养老护理员:洗手、衣帽整齐。

② 操作程序

● 向老人解释后,鼓励和协助老人变换体位(使骨隆突部分轮流承受体重),解开老人衣裤,检查疮面受压情况,淤血红润期可用电吹风或烤灯照射,将烤灯放置平稳并距压疮部位 50~60 cm,打开开关,照射 20 分钟(2 次/日),照射完毕置老人于舒适体位,骨隆突之间的空隙处可放入衬垫、海绵等,整理床铺,每隔 1~2 小时再翻身一次,如此反复直到痊愈。

● 炎症浸润期有水疱形成后,观察水疱大小,观察局部损伤程度,出现小水疱时,局部用滑石粉,用无菌纱布覆盖(保护局部,让其自行吸收并防止摩擦破裂而感染);出现大水疱时,(严格无菌消毒)用无菌注射器从水疱的基底部抽尽水疱内的液体,促进局部干燥结痂,可用烤灯照射,距离 50~60 cm,照射时间 15~20 分钟(照射过程中防止烫伤),用无菌纱布敷盖固定以防感染,将老人置于舒适体位,伤处不可再受压,身体空隙处放入软枕等,整理被褥,每隔 1 小时翻身一次,如此反复直到痊愈。

● 溃疡期要按外科无菌换药原则换药。

③ 注意事项

● 对长期卧床、年老体弱、瘫痪、昏迷等老人,一般情况下每 2 小时翻身一次,最长不超过 4 小时,必要时 1 小时翻身一次。

● 保持皮肤清洁、干爽;床单位清洁、干燥、平整、无渣屑。

任务训练

本次任务训练内容为预防压疮技术,评分标准详如表 3-7 所示。

表 3-7 预防压疮护理技术操作考核评分标准

项目		总分	技术操作要求	评分等级				得分	备注
				A	B	C	D		
仪表		5	仪表端庄,服装整洁,无长指甲	5	4	3	2		
评估		10	了解病情,检查并准确判断局部受压程度 了解老年人需要和反应 向老年人解释时,语言、内容恰当,态度真诚	3 3 4	2 2 3	1 1 2	0 01 1		
操作前准备		5	按需要备齐物品 物品放置合理	2 3	1 2	0 1	0 0		
操作过程	安全与舒适	10	环境安排合理(室温调节) 老年人体位正确、舒适、保暖 注意安全、防损伤(烫伤、擦伤)	2 3 5	1 2 4	0 1 3	0 02 2		
	翻身方法	20	翻身方法正确,两手臂着力点正确(将老人双腿交叉,一手扶推老年人肩部,另一手扶推老年人髋部) 老年人体位稳定,支撑合理 用力得当,动作轻稳,不拖、不拉老年人 各种治疗措施安置妥当(导尿管、输液管等)	6 3 8 3	5 2 5 2	4 1 4 1	3 0 2 0		
	擦洗方法	6	水温适宜 床单保持干燥,注意保暖 擦洗方法正确(手掌擦洗,用力适中)	1 2 3	0 1 2	0 01 1	0 0 0		
	按摩方法	20	全背或局部按摩手法正确(由轻到重、离心式) 时间适当	14 6	10 4	6 2	2 1		
	防护垫使用方法	4	防护垫使用、放置、方法、部位正确(身体支撑点放置衬垫,一手扶托身体,另一手放衬垫)	4	3	2	1		
	整理	6	床铺整洁、干燥、无皱褶 衣服整理平整、卧位舒适	3 3	2 2	1 1	0 0		
	记录	3	翻身与护理记录及时正确(时间、内容、次数)	3	2	1	0		
操作后		4	整理用物,用物处理正确(脏水倒掉,物品清洗干净)	4	3	2	1		
评价		7	动作轻稳、准确、安全、节力 老年人体位舒适,床单整洁,衣服平整	3 4	2 3	1 2	0 1		
总分		100							

项目四　满足老年人休息与睡眠需要

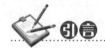 **引言**

　　休息和睡眠是维持人类身体健康,使其处于最佳状况的必要条件。适当的休息和睡眠可维持和促进老人处于最佳的生理和心理状态。老年健康照护人员应为老人创造良好的休息和睡眠环境,评估分析影响老年人休息和睡眠的原因,并积极采取适当的措施,满足老年人对休息和睡眠的需要。

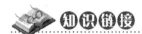 **知识链接**

一、休息

　　休息是指活动的停止或中断,尤指使人疲劳的活动或费力运动的停止和中断,并常含有由此而得到轻松、清新或精神恢复的意思。若要使老人获得有效休息,需要满足以下条件。

　　1. 生理方面的舒适

　　任何生理的不适,如疼痛等,均会不同程度的影响休息的质量。因此,寻找不适的来源,消除或减轻不适,控制疼痛,是良好休息的前提。此外,老人的清洁卫生、卧位、保暖、环境等,均是使老人舒适,获得有效休息的先决条件。

　　2. 减轻焦虑

　　由于衰老和各种急、慢性疾病,使老人不能满足社会、生活、职业等多方面的需要而导致焦虑。此外,不熟悉的环境、不合理的光线、声音等会增加情绪的困扰而产生焦虑。有担忧、紧张的情绪则不能获得有效的休息。照护人员应分析导致焦虑的原因,采取针对性措施缓解老年人焦虑。

　　3. 充足的睡眠

　　每人每天需要的睡眠数量是因人而异的,当每日睡眠数量低于所需的最小时数或睡眠质量差时,会产生疲倦、乏力。

二、睡眠

　　睡眠是指高等脊椎动物周期性出现的一种自发的和可逆的静息状态,表现为机体对外界刺激的反应性降低及意识的暂时中断。正常人脑的活动始终处在觉醒和睡眠交替状态,这种交替是生物节律现象之一。

1. 睡眠与健康

睡眠是机体所必需的过程,可以解除疲劳、恢复精神和促进疾病康复,对机体维持健康至关重要。睡眠与老年人健康的关系主要表现为以下几方面:

(1) 消除疲劳,恢复体力

在睡眠期间,胃肠道及其有关脏器能够合成并制造人体的能量物质,以供机体活动时使用。此外,由于活动的减少,机体基础代谢率降低,可以保存体力,有利于体力恢复。

(2) 保护大脑,恢复精力

在睡眠状态下大脑耗氧量减少,有利于脑细胞能量贮存,使疲劳的神经细胞恢复正常的生理功能,因此睡眠有利于保护大脑,恢复精力。

(3) 增强免疫力,康复机体

人体在正常情况下,能对侵入的各种抗原物质产生抗体,并通过免疫反应将其清除,从而保护人体健康。当人体处于睡眠时,免疫系统活跃、各组织器官自我康复加快,利于疾病的恢复。

(4) 延缓衰老,促进长寿

人在睡眠时,身体内一切生理活动都会减缓,机体处于一个恢复和重新积聚能量的过程,如果长时间没有充足的高效睡眠,轻者会出现头晕、眼花、耳鸣等神经系统功能紊乱和机体免疫功能下降等一系列早衰反应,重者可导致死亡。研究表明,如果成年人每天睡眠不足4小时,其死亡率比每天睡足8小时的人高80%。

(5) 保护人的心理健康

拥有充足高效的睡眠会使人精力充沛、心情愉悦、思维敏捷、工作效率高。睡眠不足可导致精神萎靡、烦躁、激动、注意力涣散、记忆力减退等,长期睡眠障碍或睡眠不足还可能诱发精神疾病如抑郁症、焦虑症等。

(6) 有利于皮肤美容

机体处于睡眠时,皮肤的毛细血管血流加速,给皮肤带来充足的营养,加快皮肤的新陈代谢,皮肤的分泌和清除作用加强,促进皮肤的再生,因此睡眠有益于皮肤美容和延缓皮肤衰老。

2. 睡眠的表现与分期

睡眠是一个非常复杂的生理现象,包括两种相互交替的睡眠状态。一种是非快速眼动睡眠,又称慢波睡眠;另一种为快速眼动睡眠,又称快波睡眠。

(1) 非快速眼动睡眠

非快速眼动睡眠可分为四个阶段,即Ⅰ、Ⅱ、Ⅲ、Ⅳ四期,其中Ⅰ、Ⅱ期称“浅睡眠”,Ⅲ、Ⅳ期称为“深睡眠”(慢波睡眠)。

① 入睡期(Ⅰ期非快速眼动睡眠)。此期为清醒与睡眠之间的过渡时期,持续几分钟,可被外界的声响或说话声吵醒。此时人昏昏欲睡,大脑变得放松,思维开始漫游,全身肌肉放松,眼球左右转动,心脏和呼吸频率轻度下降,可以将其看作是在通往睡眠之门。脑电波出现一些不规则波形并混有小振幅波。

② 浅睡期(Ⅱ期非快速眼动睡眠)。在这个阶段,大脑活动变慢,眼睑缓慢睁开和闭合,

眼动停止,体温降低,呼吸规律。该期大约持续 10～20 分钟。脑电波出现睡眠锭,就是短暂爆发的、频率高、波幅大的脑电波,这可能标志着大脑正在逐渐尝试着关闭它自己。

③ 中度睡眠期(Ⅲ期非快速眼动睡眠)。在这个阶段,肌肉完全放松,生命体征下降,睡眠加深,不能被感觉刺激所干扰,需要巨大的声响才能被唤醒。该期大约持续 15～30 分钟。脑电波的频率会继续降低,波幅变大。

④ 深度睡眠期(Ⅳ期非快速眼动睡眠)。在这个阶段,全身完全松弛,很少活动,很难唤醒。体内分泌大量生长激素,促进体内合成作用,减少蛋白质分解,加速受损组织的愈合。特别是对于软骨组织和肌肉组织的生长非常重要。该期大约持续 15～30 分钟。脑电波处于最低的频率。

(2)快速眼动睡眠

此时个体脑部高度活跃,脑组织代谢升高,脑电波跟在清醒状态时的很相似,高频率、低波幅的脑电波出现,呼吸变快、变浅。快速眼动睡眠构成成年人睡眠的 20%,每次快速眼动持续时间的长短因人而异,第一次出现快速眼动后,大约持续 5～10 分钟,以后加长,最后一次可长达 40 分钟。当人处于这个阶段时,四肢肌肉临时性"瘫痪",肌肉几乎完全松弛,可有间断的阵发性表现,如心率加快、血压升高,伴随眼睛向左右快速地移动,因此被称为快速眼动睡眠。这个时期通常伴随着梦境,且通常能记住,此阶段对精神和情绪上的恢复最为重要。

(3)睡眠周期

睡眠首先进入非快速眼动睡眠然后进入快速眼动睡眠,两种睡眠状态交替出现。成人每夜睡眠由非快速眼动睡眠和快速眼动睡眠交替变换大约 4～6 个周期组成,一个完整的睡眠周期一般每 60～120 分钟交替一次。在正常成人的一夜睡眠中,非快速眼动睡眠第一期约占 5%～10%,第二期约占 50%,第三期及第四期约占 20%,快速眼动睡眠约占 20%。在一个睡眠周期内,人要经历数个从第一阶段到第四阶段的非快速眼动睡眠过程。第一个周期里的深度睡眠阶段的时间是全部深度睡眠阶段里最长的,进入深夜逐渐变短。第一个快速眼动睡眠阶段是全部快速眼动睡眠中最短的,之后变得越来越长。

人在睡眠时被中断,再继续睡眠,将从睡眠的最初状态开始,而无法回到被中断的那个睡眠时相中。老人如果在睡眠过程中经常被中断,将无法获得足够的深度睡眠和快速眼动睡眠,睡眠质量大大下降。因此,在对老人进行睡眠照料时,应充分了解睡眠的规律及特点,评估老人的睡眠需要及影响睡眠的因素,从而提高老人的睡眠质量和连续性。

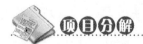 项目分解

各种睡眠障碍及疼痛等不舒适的感觉将会不同程度影响老年人获得有效休息及睡眠。老年健康照护人员需要对睡眠障碍及疼痛等不舒适的感觉进行评估并给予针对性照护措施,以满足老年人休息及睡眠需要。因此,本项目从缓解睡眠障碍、舒适照护两方面进行分解。

任务一　缓解睡眠障碍

▼ 案例导读

张奶奶,70 岁,有 6 年糖尿病史,血糖控制稳定,两周前经健康评估后入住某养老公寓单人房间。入住公寓后,张奶奶的睡眠一直不好,入睡困难,经常凌晨两三点钟醒来,而且醒后难以再次入睡。最近每晚只能睡 1~2 个小时。白天表现为精神不振、情绪低落、兴趣缺乏、心情烦躁。

请思考:如果你是张奶奶的照护员,你应该采取哪些措施促进张奶奶睡眠?

▼ 知识链接

老年人由于身体及心理的变化,常会出现睡眠质和量的改变,即睡眠障碍。

一、常见睡眠障碍

睡眠障碍是由于生物、心理、躯体疾病、神经系统疾病、精神疾病等一系列因素所导致的睡眠发动与维持困难、睡眠时间绝对值增加或减少、睡眠与觉醒节律障碍及睡眠某些特殊阶段异常情况的总称。睡眠障碍产生的原因非常复杂,既有生物因素,又有心理因素、药物因素以及其他因素。睡眠障碍是老年人最常见的问题之一,是威胁老年人身心健康的重要因素,长期反复睡眠障碍会影响老年人原发病的治疗和康复,加重或诱发某些躯体疾病。

睡眠障碍分为器质性睡眠障碍和非器质性睡眠障碍。非器质性睡眠障碍,即各种心理社会因素引起的非器质性睡眠与觉醒障碍。按照世界卫生组织编写的精神与行为障碍分类(ICD-10)对非器质性睡眠障碍的诊断,非器质性睡眠障碍为一组障碍,包括睡眠失调和睡眠失常两大类。

1. 睡眠失调

主要表现为失眠、嗜睡和睡眠-觉醒节律障碍。

(1) 失眠症

失眠症是睡眠失调中最常见的一种,常见的临床表现是入睡困难、睡眠中多醒或早醒、缺乏睡眠感。失眠可引起焦虑、抑郁,或恐惧心理,并导致精神活动效率下降,妨碍社会功能。当一个人反复失眠时,就会对失眠产生恐惧心理并过分关注睡眠的不良后果,这样就形成了一个恶性循环,使失眠问题持续存在。患有失眠的人,晚上上床准备就寝后,常会感到紧张、焦虑、担心或抑郁,思维不能平静下来,常过多地考虑如何得到充足的睡眠、个人问题、健康状况,并试图以服药来缓解自己的紧张情绪。

根据世界卫生组织编写的精神与行为障碍分类(ICD-10),非器质性失眠症的诊断要点包括四个方面:

① 主诉为入睡困难,或维持睡眠困难,或睡眠质量差。

② 这种睡眠紊乱每周至少发生三次并持续一个月以上。

③ 日夜专注于失眠,过分担心失眠所带来的不良后果。

④ 睡眠量和(或)质的不满意引起了明显的苦恼或影响了社会及职业功能。

失眠可发生在应激事件增加的情况下,生理功能紊乱(特别是内分泌功能紊乱,如甲亢、更年期妇女)或衰老引起睡眠机能减退均可导致失眠。所以,失眠多见于妇女、老年人及心理社会功能状况差的人群。

(2) 嗜睡症

在睡眠量充足的情况下,白天睡眠过度及睡眠发作,或者醒来达到完全觉醒状态的过渡时间延长。嗜睡症导致老人睡眠紊乱,影响其生活及社会功能。其中,发作性睡眠,即控制不住的短时间嗜睡,会导致猝倒现象。表现为肌张力部分或全部丧失,导致严重的跌伤。猝倒发作常因情绪急剧变化引起。

(3) 睡眠-觉醒节律障碍

个体睡眠-觉醒节律与社会正常环境所认可的睡眠-觉醒节律之间不同步,从而导致个体主诉失眠或嗜睡。睡眠-觉醒节律障碍表现为在应该清醒时嗜睡,在应该睡眠时间则相时失眠。睡眠的时序、质和量无法满足老人的需求,严重影响老人的生活及社会功能。

2. 睡眠失常

指在睡眠中发生异常的发作性事件,如睡行症、睡惊症和梦魇。成人发生睡眠失常主要是心因性的。

(1) 睡行症

睡行症又称为夜游症,是睡眠和觉醒现象同时存在的一种意识改变状态。睡行症常在夜间睡眠的前三分之一阶段发作,个体起床,走来走去,表现出低水平的注意力、反应性和运动技能,个体目光凝滞、表现茫然,与其交谈则相对无反应,难以被唤醒。个体清醒后对发作不能回忆。

(2) 睡惊症

睡惊症又称为夜惊症,是夜间出现的极度恐惧和惊恐的发作,伴有强烈的语言和自主神经系统的高度兴奋。常在夜间睡眠的前三分之一阶段发生,对他人试图平息睡惊进行的努力相对无反应,个体清醒后对发作回忆十分有限。

(3) 梦魇

睡眠时被噩梦突然惊醒,能清晰回忆梦境中的恐怖内容,仍感到心有余悸。梦魇常在夜间睡眠的后期发作。从恐怖的梦境中惊醒后,个体能迅速恢复定向和完全清醒。

二、睡眠评估

睡眠是人类不可缺少的生命活动,帮助老年人获得良好的睡眠是老年照护人员的责任。需要在了解老年人睡眠特点及影响因素基础上,评估老年人睡眠状况,继而采取针对性照护措施。

1. 老年人睡眠特点及影响因素

老年人睡眠特点是早睡、早醒和夜间觉醒较多,有效睡眠时间减少。老年人大脑皮层功能减弱,新陈代谢减慢,非快速眼动睡眠期的深度睡眠阶段减少,入睡期和浅睡眠期时间增长,正常的睡眠过程常受到影响。老年人容易出现睡眠维持困难、总睡眠时间减少、夜间觉醒增加、对外界刺激的敏感度增高等现象。因此,老年人更容易出现睡眠障碍。影响老年人睡眠的因素主要有以下几方面。

（1）生理因素

随年龄增长,老年人夜间睡眠时间减少,入睡时间延长,睡眠中易醒且再次入睡较慢。影响老年人睡眠质量的生理因素主要有夜尿、过度疲劳和内分泌变化等。

（2）心理因素

多种心理社会因素会对老年人的睡眠质量产生影响。其中,对离退休后生活的不适应,离退休后经济来源减少、就医费用增加,给老年人造成很大的压力,成为影响老年人睡眠质量的重要原因。婚姻状况正常、继续参加工作、有业余爱好和社会活动,有益于提高老年人的睡眠质量。人际关系紧张、孤独感较强、社会支持度低、对生活不满意的老年人睡眠质量较差。

（3）病理因素

疾病是影响老年人睡眠质量的重要因素,几乎所有的疾病都会影响人的睡眠形态。老年人机体功能下降,容易患有多种疾病。躯体疾病造成的疼痛、不适、恶心、发热、心悸、尿频等都会对睡眠质量产生影响。如脑血管疾病、糖尿病、冠心病、肿瘤、泌尿道疾病和肺气肿等都会导致老人睡眠紊乱。此外,各种精神疾病均可导致睡眠障碍,如抑郁症、焦虑症、精神分裂症等。

（4）药物因素

老年人常会有多种疾病,需要长期进行药物治疗,许多药物会对睡眠产生影响。如,镇静催眠药短期可促进睡眠,若长期服用,机体会对药物产生耐受性,一旦停药,会引起一系列精神和躯体症状,如兴奋、不安、失眠等,加重原有的睡眠障碍。

（5）食物因素

有些食物具有催眠作用,比如豆类、乳制品、肉类等含L-色氨酸较多的食物,能够缩短入睡时间,有易于老人进入睡眠。浓茶、咖啡等含有咖啡因,能够刺激神经,使人兴奋难以入睡,即使入睡也易中途醒来,因此睡前4～5小时最好不要饮用。

（6）环境因素

人具有适应能力,长时间适应了某种环境,当环境发生改变时,睡眠也会受到影响。养老机构与老年人原来家庭生活环境不同,对于新入住的老年人,新的环境可能会对其睡眠产生较为严重的影响。此外,环境中的通风、温度、噪音、光线等也都会影响睡眠,如习惯关灯睡眠的人在有灯的情况下会入睡困难。

（7）个人习惯

睡前的不良习惯会影响老年人睡眠质量,比如睡前打扫卧室卫生、睡前抽烟、睡前进行剧烈运动、饮水过多、进食过度、观看恐怖电影、情绪发生剧烈变化等。此外,午睡时间太长也会影响老年人夜间的正常睡眠。而睡前泡脚等习惯,则有利于改善睡眠状况。

2. 睡眠评估

为能够全面正确地评估老人的睡眠情况,照护人员需要收集老人睡眠的主、客观资料,主要包括以下内容。

（1）每晚的就寝时间;

（2）入睡所需要的时间,是否会强迫自己入睡;

（3）夜间睡眠中是否会频繁觉醒,醒来时间、次数、原因及再次入睡所需要的时间;

（4）睡眠深度，是否会出现打鼾、做噩梦、呼吸暂停、梦游等情况，如有，记录其严重程度及对睡眠的影响；

（5）睡眠持续时间，早上睡醒时间，醒来对睡眠是否满意，是否会赖床；

（6）白天是否感觉疲惫、精力不足等；

（7）是否午睡及午睡时长；

（8）睡眠习惯，如室内光线、声音、温度，睡前对食物、饮料的需要情况，睡前经常进行的活动，白天是否经常喝茶或者咖啡等刺激性饮品；

（9）是否服用催眠药物，服用药物种类及剂量。

三、促进老年人睡眠的照护措施

照护人员收集老人的睡眠资料，对老人进行睡眠评估后，应针对老年人睡眠中出现的问题，进行有针对性的护理，从而保证老人获得良好的睡眠。

1. 创造舒适的睡眠环境

照护人员通过调节室内的空气、温度、湿度、光线和声音，从而为老人提供舒适、安静、光线暗淡的睡眠环境。

（1）保持室内空气流通和新鲜，老人入睡前 1 小时，将卧室的门和窗户打开进行通风，一般通风时间为 20～30 分钟，根据季节决定通风后是否关闭窗户。开窗通风时应适量为老人添加衣服，避免对流风，防止受凉。

（2）调节室内温、湿度，一般夏季适宜的温度为 25～28℃，冬季为 18～22℃，相对湿度 50%～60%。

（3）卧室内选择深色窗帘，睡前拉上窗帘，关闭照明灯，可根据需要打开洗手间的灯，避免光线直接照射老人眼部而影响睡眠。

（4）保持环境安静，不要有噪音。减少门窗、桌椅等的撞击声，必要时在门和椅脚上钉上橡胶。合理安排护理时间，护理工作应尽量安排在白天，避开老人睡眠时间。在护理过程中，照护人员尽量做到"四轻"，即说话轻、走路轻、关门轻、操作轻。

2. 促进老人身体舒适，做好晚间睡眠照护

（1）睡前帮助老人做好个人卫生清洁工作。协助老人认真清洁口腔、洗脸、洗手、清洁会阴部和臀部等，帮助老人排空大小便，保证老人身体清爽、舒适。

（2）睡前帮老人更衣，整理好床铺，铺好被子，选择合适高度的枕头，一般是以将头放在枕头上压缩至 6～8 cm 为宜。老人被盖需根据季节进行增减，被内温度以 32～34℃为宜，必要时睡前用热水袋温暖被褥，为防止烫伤，睡前应取出热水袋。

（3）帮助老人采取舒适的卧位，检查并处理身体各部位的引流管、伤口、敷料等可能引起不舒适的问题。若发现老人有身体不适，如疼痛、胸闷、气喘等异常情况，应及时报告医生，以帮助老人解除身体不适。

3. 心理护理

睡前应先调节老年人的思想和情绪，使老人做到无忧无虑，情绪稳定。照护人员应密切观察老人的情绪变化，通过与老人谈心、倾听老人诉说等方法，对老年人进行心理疏导，消除老年人的心理障碍。通过与老年人共同分析对睡眠不利的因素，提出相应措施，转移老年人对失眠的注意力,切忌让老年人长时间沉浸在不良情绪中。此外,鼓励老年人多与周围人进行交流,鼓励家属多关心老人,让老人获得良好家庭和社会支持,从而缓解老年人的心理压力,使其获得良好的睡眠。

4.指导老人进行合理饮食

(1)晚餐应适量,不要吃得太饱或太少。

(2)睡前不宜吃零食,不宜多饮水或吃含水分多的水果,忌喝咖啡、浓茶等使人兴奋的饮料。对已出现睡眠障碍的老人,白天亦应控制咖啡、浓茶等刺激性饮料的摄入量。

(3)睡前可喝少量热牛奶以帮助睡眠。

(4)补充有益睡眠的营养物质,如含维生素、钙、镁、铁、锌等丰富的食物。

5.指导老人采用多种方法促进睡眠

(1)进行适当的小强度的体育锻炼,如练气功、饭后或睡前散步、打太极拳、慢跑等,但睡前一小时应停止剧烈运动。

(2)采取音乐疗法,倾听旋律优美、节奏舒缓的音乐。

(3)给予放松按摩。温和地按摩面部、肩、颈、背、腰、下肢等部位的肌肉,使其放松,有助于促进睡眠。

(4)养成良好的睡前习惯,如睡前进行热水泡脚、温水沐浴等,加速血液循环促进睡眠。

(5)穴位按压。可按压百会、风池、涌泉、内关、足三里等助眠穴位。

6.合理使用药物

当其他促进睡眠的方法无效时,照护人员应遵医嘱给予老人口服安眠药物治疗。应密切观察老年人用药反应及安全问题,并避免长时间使用安眠药产生耐药性。照护人员应在老年人睡前上床后协助其服药,避免药物提前发挥作用,造成摔伤等意外。

任务训练

以小组为单位,对案例导读进行分析,在评估基础上,提出有效的促进老年人睡眠的照护措施。具体参照知识链接中睡眠评估及促进老年人睡眠的照护措施部分。

任务二 舒适照护

案例导读

赵奶奶,65岁,喜爱运动,经常和老朋友一起去登山、跳舞。6个月前,赵奶奶感觉双侧膝关节疼痛,长时间步行或登山、上下楼梯时疼痛加剧。医生诊断为双侧膝关节退行性骨关节病。

请思考:如果你是赵奶奶的照护员,你应该采取哪些措施缓解赵奶奶的疼痛?

知识链接

舒适是指当身心处于满足、无焦虑、轻松自在、无疼痛的健康、安全状态时个体体会到的一种自我感觉。舒适可分为生理舒适、心理舒适、环境舒适和社会舒适四个方面:生理舒适指身体的舒适感觉,个体生命活动处于正常的运行状态;心理舒适指心理上的舒适感觉,如满足感、尊严感、价值感、安全感等;环境舒适指人所生存的环境的各种相关因素给个体带来的舒适感觉,如环境中适宜的气味、色彩、光线、声音、温度、湿度等;社会舒适指个体与家庭、社会间的和谐统一给个体带来的舒适感觉。这四个方面联系紧密、相互影响,一方面的不舒适会影响另一方面,比如生理方面的不舒适会影响心理舒适,心理、社会方面的不舒适也会影响生理舒适。

不舒适是指个体身心有缺陷或不健全,生理、心理需求不能得到满足,或周围环境存在不良刺激,身体出现病理改变,身心负荷过重的一种自我感觉。不舒适的常见表现有紧张焦虑、烦躁不安、失眠、乏力、精神抑郁、悲观失望、疼痛,无法进行正常的日常工作和生活。

一、不舒适老人的照护原则

舒适是老人入住老年公寓希望得到满足的基本需要之一。照护人员应密切观察,认真听取老人的主诉,仔细观察老人的表情和行为,运用沟通和交流技巧,及时发现老人已有或潜在的不舒适问题,寻找导致老人不舒适的原因,提供适当的护理措施,促进老人舒适,满足老人对舒适的需求。

1. 预防在先,积极促进老人舒适

使老人保持舒适状态,最重要的是做到预防在先。照护人员应熟悉导致不舒适的原因,对老人的身心状态进行评估,以提供良好的服务。尊重老人,认真倾听老人的意见和需求,鼓励老人积极配合护理活动,保持良好的个人卫生,维持舒适的姿势和卧位,并通过照护人员的言行,促进老人的身心舒适。

2. 加强观察,发现不舒适原因

认真听取老人主诉,结合老人的面部表情、手势、姿势、饮食、睡眠、肤色、大小便情况、液体摄入和排出情况、身体活动或移动能力等,评估老人不舒适的程度,找出并消除导致不舒适的原因。

3. 采取措施,去除或减轻不舒适

根据不舒适原因,有针对性地采取相应的措施。如对于便秘老人,可通过饮食指导、运动疗法、改变排便习惯、通便法等措施促进老人排便,从而去除因便秘给老人带来的不适。

4. 增进信任,进行心理支持

不舒适是老人的主观感觉,获得老人的信任,使老人配合照护人员的工作是很重要的。对因心理社会因素引起的不舒适,照护人员可采取不作批判的倾听方式,让老人内心进行充分宣泄,指导老人进行情绪调节,并与老人家属交流,共同做好老人的心理护理。

二、疼痛老人的照护

疼痛是不舒适最常见、最严重的表现形式,是指由现有的或潜在的身体损伤、疾患或不良外部刺激引起的一种不舒服的感觉和情绪上的体验,常伴有不愉快的情绪反应和机体的防御反应。现有学者将疼痛列为除体温、呼吸、脉搏、血压四大生命体征之外的第五大生命体征。照护员要对老人疼痛情况进行评估,并采取有效措施缓解老人疼痛,促进舒适。

疼痛是一种主观感觉,受很多因素影响。目前,没有客观的医疗仪器可以对疼痛进行评估,主要依靠老人的主观描述。对老人进行疼痛评估既有利于明确疼痛的原因、类型、程度等,也可用于了解疼痛治疗效果。因此,疼痛评估是疼痛照护的第一步。

1. 疼痛的分类

疼痛的分类尚未有统一的标准,目前常有以下几种分类方法。

(1)按疼痛的性质分类

① 刺痛。痛觉形成迅速,定位明确,性质尖锐,范围局限,常被描述为清楚的、表浅的疼痛,持续时间短,除去刺激后立即消失。

② 灼痛。形成缓慢,定位不明确,持续时间长,除去刺激后疼痛需要持续数秒才能消失。

③ 酸痛。痛觉定位差,常伴有内脏和躯体反应。酸痛常是由内脏和躯体深部组织受到伤害性刺激后产生,刺激后疼痛缓慢地发生于广泛部位,数分钟后达最高值。

④ 点击痛。当神经根受到突出的椎间盘挤压,或由于咳嗽、喷嚏等因素使组织短时间内压力升高,神经根受到刺激可产生点击痛,为触电样感觉。

⑤ 跳痛。多发生于炎症区,疼痛剧烈难忍,神经末梢受所在组织膨胀压力产生规律性疼痛或阵发性疼痛,伴动脉压的搏动而短暂加剧。

(2)按疼痛的表现形式分类

① 局部痛。指病变部位局限性疼痛,多由感受器或神经末梢受刺激引起。

② 放射痛。指感觉通路病变引起所支配躯体部位的疼痛,即疼痛可沿受累的神经向末梢传导,使远离病变部位但在其分布区域内的部位发生疼痛。比如腕管处的正中神经受到邻近组织病变的压迫时,拇指和食指远端可能会发生刺痛。

③ 牵涉痛。指当内脏病变时,体表一定区域产生感觉过敏或疼痛。可能是由于刺激内脏的痛觉传入纤维时,引起了与其相同或邻近脊髓节段所属的躯体神经支配区疼痛。如心肌缺血或梗死时,患者常感到心前区、左肩、左臂尺侧或左肩部等体表部位发生疼痛;胆囊疾病患者,常在右肩体表发生疼痛等。

(3)按疼痛的部位分类

① 表浅痛。指对皮肤粘膜的机械性、物理性或化学性刺激,如切割、挤压、冷热等,所致的疼痛。其特点是有明确的定位,多呈局限性,性质多为针刺、刀割样的锐痛。

② 深部痛。是指韧带、关节、筋膜、腹腔、内脏器官等部位受刺激后产生的疼痛。其特点是无明确定位,对刺激分辨能力差,不呈局限性,性质多为钝痛。深部痛持续时间长,刺激强时分散范围广,特别能引起不愉快的情绪体验。对切割、烧灼等皮肤致痛因素不敏感,而牵拉、缺血、炎症、痉挛等因素作用于内脏,则能引起疼痛。常常伴有牵涉痛。

2. 疼痛的影响因素

(1)年龄

不同年龄的人对疼痛的敏感程度不同。随着年龄增长,老年人对疼痛的敏感性逐渐下降。

(2)注意力

疼痛感觉受老人对疼痛的注意程度影响。将老人的注意力转移至其他事件时,能够减轻甚至能够使老人的疼痛感觉消失。比如听音乐、阅读书籍、与他人交流、松弛疗法等可分散老人对疼痛的注意力,从而减轻老人的疼痛。

（3）情绪

情绪与疼痛相互影响。比如焦虑、恐惧、悲伤等消极情绪可使疼痛加剧,而疼痛加剧则使情绪进一步恶化,如此形成恶性循环;愉快和信心可减轻老人的疼痛感受,而疼痛减轻又可提高老人的情绪。

（4）心理因素

心理因素对疼痛有广泛的影响。感觉、情绪和认知可影响老人对疼痛的体验。感觉使老人得以辨别疼痛,如疼痛的性质、强度、部位、时间等;情绪构成了老人对疼痛的情感动机,如对疼痛刺激的厌恶程度以及躲避疼痛的动机强弱等;认知构成了老人对疼痛的认知评价,如对疼痛的来源、意义、转归等。

（5）既往经验

对疼痛原因的理解、以往的疼痛经验等会影响个体对疼痛的体验。反复经受疼痛折磨的人对疼痛的敏感性会增强,往往对疼痛有恐惧心理。他人的疼痛经历也对个体产生影响,如手术病人的疼痛会给即将做相同手术的患者带来恐惧心理。

（6）其他因素

如社会文化背景、疲劳、照护人员的服务、家庭及社会支持系统等也可影响老人对疼痛的感觉。

3. 疼痛评估内容

疼痛评估内容包括疼痛的性质、部位、强度、频率、开始时间、持续时间、加重或缓解因素、疼痛发生时的伴随症状与体征、既往疼痛经历、既往疼痛用药史与用药时间、剂量、效果等。

（1）疼痛性质及表现形式

询问老人疼痛的性质及表现形式。如胀痛、刺痛、跳痛、灼痛、绞痛、隐痛、牵涉痛等。如酸痛多为肌肉组织的功能性疼痛;放射痛常由神经根或神经干受压引起;局部胀痛或跳痛可能是由软组织内血肿或外伤后水肿等引起;部位固定、持续性加重的疼痛可能为晚期肿瘤。

（2）判断疼痛原因及部位

如潮、湿、凉的环境容易引起功能性疼痛,精神紧张时容易引发神经血管性疼痛等。对疼痛部位的评估也具有重要意义。有明确定位,多呈局限性针刺、刀割样锐痛的为表浅痛;无明确定位,对刺激分辨能力差,不呈局限性,性质多为钝痛的其疼痛部位为深部痛。

（3）疼痛行为

疼痛可能会使老人表现出一些行为和举止的变化。评估老人疼痛时,注意观察老人表情、身体动作。其表情可能为惊恐状或者不断呻吟;为了减轻疼痛,可能会产生自发的保护性反应,如踮脚走路、抚摸疼痛部位,或将疼痛部位固定保持一种姿势等。

（4）伴随症状

了解疼痛的伴随症状,有助于对疼痛性疾病进行诊断和鉴别诊断。如关节疼痛伴有肿胀和晨僵的老人多为类风湿性关节炎,疼痛伴有发热的老人则考虑风湿热等。

（5）疼痛强度

疼痛是一种主观体验和感觉,对疼痛老人进行定性和定量评估比较困难,可选用以下评估工具。

① 视觉模拟评分法(Visual Analogue Scale,VAS)。VAS 使用一条游动标尺,正面是无刻度 10 cm 长的滑道,最左端注明为无痛,最右端注明为剧痛,两端之间有一个可以滑动的标定物。背面有"0～10"的刻度,"0"分表示无痛,"10"分代表难以忍受的最剧烈的疼痛。使用时,将无刻度的正面呈现给老人,老人根据疼痛强度确定标定物所在的位置,根据标定物的位置对应背面的刻度即可直接读出疼痛程度指数。当疼痛强度在"0～2"分为"优","3～5"分为"良","6～8"为"可",">8"分为"差"。VAS 较为简单,没有特定的文化背景或性别要求,相对比较客观而且敏感,是常用的一种方法。

② 面部表情量表。不同程度的疼痛对应不同的面部表情,可让老人选择一个表情来表示自己的疼痛程度。如图 4-1 所示,面容 0 表示全无疼痛,面容 1 表示极轻微疼痛,面容 2 表示疼痛稍明显,面容 3 表示疼痛显著,面容 4 表示重度疼痛,面容 5 表示最剧烈疼痛。该方法易于掌握,没有特定的文化背景或性别要求。

图 4-1 面部表情量表

③ 数字评价量表(Numeric Rating Scales,NRS)。NRS 是较为简单的评分法。NRS 将疼痛程度用 0～10 这 11 个数字表示(见图 4-2)。0 表示无痛,10 表示最痛。其程度分级标准为:0 为无痛,1～3 为轻度疼痛;4～6 为中度疼痛;7～10 为重度疼痛。老人根据个人疼痛感受选择一个数字代表自己的疼痛程度。这种方法易于理解,并且可以用口述或书写的方法来表示。

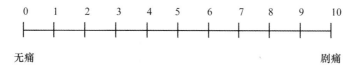

图 4-2 数字评价量表

④ 语言评价量表(Verbal Rating Scales,VRS)。VRS 将疼痛分为四级:0 级是无疼痛;Ⅰ级为轻度疼痛,有疼痛但可忍受,生活正常,睡眠无干扰;Ⅱ级为中度疼痛,疼痛明显,不能忍受,需要服用镇痛药,睡眠受到干扰;Ⅲ级为重度疼痛,疼痛剧烈而不能忍受,需要服用镇痛药,睡眠受到严重干扰并有被动体位等现象。VRS 容易理解,适用于文化程度低及对抽象概念理解有困难的老人,其缺点是不够精确。

4. 疼痛老人的照护措施

疼痛是不舒适的最严重的表现形式,照护人员应采取积极的措施,减轻老人的痛苦。但在未明确诊断疼痛原因前,不可随意使用药物或非药物止痛方法,以免掩盖症状,延误病情,影响疾病治疗。

(1) 避免诱发因素,解除疼痛刺激源

找到疼痛的原因或诱发因素,设法去除引起疼痛的刺激源,避免诱发因素。

（2）药物干预止痛

药物干预止痛是目前解除疼痛的重要手段。止痛药可分为非麻醉性和麻醉性两大类，给药途径有口服、注射、椎管内给药、外用等。非麻醉性止痛药（如阿司匹林、布洛芬、止痛片等）具有解热止痛功效，可用于轻度和中等程度的疼痛，如牙痛、关节痛、头痛、痛经等，由于该类药物大多会刺激胃黏膜，适宜饭后服用。麻醉性止痛药（如吗啡、哌替啶等）用于重度、难以忍受的疼痛，该类药物止痛效果好，但有成瘾性和呼吸抑制等副作用。使用止痛药时一般选择能够缓解疼痛、侵入性最小、最安全的途径。老年人大多肌肉消瘦、脂肪组织较少，应尽量避免肌肉注射途径，如果不能耐受口服给药，可使用直肠或舌下给药等非侵入性途径替代。

健康照护人员在遵医嘱给老人使用止痛药时，应掌握好用药时间、剂量，并做好记录。使用止痛药后应密切观察老人的反应，一般服药 20～30 分钟后需评估止痛药的效果及副作用，如有无呼吸抑制、谵妄、嗜睡等。如有副作用出现、止痛不理想或疼痛缓解等情况，照护员应及时上报医护人员，以便及时调整药物种类和剂量。

对于急性疼痛，如术后疼痛，较好的方法是硬膜外镇痛和自控镇痛，在此不做详细介绍。对于慢性疼痛，如癌症疼痛，世界卫生组织推荐镇痛三阶梯疗法。其应用原则为：按照药效的强弱依阶梯方式顺序使用；使用口服药；按时服药；用药剂量个性化。镇痛三阶梯方法如下。

① 第一阶段：非阿片类药。疼痛较轻时，可用非阿片类镇痛药，代表药物是阿司匹林，可使用胃肠道反应较轻的布洛芬和对乙酰氨基酚；

② 第二阶段：弱阿片类药。当非阿片类镇痛药不能有效控制疼痛时，可加用弱阿片类药，提高镇痛效果，代表药物为可待因；

③ 第三阶段：强阿片类药。用于剧痛时，代表药物是吗啡。

在癌痛治疗中，常采用联合用药方法，加用辅助药减少主药的用量和副作用。常用辅助药物有弱安定药（如地西泮）、强安定药（如氯丙嗪）、抗抑郁药（如阿米替林）等。

（3）中医干预止痛

中药、针灸、按摩、推拿、刮痧等中医疗法，能够起到疏经通络、活血化瘀、调和气血的作用，可有效缓解疼痛。如神经性疼痛选用针灸疗法会有明显的效果。

（4）物理止痛

冷、热疗法是最常使用的物理止痛方法，如使用热水袋、热水浴、冰袋、局部冷敷等方法，可以减轻局部疼痛。老人应慎用冷、热疗法，尤其是有认知功能障碍的老人或治疗部位感觉功能受损的老人，需注意预防烫伤或组织损伤。此外，脉冲电刺激也是常用的物理止痛法，通过对皮肤进行温和的刺激，可提高老人的痛阈，能够起到较好的止痛作用，多用于慢性疼痛的老人。

（5）分散注意力

分散老人对疼痛的注意力，使其将注意力转移到其他刺激而非疼痛的感觉上，可较好地减轻对疼痛的知觉。让老人参加感兴趣的活动如下棋、绘画、阅读、看电视、听音乐、唱歌等，能有效转移老人对疼痛的注意力。指导老人进行有节奏的深呼吸、想象或松弛疗法，可以消除老人身体或精神上的紧张，可有效缓解老人的焦虑，从而消除或减轻紧张性疼痛。

（6）减轻心理压力

疼痛是不舒适最常见、最严重的症状，常伴有紧张、交流、抑郁等消极情绪，心理因素也可能是诱发疼痛的原因之一,减轻心理压力可以提高老人的疼痛阈,增强其对疼痛的耐受。照护人员在对老人护理过程中,应与老人建立良好的信任关系,尊重老人对疼痛的反应,认真倾听老人的感受,并表达同情和给予适当的安慰,向老人解释疼痛的原因、机制及缓解疼痛的措施,调动老人积极的心理因素,增强克服疼痛的信心。此外,可通过保证老人具有良好的家庭支持系统,与老人家属进行沟通,共同帮助老人减轻心理压力。

(7) 采取促进老人舒适的措施

为老人提供舒适休息的条件,如室内良好的采光、整洁的床铺、安静的环境等,也可帮助老人采取舒适的体位,通过护理活动促进老人舒适,减轻或解除疼痛。

任务训练

以小组为单位,对案例导读进行分析,在评估基础上,提出有效的缓解老人疼痛的照护措施。具体参照疼痛评估及疼痛老年人的护理措施两部分内容。

项目五　满足老年人营养需要

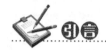

引言

饮食与营养是维持生命的基本需要。但是老年人随着年龄的增长,机体的消化和内分泌等系统发生一系列退行性改变,不仅影响了其相关功能,而且影响和改变了老年人对营养的需求,常导致老年人患上肥胖、营养不良等疾病。关注和改善老年人的饮食和营养,不仅可以防止早老和老年多发病,而且是维护老年人的健康,提高生活质量的一项重要护理内容。

知识链接

人体为了维持生命与健康,预防疾病及促进疾病康复,每天必须从食物中获得营养物质。这些食物中能够被人体消化、吸收和利用的有机和无机物质称为营养素。营养素在体内的主要功用是供给能量,构成及修补组织,调节生理功能。照护人员只有掌握老年人对营养的需要特点,饮食、营养与疾病痊愈的关系,才能够采取有效的措施,满足老人在疾病康复过程中的营养需求,从而达到恢复健康和促进健康的目的。

一、老年人营养需求的特点

1. 热能

随着体力活动的减少和代谢活动的降低,老年人热能的消耗也相应减少。联合国粮农组织与世界卫生组织能量和蛋白质需要量联合委员会推荐:以 20～39 岁男子和女子能量为基础,60～69 岁者减少 20%,70 岁以上者减少 30%。如继续食用不必要的热能膳食,可使身体过胖,并伴发一些常见的老年病,如高血压、糖尿病等,从而影响健康。老年人的热能摄入量与消耗量应以保持平衡并能维持正常体重为宜。

2. 蛋白质

蛋白质是人体各种组织细胞的重要成分,也是老年人所需要的最基本的营养素,老年人虽然不再生长、发育,但各器官中的蛋白质要进行新陈代谢,当有疾病和意外伤害时,蛋白质消耗增高,需要及时补充。如果膳食中蛋白质摄入量不足,将影响老年人的健康及对疾病的防御能力。原则上应摄入丰富的优质蛋白质。由于老年人的体内代谢以分解代谢为主,蛋白质的吸收利用率又低,体内蛋白质储备量减少,故老年人需摄入较为丰富和优质的蛋白质。其摄入标准应略高于成年人,即每天的摄入量为 1.2 g/kg。我国营养学会推荐,老年人每日膳食中约需供给蛋白质 70 g。蛋白质供给的热量占到总热量的 15%。优质蛋白质(包括来自动物性食物和豆类者)应占总量的 30%～40%,可由鱼、瘦肉、禽、蛋、奶、大豆蛋白等供应。豆类含丰富的优质蛋白质、不饱和脂肪肪酸、钙及维生素等,对提高优质蛋白质的摄入有利。但老年人膳食中蛋白质含量也不宜过高,以免造成对肾脏的过度负担。对于肝肾功能不全的老年人,豆类蛋白质的摄入应控制在蛋白质摄入总量的 1/3 以下。

3. 脂肪

脂肪不仅是高能量物质,还可增进菜肴的色、香、味,以促进食欲。老年人往往有食欲减退的现象,如果膳食中脂肪含量占总能量 18% 以下,则影响菜肴的色、香、味。脂肪还是维生素 A、D、E、K 及胡萝卜素等营养素的溶剂,脂肪量过少也影响该类维生素的吸收。但是老年人体内肌肉组织减少、脂肪组织逐渐增加,老年人胆汁酸分泌减少、脂酶活性降低,对脂肪的消化功能下降。由脂肪供给能量应占总热能的 20%～30%,膳食脂肪中饱和脂肪酸、单不饱和脂肪酸和多不饱和脂肪酸的比例以 1:1:1 或 1:1.5:1 为宜。老年人膳食中脂肪的量和质与人体中血脂有一定关系,老年人血脂往往比青年人高,体重易超重或发生肥胖,这些都使某些慢性疾病(如冠心病、高血压和糖尿病等)的危险性增加,所以老年人对膳食中脂肪的量和来源都应注意。老年人不应多吃肥肉,要少食用胆固醇含量高的食物,如动物的内脏、脑、蛋黄、奶油等,多吃海鱼,炒菜最好用植物油而不用动物油。

4. 碳水化合物

由碳水化合物供给的能量应占总热能的 55%～65%,分为可被人体消化吸收并利用的糖类和不被人体消化吸收但对人体有益的膳食纤维。摄入的糖类以多糖为好,如谷类、薯类等含较丰富的淀粉。不宜摄入过多单、双糖(主要是蔗糖,如白糖、红糖、砂糖),能诱发龋齿、心血管疾病与糖尿病。膳食纤维能增加肠蠕动,预防老年性便秘,还能改善肠道菌群,吸附由细菌分解胆酸等形成的致癌和促癌物质。可溶性纤维对血糖、血脂代谢都起着改善作用,防止心血管疾病、降低餐后血糖和防止热能摄入过多。

5. 维生素

蔬菜、水果中含有丰富的维生素,薯类中也有丰富的维生素。维生素在维持身体健康,调节生理功能、调节及延缓衰老过程中起着极其重要的作用。维生素 C、维生素 E 和胡萝卜素与抗衰老有关。自由基有氧化作用可促进衰老,维生素 C 有清除自由基的功能,维生素 E 有抗氧化、抗脂褐素形成的作用,胡萝卜素也是很好的抗氧化剂,有延缓衰老的作用。维生素 A、维生素 B6 和叶酸也与延缓衰老有关。机体的免疫功能降低可以促进衰老,维生素 A 可以提高免疫功能,维生素 B6 和叶酸缺乏也可使免疫功能降低。这三种维生素摄入量充足时免疫能力可增强,因而可能延缓衰老。摄入足量叶酸、维生素 B12 和 B6 还可预防血管性疾病。

6. 钙与微量营养素

钙对老年人很重要,每天应摄入 800 mg。老年人最好要养成喝奶的习惯,奶类食品是钙的最好来源,其次是豆类及其制品。必需微量元素,如硒和锌都有抗自由基氧化的作用,可以延缓衰老。某些微量元素,如锌、铬对维持正常糖代谢有重要作用。

7. 水和电解质

水是维持生命最重要的营养物质,约占老年人体重的 45%。水可保持肾脏对代谢产物的清除功能,有足够的尿则可除去泌尿道细菌、预防感染。水能够维持消化液的正常分泌量,促进食物消化和营养吸收,同时预防便秘。水可保持呼吸道有适量的分泌液并排出体外,还有防止皮肤干燥、调节体温等作用。钠的摄入量与高血压呈正相关,而钾与钠有拮抗作用。健康老年人每日的食盐摄入量不宜超过6g,高血压、冠心病老人不宜超过5g。

二、促进老年人饮食营养

1. 老年人的饮食原则

世界上许多国家都提倡居民膳食"金字塔"来指导人们的膳食。照护人员应针对老年人的营养学特点和营养需求,有目的地选择饮食,防止发生营养不足或营养过剩。

(1) 食物的选择与加工

食物选择要粗细搭配,烹调宜采取烩、炖、煮、蒸等方式,同时注意烹调的时间和温度。加工后的食物易松软细烂,易于消化吸收。老年人胃肠功能减退,应选择易消化的食物,以利于吸收利用。但食物不宜过精,应强调粗细搭配。一方面,主食中应有粗粮细粮搭配,粗粮如燕麦、玉米所含膳食纤维较大米、小麦为多;另一方面,食物加工不宜过精,谷类加工过精会使大量膳食纤维丢失,并将丢失谷粒胚乳中含有的维生素和矿物质。

(2) 保证足够的营养

保持营养平衡,摄入足够的优质蛋白质、低脂肪、低糖、低盐、高维生素和适量的含钙、含铁食物。

(3) 饮食结构合理

饮食结构中占份额最大的应是谷物组成,包括玉米、米饭、面食等。饮食中份额最小并应限制的是脂肪、油类和甜食的摄入,如蛋糕、饼干、快餐和各种小吃。这些食品能量高但营养物质少,老年人不宜多吃。蛋白质的供给要注意相互搭配,如谷类、豆类、瘦肉、蛋禽的相互搭配可以减少饱和脂肪酸和胆固醇的摄入,从而做到平衡膳食。

① 水分的摄入。老年人应充分重视水分的摄入。因为老年人的生理特点是即使口渴对水分的要求也不如年轻人那样明显,时常有体内缺水的危险。老年人应多饮水,以防止大便秘结和机体缺少水分。

② 高纤维素的摄入。应多吃全谷类粗粮,选择糙米而不是精米;多吃胡萝卜、橘子而不仅是喝胡萝卜汁和橘子汁;每周至少吃两次豆荚类食物,用大豆、扁豆来代替肉类食品。由于老年人大多数存在肠功能逐日衰退的问题,这些高纤维食物同时含有较低的胆固醇,从而减少了老年人患心血管疾病和癌症的危险性。

③ 一些需要额外补充的营养素。由于老年人机体代谢功能减弱而影响了部分老年人所必需营养物质的摄入和吸收,因此老年人额外补充一些机体需要的营养素是必不可少的。比如钙和维生素 D 的补充对防止骨质疏松是必要的。补充维生素 B12 能帮助机体维持正常神经功能以及减少痴呆的发生。有 1/3 的老年人会逐渐出现萎缩性胃炎和胃酸、胃蛋白酶的分泌减少,并由此导致对食物中维生素 B12 吸收减少,而维生素 B12 补充剂则能很好地被吸收。但大多营养学家都认为维生素的补充不能取代健康食物的选择,如每日一杯牛奶是钙最好的来源。

④ 充足的特殊营养物质。老年人活动量与食入量日渐减少,为了保持老年人机体的体重和健康状态,每日必须提供充足的特殊营养物质,例如抗氧化物质以防止伴随老年产生的

自由基损害;提供足够的维生素 D 和钙质来保护骨骼的健壮;提供丰富的叶酸来维护脑力活动的充沛并减少脑卒中和心脏病的发生。老年人要注意摄入营养密度高的食物,如菠菜、橘子、黄色的甘薯和南瓜、色泽鲜艳的水果等。水果往往含有大量的维生素 A、维生素 C 和叶酸,如草莓、芒果等。

(4)食物的温度、分配及卫生

食物的温度要适宜,老年人消化道对食物的温度较为敏感,饮食宜温稍偏热。合理分配每日食量,少食多餐的饮食习惯很适合老年人的生理特点。老年人由于消化机能较弱,最好在中晚餐之间及晚间各补充一些食品,如牛奶、不甜的点心、水果等食品,将一日能量摄入量分配在三餐两点之中,以利于吸收利用。两餐之间适当增加点心,防止由于老年人肝脏对低血糖的耐受能力下降,容易饥饿。对于三餐热能比例,早、中、晚餐的能量分配分别占总能量的 30%、40%、30%。但老年人尤其是在高龄老年阶段,消化、吸收功能下降,糖耐量也有程度不一的减退。提倡少食多餐,可改为一日五餐。注意饮食和餐具卫生,防止病从口入。

(5)保持能量平衡

随着年龄的增加,人体各种器官的生理功能都会有不同程度的减退,尤其是消化和代谢功能,直接影响人体的营养状况,如牙齿脱落、消化液分泌减少、胃肠道蠕动缓慢,使机体营养成分吸收利用下降。故老年人必须从膳食中获得足够的各种营养素。但是老年人基础代谢下降,从老年前期开始就容易发生超重或肥胖。肥胖将会增加非传染性慢性病的危险,故老年人要积极参加适宜的体力活动或运动,如走路、太极拳等,以改善其各种生理功能。但因老年人血管弹性减低,血流阻力增加,心脑血管功能减退,故活动不宜过量,否则超过心脑血管承受能力,使功能受损,增加该类疾病的危险。因此老年人应特别重视合理调整进食量和体力活动的平衡关系,把体重维持在适宜范围内。

随着年龄的不断增长,老年人的活动量逐渐减少,能量消耗降低,机体内脂肪组织增加,而肌肉组织和脏器功能减退,机体代谢过程明显减慢,基础代谢一般要比青壮年时期降低约 10%～15%,75 岁以上老人可降低 20%以上。因此,老年人每天应适当控制热量摄入。

年龄段	50～59 岁	60～69 岁	70～79 岁	80 岁以上
男性	9240～12600 kJ (2200～3000 kcal)	8400～10500 kJ (2000～2500 kcal)	7560～8400 kJ (1800～2000 kcal)	6720 kJ (1600 kcal)
女性	7980～10080 kJ (1900～2400 kcal)	7140～8820 kJ (1700～2100 kcal)	6720～7560 kJ (1600～1800 kcal)	5880 kJ (1400 kcal)

老年人热能供给量是否合适,可通过观察体重变化来衡量。一般可用下列公式粗略计算:

男性老人体重标准值(公斤)＝[身高(厘米)－100]×0.9

女性老人体重标准值(公斤)＝[身高(厘米)－105]×0.9

实测体重在上述标准值±5%以内属正常体重,超过 10%为超重,超过 20%为肥胖,低于 10%为减重,低于 20%为消瘦,在±5%～±10%范围内为偏高或偏低。流行病学调查表明,体重超重或减重、消瘦的老年人各种疾病的发病率明显高于体重正常者。因此老年人应设法调整热量摄入,控制体重在标准范围内,以减少疾病发生。

2. 促进老年人饮食营养的护理措施

(1) 良好的饮食习惯

了解老年人进餐习惯、了解进餐次数、每日餐量、每次餐量。根据老人的实际情况选择食物。促进合理膳食，不要挑食、偏食，进食要定时定量。进食不宜过快，不进过冷、过热食物。

(2) 合理膳食

饮食中的各种营养素之间必须保持适当的比例，烹调配膳上应当照顾老年人的生理特点。老年人合理膳食要求为有以下几种。

① 营养全面，品种多样。对患有高血压、冠心病和动脉硬化的老年人，少吃些油荤饮食。而对大多数老年人而言，应适当地进食些肉、鱼和蛋类。

② 易于消化，定时定量。老年人消化吸收机能低下，食物应尽量切碎煮烂。肉可做成肉糜，蔬菜应使用鲜嫩之品。食油腻或油炸的食物应加以节制。尤其要避免暴饮暴食，遵循少食多餐，定时定量的进食方式。

③ "精"要适当，"粗"要适度。老年人多有牙齿松动或缺牙，或者有其他牙病，咀嚼困难。因此老年人认为吃得愈精细，营养愈丰富愈容易消化。这样常常造成老年人便秘。所以应当强调老年人的饮食，既要照顾牙齿脱落、不能细嚼给消化造成不良影响的一方面，又要防止过分选用精细食物的偏向。适量吃一些含纤维素的食品。

④ 合理饮水，酸碱平衡。老年人一般每天饮水量 1500～2000 mL 比较合适。但晚上睡前要少饮水，以免小便过多，影响睡眠。老年人常有肾动脉硬化，对体内酸碱平衡调节的能力较差，若食物搭配不当，容易引起酸碱平衡失调。所以老年人的膳食中做好荤素搭配，做到酸碱平衡也是必要的。

(3) 促进食欲

① 良好的进餐环境。进餐环境清洁、空气新鲜；餐桌、椅凳要干净；餐具要专人专用、集体餐具要消毒。

② 食物色香味俱全。在不违背原则前提下：照顾老人口味、精心制作、多样化调配饮食。食物温度要适宜。征询老人对食物的种类、烹调方法的需求。

③ 舒适的进餐体位。进餐时老人要保持上半身挺直、身体向前稍倾，保证安全进食；不要让老人上半身后仰以免食物难以下咽造成安全事故。不能下床老人采取坐位或半坐位，背后、周围用棉被、软枕协助固定体位。对坐起有困难的老人应使用软枕或摇高床头 30°～50°。对于不能抬高上半身的应采取侧卧位或头向前倾。

④ 必要的锻炼。协助老人进行必要的身体锻炼和活动，可促进其食欲，促进其消化和吸收，同时保持大便通畅。

三、饮食及营养与疾病的关系

人体患病时常伴有不同程度的代谢变化，需要特定的饮食及营养来辅助治疗疾病，促进康复。通过饮食提供适当的营养，从而保证老人获得良好的治疗基础。

1. 补充额外损失及消耗的营养素

疾病和创伤可引起代谢的改变、热能的过度消耗以及某些特定营养素的损失。若能及时、合理地调整营养素的摄入，补充足够的营养，则可减少机体内糖原分解及蛋白质的消耗，从而提高老人的抵抗力、促进创伤组织的修复及疾病的痊愈。

　　2. 辅助诊断及治疗疾病

　　特定的饮食能够辅助诊断或治疗某些疾病,促进疾病的痊愈,如隐血试验饮食可辅助诊断怀疑有消化道出血的疾病。对于某些疾病,饮食治疗已经成为重要的治疗手段之一。控制热量的摄入可使肥胖老人体重减轻;增加营养可以纠正营养不良。调整食物组成,减少某种营养素的摄入量可以减轻特定脏器的负荷,如肾衰时控制钠盐的摄入可减轻肾脏的负担。控制某些营养成分的摄取可以控制某些疾病的发展,如 I 型糖尿病、高血压等。某些情况下需要特殊的饮食营养支持,如胃肠内营养、胃肠外营养。根据疾病的病理生理特点,相应的饮食治疗方案和特定的饮食配方,可以增强机体抵抗力,促进组织修复和恢复代谢功能。

四、饮食的种类

　　饮食可分为三大类:基本饮食、治疗饮食和试验饮食,分别适应不同病情的需要。照护员应根据老人的病情、对食物的耐受力以及管理措施,合理安排并满足老人的营养需要。

　　1. 基本饮食

　　基本饮食包括普通饮食、软质饮食、半流质饮食和流质饮食四种(见表5-1)。

表 5-1　基本饮食

类　别	适用人群	饮食原则	用　法	可选食物
普通饮食	消化功能正常;无饮食限制;体温正常;病情较轻或恢复期的老人	营养平衡;美观可口;易消化,无刺激的一般食物;与健康人饮食相似	每日总热量应达9.20~10.88 MJ(2200~2600 kcal),蛋白质 70~90 g,脂肪 60~70 g,糖类 450 g左右,水分 2500 mL 左右;每日 3餐,各餐按比例分配	一般食物均可
软质饮食	消化吸收功能差;咀嚼不便者;低热;消化道术后恢复期的老人	营养平衡;易消化、易咀嚼;食物碎、烂、软;少油炸,少油腻,少粗纤维及强烈刺激性调料	每日总热能为 9.20~10.04 MJ(2200~2400 kcal),蛋白质60~80 g;每日 3~4 餐	软饭、面条切碎煮熟的菜及肉等
半流质饮食	口腔及消化道疾病;中等发热;体弱;手术后的老人	食物呈半流质;无刺激易咀嚼、吞咽和消化;纤维少,营养丰富;少食多餐;胃肠功能紊乱者禁用含纤维素或易引起胀气的食物	每日总热能为 6.28~8.37 MJ(1500~2000 kcal),蛋白质50~70 g;每日 5~6 餐	泥、沫、粥、面条、羹等
流质饮食	口腔疾患、各种大手术后;急性消化道疾患;高热;病情危重、全身衰竭者	食物呈液体状,易吞咽、易消化,无刺激性;所含热量与营养素不足,只能短期使用;通常辅以肠外营养以补充热量和营养	每日总热能为 3.5~5.0 MJ(836~1195 kcal),蛋白质 40~50 g,每日 6~7 餐,每2~3 小时一次,每次 200~300 mL	乳类、豆浆、米汤、稀藕粉、菜汁、果汁等

2. 治疗饮食

治疗饮食是指在基本饮食的基础上,适当调节热能和营养素,以达到治疗或辅助治疗的目的,从而促进老人的康复(见表5-2)。

表5-2　治疗饮食

饮食种类	适用范围	饮食原则及用法
高热量饮食	热能消耗较高的老人,如甲状腺功能亢进、结核、体重过轻、大面积烧伤	在基本饮食基础上加餐2次,可进食牛奶、豆浆、鸡蛋、藕粉、蛋糕、巧克力及甜食等。量约为12.55 MJ(3000 kcal/d)
高蛋白饮食	用于高代谢性疾病,如烧伤、结核、恶性肿瘤、贫血、甲状腺功能亢进、大手术后等;肾病综合征老人;低蛋白血症老人等	在基本饮食基础上增加富含蛋白质的食物,尤其是优质蛋白。供给量为1.5～2.0 g/(d·kg),总量不超过120 g/d
低蛋白饮食	用于限制蛋白质摄入者,如急性肾炎、尿毒症、肝性昏迷等老人	应多补充蔬菜和含糖高的食物,以维持正常热量。饮食中蛋白质含量不超过40 g/d,视病情可减至20～30 g/d。肾功能不全者摄入动物性蛋白,忌用豆制品;肝性脑病者应以植物蛋白为主
低脂肪饮食	肝、胆、胰疾患、高脂血症老人	饮食清淡、少油,禁用肥肉、蛋黄、动物脑等,高脂血症及动脉硬化老人不必限制植物油(椰子油除外);脂肪含量少于50 g/d,肝胆胰病老人少于40 g/d,尤其要限制动物脂肪的摄入
低胆固醇饮食	患有高胆固醇血症、高脂血症、动脉硬化、高血压、冠心病等的老人	胆固醇摄入量少于300 mg/d,禁用或少用含胆固醇高的食物,如动物内脏和脑、鱼子、蛋黄、肥肉、动物油等
低盐饮食	心脏病、急慢性肾炎、肝硬化、腹水、重度高血压但水肿较轻的老人	每日食盐量<2 g,不包括食物内自然存在的氯化钠。禁食腌制食品,如咸菜、皮蛋、火腿、香肠、咸肉、虾米等
无盐低钠饮食	同低盐饮食,但一般用于水肿较重者	无盐饮食除食物内自然含钠量外,烹调时不放食盐,饮食中含钠量<0.7 g/d;低钠饮食需控制摄入食品中自然存在的含钠量,一般应<0.5 g/d
高纤维素饮食	患有便秘、肥胖症、高脂血症、糖尿病等的老人	食物中应多含食物纤维,如芹菜、韭菜、卷心菜,粗粮、豆类、竹笋、香蕉、菠菜等
少渣饮食	腹泻、肠炎、伤寒、痢疾、食管胃底静脉曲张、咽喉部及消化道手术的老人	饮食中应少含食物纤维,不用强刺激性调味品及坚硬、带碎骨的食物;肠道疾患少用油

3. 试验饮食

试验饮食亦称诊断饮食,是指在特定的时间内,通过对饮食内容的调整来协助诊断疾病和提高实验室检查结果正确性的一种饮食(见表5-3)。

表 5-3　试验饮食

饮食种类	适用范围	饮食原则及用法
潜血试验饮食	用于大便隐血试验的准备,以协助诊断有无消化道出血	试验期为 3 天。试验前 3 天起禁食易造成隐血试验假阳性结果的食物,如肉类、肝类、动物血、含铁丰富的药物或食物、绿色菜等,以免产生假阳性反应。可进食牛奶、豆制品、土豆、白菜、冬瓜、菜花、白萝卜、山药、米饭、面条、馒头等。第 4 天开始留取粪便做隐血检查
胆囊造影饮食	肝胆管疾病的老人	检查前 1 日中午进食高脂肪餐,以刺激胆囊收缩和排空,晚餐禁食、禁水至次日上午。晚餐后服造影剂,服药后检查当日早晨禁食;第一次摄 X 光片后,如胆囊显影良好,进食高脂肪餐,如油煎荷包蛋 2 个或奶油巧克力,脂肪含量 25～50 g;服后 30～60 分钟,第二次摄 X 光片观察胆囊收缩情况
肌酐试验饮食	用于协助检查、测定肾小球的滤过功能	试验期为 3 天。试验期间禁食动物性食物,忌饮茶和咖啡,主食在 300 g 以内,限制蛋白质的摄入(蛋白质供给量＜40 g/d),以排除外源性肌酐的影响;蔬菜、水果、植物油不限,热量不足可添加藕粉或含糖点心等。第 3 天测尿肌酐清除率及血肌酐含量
甲状腺 I[131] 试验饮食	用于协助测定甲状腺功能	试验期为 2 周。试验期间禁用含碘食物,如海带、海蜇、紫菜、海参、虾、鱼、加碘食盐等,以排除外源性摄入碘对检查结果的干扰。禁用碘做局部消毒。2 周后作 I[131] 功能测定

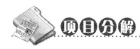项目分解

依据老年人病情及吞咽功能的差别,对满足老年人营养需要照护技术进行任务分解,包括协助进食、饮水以及鼻饲饮食两部分。

任务一　协助进食、饮水

案例导读

王奶奶,68 岁,生活不能完全自理。今天是王奶奶接受阑尾炎术后第二天,已经有肛门排气,医生说可以开始喝少量水,如无不适,可吃流食,以后再逐渐过渡到半流食等。

请思考:如果你是王奶奶的照护员,你如何协助王奶奶进食及饮水?

知识链接

一、协助老人进食

1. 准备

(1)自身准备:洗净双手,衣帽整洁。

(2)环境准备:环境舒适清洁、餐桌及餐具清洁、气氛轻松愉快,身体舒适。

（3）用物准备：餐具（碗、筷子、汤勺、吸管）和清洁用具（肥皂、毛巾、漱口杯）。

2. 操作程序

（1）老人进食前的护理

① 解释并协助老人洗手、漱口，必要时清洁口腔。病情轻的老人给予漱口液让其自行漱口，病情严重而有能力进食的老人给予特殊口腔护理，以促进食欲。

② 协助老人采取舒适的进餐姿势。如病情允许，可协助老人下床进食；不便下床者，协助其可采取坐位或半坐卧位，并于床上摆放小桌进餐；卧床老人可安排侧卧位或仰卧位（头转向一侧）进餐，并给予适当支托。

③ 征得老人同意后，将治疗巾或餐巾围于老人胸前，以保持衣服和被单的清洁，嘱老人做好进食准备。

（2）老人进食时的护理

① 洗净双手，衣帽整洁，及时分发食物。根据饮食单上不同饮食要求协助配餐员及时将热饭、热菜准确无误地分发给每位老人。对禁食或限量饮食者，应告知老人原因，以取得配合，同时在床尾挂上标记交接班。

② 鼓励卧床老人自行进食，并将食物、餐具等放在老人伸手可及的位置，必要时护理员应给予帮助。

③ 协助老人进食。及时有针对性地解答老人在饮食方面的问题，逐渐纠正其不良饮食习惯。告诉老人细嚼慢咽，避免发生食物气道梗死。

④ 对不能自行进食者，应根据老人的进食习惯如进食的次序与方法等耐心喂食。每次喂食的量及速度可按老人的情况和要求而定，不要催促老人，以便于其咀嚼和吞咽。通常情况下，每次喂食 1/3～1/2 汤匙。进食的温度要适宜，防止烫伤。饭和菜、固体和液体食物应轮流喂食。进流质饮食者，可用吸管吸吮。

（3）老人进食后的护理

老人进食后应及时撤下餐具，清理食物残渣，整理床单位，督促和协助老人饭后洗手漱口、或为老人做口腔护理，以保持餐后的清洁和舒适。进食后，协助老人尽量保持进食体位30分钟。

（4）注意事项

对双目失明或眼睛被遮盖的老人，除遵守上述喂食要求外，应告诉老人喂食内容以增加其进食的兴趣，促进消化液的分泌。若老人要求自行进食，可按时钟平面图放置食物，并告知方向、食品名称，利于老人按顺序摄取，如6点钟方向放饭，12点钟方向放汤，3点钟方向及9点钟方向放菜等（见图5-1）。

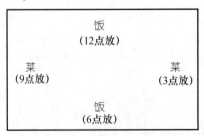

图5-1 食物放置顺序平面图

二、协助老人饮水

1. 准备

(1) 自身准备：洗净双手,衣帽整洁。

(2) 环境准备：清新、整齐,水杯清洁。

(3) 用物准备：水杯,吸管,饮料,清洁用具(肥皂、毛巾),围巾,小毛巾等。

2. 操作程序

(1) 向老人解释,协助老人洗手。

(2) 不能下床的老人。协助其取坐位或半坐位,颈下、胸前围好围巾,将清洁小毛巾放入老人手上,将盛好水的水杯递给老人(或用吸管)。饮水后,擦去老人口角旁水痕,叮咛老人尽量保持饮水体位 10 分钟,然后根据需要采取适当体位。整理用物。

(3) 吞咽有困难的老人。取适当体位(半坐位或平卧位头偏向一侧),颈下、胸前围好围巾,将清洁小毛巾放在老人手上,用吸管或汤匙喂水,将水送入口腔一侧。饮水后,擦去老人口角旁水痕,叮咛老人尽量保持饮水体位 10 分钟左右。整理用物。

(4) 注意事项

① 饮料温度合适,特别在使用吸管时,要防止发生烫伤。

② 病情许可时,最好采取坐位,以防发生呛咳或吸入性肺炎。

③ 保证老人每日的饮水量,一般 1500 mL 左右,并做好记录。

④ 对于需要增加饮水量者,应向老人解释目的及重要性。督促老人在白天饮入一天总饮水量的 3/4,以免夜间饮水过多,排尿次数增加而影响睡眠。老人无法一次大量饮水时,可少量多次饮水,并注意改变液体种类,以保证液体的摄入。

⑤ 对限制饮水量者,照护人员应向老人及家属说明限水的目的及饮水量,以取得合作。老人床边应有限水标记。若老人口干,可用湿棉球湿润口唇或滴水湿润口腔黏膜。口渴严重时若病情允许可采用含用冰块、酸梅等方法刺激唾液分泌而止渴。

▼ 任务训练

协助不能完全自理的老人进食、饮水;给不能自行进食的老人喂饭。具体操作内容详见知识链接部分。

任务二 鼻饲饮食

▼ 案例导读

李大爷,72 岁,有 6 年老年痴呆病史。近三个月来,李大爷逐渐丧失了吞咽功能,医嘱给其鼻饲饮食。

请思考：如果你是李大爷的照护员,你将如何进行鼻饲饮食？应注意哪些事项？

▼ 知识链接

对于病情危重、昏迷、存在消化道功能障碍、不能经口或不愿经口进食的老人,为保证其营养素的摄取、消化、吸收,维持细胞代谢,保持组织器官结构与功能,维持并改善老人的营养状态,常采用鼻饲饮食的方式提供能量及营养素。

一、鼻饲饮食及其种类

对不能或不愿经口进食的老人,将胃管经鼻腔插入老人胃内,从管内灌入流质食物、水分和药物,以维持老人营养和治疗需要的方法,即为鼻饲饮食。其适用范围包括:昏迷的老人、口腔疾患或口腔手术后老人、上消化道肿瘤引起吞咽困难者、不能张口者、病情危重者、拒绝进食者、精神疾病老人等。

常用的鼻饲饮食可分为混合奶和要素饮食两种。混合奶是原料以牛奶为主的流质食物,如牛奶、豆浆、米汤、藕粉等,其特点是食物来源丰富,价格低,鼻饲饮食中普遍采用。要素饮食特点是,营养素齐全,进入人体消化道后,即使没有消化液的作用也可以全部、直接的被消化吸收。其饮食成分主要为氨基酸、蛋白质水解物、葡萄糖、麦芽糊精、脂肪酸、脂溶性维生素、无机盐、电解质以及微量元素。符合正常生理营养需要,能改善机体营养状况,增加机体抵抗力,促进疾病的恢复。

二、鼻饲饮食技术

1. 准备

(1) 自身准备:衣帽整洁,修剪指甲,洗手,戴口罩。

(2) 环境准备:环境清洁、无异味。

(3) 用物准备:鼻饲饮食(温度 38～40℃)、温开水适量(也可取老人饮水壶内的水,温度 38～40℃)、压舌板、纱布、灌食器、治疗巾或毛巾、水杯、手电筒、听诊器、弯盘。另外,根据需要准备漱口或口腔护理用物、松节油、胶布、夹子、止血钳、别针等。

2. 操作程序

(1) 携用物至老人床边,核对,解释。有义齿者取下义齿。

(2) 能配合者取半坐位或坐位,协助老人抬高头胸部 30°～50°。无法坐起者取右侧卧位。将治疗巾或者老人的毛巾围于颌下。

(3) 打开胃管末端,连接灌食器,检查胃管是否在胃中。

(4) 灌食器抽吸约 20 mL 温开水,先将温开水注入胃内,观察通畅后再缓慢分次注入鼻饲液 200 mL ,喂食完成后再次注入少量温开水。

(5) 胃管末端反折,用无菌纱布包好,夹子夹住胃管,固定在老人枕旁。

(6) 协助老人保持体位 20～30 分钟。

(7) 清洁灌食用物并整理其他用物,洗手,记录喂食量、时间等。

3. 拔管

(1) 用于停止鼻饲或长期鼻饲需要更换胃管时。

(2) 置弯盘于老人颌下,夹紧胃管末端,轻轻揭去固定的胶布。

(3) 用纱布包裹近鼻孔处的胃管,嘱老人深呼吸,在老人呼气时拔管,边拔边用纱布擦胃管,到咽喉处快速拔出。

（4）清洁老人口鼻、面部，擦去胶布痕迹，协助老人漱口，采取舒适卧位。

（5）整理用物，洗手，记录。

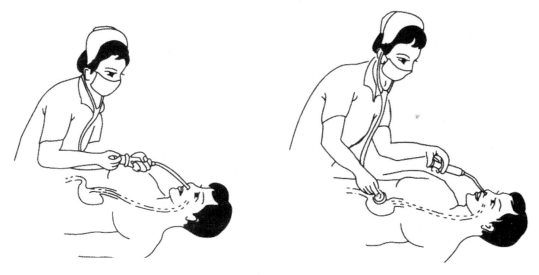

图 5-2　胃管插入胃内的方法

4. 注意事项

（1）每次鼻饲前应证实胃管在胃内且通畅，并用少量温水冲管后再进行喂食。检查胃管在胃内的方法如下（见图 5-2）：

① 胃管末端接注射器或灌食器抽吸，有胃液被抽出。

② 用注射器向胃内注入 10 mL 空气，同时用听诊器置于胃部，能听到气过水声。

（2）每次鼻饲量约 200 mL，间隔时间大于 2 小时，温度 38～40℃。鼻饲奶不可用明火加温，可将鼻饲奶瓶放入热水中加温。

（3）已配制好的鼻饲溶液应放在 4℃ 以下的冰箱内保存，保证 24 小时内用完，防止放置时间过长而变质。

（4）注入鼻饲液的速度不宜过快或过慢，以免引起老人的不适。200 mL 鼻饲液以 15～20 分钟为宜。

（5）配置鼻饲溶液时，新鲜果汁与奶液应分别注入，防止产生凝块；药片应研碎溶解后注入。

（6）长期鼻饲者应每日进行口腔护理 2 次，并定期更换胃管。普通胃管每周更换一次，硅胶胃管每月更换一次，聚氨酯胃管放置的时间可长达两个月（晚间末次喂食后拔出，次晨再从另一侧鼻孔插入）。

任务训练

任务训练内容为鼻饲饮食，单次操作时间 10 分钟。操作评分标准详见表 5-4 所示。

表5-4 为不能(或自行)经口进食的老年人实施鼻饲

项　　目		总分	技术操作要求	评分等级				得分	备注
				A	B	C	D		
仪表		5	仪表端庄、服装整洁、戴口罩	5	4	3	2		
评估		10	了解病情、意识状态、合作程度	4	3	2	1		
			认真倾听老年人的反应及需要	3	2	1	0		
			向老年人解释时,语言、内容恰当,态度真诚	3	2	1	0		
操作前准备		10	无长指甲、洗手	3	2	1	0		
			备齐用物	4	3	2	1		
			用物和食品放置合理、恰当	3	2	1	0		
安全与舒适		10	环境安排合理	2	1	0	0		
			老年人体位正确、舒适	4	3	2	1		
			注意安全(查对、食品加温等)	4	3	2	1		
操作过程	操作中	50	抬高头胸部高度、方法正确,将老人头部抬高30°~50°	6	5	4	3		
			颌下、胸前铺巾,弯盘放置合理	4	3	2	1		
			正确使用压舌板	4	3	2	1		
			打开导管末端	4	3	2	1		
			检查导管是否在胃内	6	5	4	3		
			导管末端连接注射器	6	5	4	3		
			注入少量温开水	4	3	2	1		
			灌入鼻饲液量、方法正确,速度适宜	6	5	4	3		
			再次灌入温开水、导管末端反折(纱布包好)	4	3	2	1		
			夹子固定	2	1	0	0		
			保持体位并整理用物	2	1	0	0		
			洗手,做好记录	2	1	0	0		
	操作后	5	协助老年人取舒适卧位	2	1	0	0		
			整理床单位	2	1	0	0		
			清理用物	1	0	0	0		
评　　价		10	动作轻稳、准确、安全、节力	4	3	2	1		
			床单整洁、卧位舒适	4	3	2	1		
			关心老年人、及时观察病情及老年人反应	2	1	0	0		
总　　分		100							

项目六　满足老年人排泄需要

 **引言**

　　排泄是机体将新陈代谢产生的废物排出体外的生理过程,包括排尿、排便等,是维持健康和生命的必要条件。随着年龄的增长,老年人机体调节功能逐渐减弱,自理能力逐渐下降,有时因疾病原因而不能进行正常的排尿、排便活动。照护人员应理解、同情和尊重老人,运用有关照护知识和技术指导、帮助老人,满足其排泄方面的基本生理需要。

知识链接

　　老年人的排泄功能随着年龄的增加而明显减退,泌尿系统的老化导致泌尿道肌张力减小、容量减少,而表现为无法有效地将尿液排出体外而出现尿潴留;而老年女性因会阴部肌肉张力下降、更年期后激素水平降低,可出现尿道萎缩而致尿失禁;老年男性则因为前列腺增生而造成排尿困难、慢性尿潴留等,或因膀胱、尿道肌张力降低而出现尿失禁等情况。老人消化器官的老化使得各种消化液分泌量减少,消化功能减退,营养吸收障碍以及胃肠蠕动减慢,同时由于结肠、直肠肛门括约肌松弛,老人易发生便秘、大便嵌顿或失禁等。以上与排泄有关的健康问题均可直接影响老人的生活质量和健康长寿。因此,照护人员为老人及时提供有关排泄的指导和协助具有重要意义。

项目分解

　　老年人在排泄方面易发生的健康问题主要包括排尿、排便异常。另外,为老年人提供满足其排泄需要的照护时,照护员还需要完成二便标本采集以及呕吐照料工作。因此,本项目从满足老人泌尿系统、消化系统排泄的需要,采集二便标本和呕吐照料等方面进行项目分解。

任务一　满足老年人泌尿系统排泄的需要

▼ 案例导读

　　李奶奶,65岁,因脑卒中、高血压病入住某综合性医院。经治疗后病情稳定,但右侧肢体仍偏瘫。主管医生建议其出院回家进行康复锻炼,以逐渐恢复肢体活动能力。李奶奶出院后第 3 天主诉下腹部胀痛,有尿意,但排尿困难,用手触摸可见下腹部膨隆,有囊样包块,叩诊呈实音,有压痛。

请思考:李奶奶可能出现了什么异常情况?你作为她的照护员该如何处理?

知识链接

正常的泌尿功能对维持身体健康至关重要,它可以确保人体不断地将体内的代谢产物排出体外,以维持机体内环境的稳定。当排尿异常时,个体的身心健康会受到不同程度的影响,因此照护员在工作中应了解老人的身心需要,提供适宜的护理措施,协助老人解决排尿问题,促进其健康。

一、尿液的观察及评估

尿液的主要评估内容包括尿量、尿液的颜色、气味、酸碱度、比重等。

1. 尿量与次数

尿量是反应肾脏功能的重要标志之一。正常成人每昼夜尿量约为 1000~2000 mL 之间,平均在 1500 mL 左右。每次尿量约 200~400 mL,日间排尿 3~5 次,夜间 0~1 次。老人由于肾脏的退行性改变可出现夜尿增多。尿量的变化可以分为多尿、少尿和无尿。

多尿是指 24 小时尿量超过 2500 mL。暂时性多尿常见于饮水过多或充血性心力衰竭的病人应用利尿剂后;病理性多尿多见于肾脏疾病如慢性肾炎后期肾脏浓缩功能发生障碍时,或糖尿病、尿崩症等。

少尿是指 24 小时尿量少于 400 mL 或每小时尿量少于 17 mL。多见于心脏、肝脏、肾脏功能衰竭或休克者。

无尿是指 24 小时尿量少于 100 mL 或 12 小时内无尿者,也称闭尿。常见于各种原因所致的休克、严重脱水或急性肾衰竭、药物中毒者。

2. 颜色

正常新鲜的尿液呈淡黄色或深黄色。当尿液浓缩时,可见量少色深。尿液的颜色还受某些食物和药物的影响,如进食大量胡萝卜或服用核黄素时,尿液呈深黄色。病理情况下,尿液的颜色可有如下变化。

(1) 血尿

尿液内含有一定量的红细胞时称血尿,血尿颜色的深浅与尿液中所含红细胞的量有关,尿液中含红细胞量多时呈洗肉水样。血尿多见于急、慢性肾炎、输尿管结石、泌尿系统感染、肿瘤及结核等。

(2) 血红蛋白尿

大量红细胞在血管内破坏,形成血红蛋白尿,呈浓茶色或酱油色,隐血试验呈阳性。多见于溶血、恶性疟疾和阵发性睡眠性血红蛋白尿等。

(3) 胆红素尿

尿中含有大量的结合胆红素致外观呈深黄色或黄褐色,振荡尿液后泡沫也呈黄色。常见于阻塞性黄疸和肝细胞性黄疸。

（4）乳糜尿

因尿中含有淋巴液而呈乳白色,多见于丝虫病。

3. 透明度

透明度即混浊度,正常新鲜尿液清澈透明,放置后可见微量絮状沉淀物。蛋白尿不影响尿液的透明度,但振荡时可产生较多且不易消失的泡沫。新鲜尿液出现混浊有以下原因。

（1）正常情况

尿液含有大量尿盐时,尿液冷却后可出现微量絮状沉淀物使尿液混浊,但加热、加酸或加碱后,尿盐溶解,尿液即转为澄清。

（2）异常情况

尿液中含有大量脓细胞、红细胞、上皮细胞、细菌或炎性渗出物时,排出的新鲜尿液即呈白色絮状混浊,此种尿液在加热、加酸或加碱后,其浑浊度不变,多见于泌尿系统感染。

4. 气味

正常尿液气味来自尿内的挥发性酸。尿液久置后,因尿素分解产生氨,故有氨臭味。若新鲜尿有氨臭味,提示有泌尿道感染;糖尿病酮症酸中毒时,因尿中含有丙酮而呈烂苹果味;有机磷农药中毒者,尿液有大蒜臭味。

5. 酸碱反应

正常人尿液呈弱酸性,一般尿液 pH 为 4.5～7.5,平均为 6。饮食的种类可影响尿液的酸碱度,如进食大量肉类食物时,尿液可呈酸性,进食大量蔬菜时,尿液可呈碱性。酸中毒患者的尿液可呈强酸性;严重呕吐者的尿液可呈强碱性。

6. 比重

成人在正常情况下,尿比重波动于 1.015～1.025 之间。尿比重与尿量成反比,受饮水量和出汗量的影响。尿比重的高低主要取决于肾脏的浓缩功能。若尿比重经常为 1.010 左右,提示肾功能严重障碍。

二、协助老人正常排尿

1. 影响排尿的因素

排尿受生理、心理及社会等多方面因素影响。协助老人正常排尿,首先应评估可能影响排尿的因素。

（1）年龄和性别

老年人因膀胱肌肉张力减弱,易出现尿频。老年男性易发生前列腺增生而出现滴尿或排尿困难。老年女性则因会阴部肌肉张力下降及更年期后激素水平的降低,易出现尿失禁。

（2）排尿习惯

排尿与个人习惯有关,如多数人习惯于起床和睡前排尿。另外,排尿的姿势、环境是否合适,时间是否充裕等均会影响排尿活动的正常进行。

（3）社会、文化因素

现代社会,在隐蔽的场所排尿已形成一种社会规范,当缺乏隐蔽环境时,老人就会产生许多压力,进而影响其正常排尿。

（4）心理因素

心理因素对排尿影响较大，当老人处于紧张、焦虑、恐惧或经受剧烈疼痛时，会出现尿频、尿急，有时也会抑制排尿反射而出现尿潴留。影响排尿最重要的心理因素是个体所受的暗示，排尿可以因为任何听觉、视觉或其他身体感觉的刺激而触发。例如，有些人听到水流声就会想到排尿。

（5）饮食和气候

尿量的多少与液体的摄入量直接相关。大量饮水和摄入含水分多的食物，则尿量增多；某些饮料，如咖啡、茶、可可、酒精性饮料等有利尿作用；饮用含盐较高的饮料或食物会造成钠水潴留，使尿量减少。夏天出汗多，体内水分减少，，血浆晶体渗透压升高，引起抗利尿激素分泌增多，促进肾脏的重吸收功能，导致尿液浓缩和尿量减少；冬天较冷，外周血管收缩，循环血量增加，体内水分也相对增加，反射性地抑制抗利尿激素的分泌，而使尿量增加。

（6）疾病

老人神经系统的损伤或病变，使排尿反射的神经传导和排尿的意识控制出现障碍，引起尿失禁；泌尿系统疾病，如结石、狭窄或肿瘤可导致排尿受阻，出现尿潴留；肾脏病变使尿液生成障碍而出现少尿、无尿。

（7）治疗和药物

手术或外伤均可导致失液、失血，体液不足而使尿量减少。有些药物会直接影响排尿，如利尿剂可阻碍肾小管对钠盐的重吸收，增加排尿量；止痛剂和镇静剂会抑制中枢神经系统，降低神经反射的作用而干扰排尿。

2．协助老人正常排尿的照护措施

（1）维持正常的排尿习惯

遵从老人原有的排尿习惯，如排尿时间、姿势和对环境的要求等。

（2）摄入液体

液体摄入量增加则尿液生成增加，从而刺激排尿反射。正常成人平均每日液体需要量为 1200～1500 mL。但在异常情况下如发热、大汗等，则需要增加液体摄入量。对活动受限的老人应鼓励每日摄入 2000～3000 mL 液体，增加尿量，稀释尿液，防止形成结石和发生泌尿系统感染。同时，也应鼓励老人进食含水量高的食物。

（3）运动

运动能增强腹部和会阴部肌肉的力量，利于排尿，也有助于预防压力性尿失禁的发生。其方法为收缩或收紧会阴部肌肉数秒钟，像憋尿一样，然后如排尿一样放松肌肉，每日数次，以不疲劳为宜。

（4）自我放松和隐蔽性

自我放松对排尿非常重要，而提供一个隐蔽的环境对于自我放松又尤为关键。故应给予老人足够的时间放松自己，并提供隐蔽的环境，适当地遮挡老人，以帮助其正常排尿。

（5）姿势

女性正常的排尿姿势是蹲或坐姿，而男性则常是站姿。卧姿不利于排尿的原因是重力的方向无助尿液流出以及无法使用腹内压。因此，若情况允许，应尽量协助女性采取坐姿、男性采取站姿进行排尿。同时，鼓励老人身体前屈，用手按压腹部，以增加腹压，促进排尿。

（6）利用暗示

排尿是一种条件反射，利用暗示的力量，可以有效地促使老人排尿。如听流水声或用温水冲洗会阴部等方法。

（7）健康教育

帮助老人及其家属或照顾者正确认识维持正常排尿习惯的意义和获得有关排尿的知识及技巧。

三、排尿异常的照护

1. 尿潴留老人的照护

尿潴留指大量尿液存留在膀胱内而不能自主排出。老人常表现为下腹部胀痛，不能排出尿液，用手触摸可见下腹部膨隆，有囊样包块，叩诊呈实音，有压痛。

（1）引起老人尿潴留的常见原因

① 机械性梗阻。膀胱颈部或尿道有梗阻性病变，如前列腺增生或肿瘤压迫尿道使排尿受阻。

② 动力性梗阻。由排尿功能障碍引起，而膀胱、尿道并无器质性梗阻病变，如外伤、手术或使用麻醉剂致脊髓初级排尿中枢活动障碍或抑制，不能形成排尿反射。

③ 其他原因。如不习惯卧床排尿或不能用力排尿，包括某些心理因素，如焦虑、窘迫使得排尿不能及时进行。

（2）尿潴留老人的照护措施

① 及时报告。发现老人。有尿潴留时，要及时报告医护人员，并针对老人的心理状态给予解释和安慰，以缓解其窘迫及焦虑不安。

② 提供隐蔽的排尿环境。关闭门窗，请无关人员回避，使老人安心排尿。

③ 调整体位和姿势。取适当体位，病情许可应协助老人以其习惯姿势排尿，如扶老人坐起或抬高上身。

④ 诱导排尿。采取适当的姿势，给予暗示诱导排尿，如听流水声或用温水冲洗会阴。亦可采用艾灸关元、中极穴等方法，刺激排尿。

⑤ 热敷、按摩。热敷、按摩可放松肌肉，促进排尿。如果老人病情允许，可用热水袋热敷或用手轻轻按摩下腹部，但注意按摩时切不可按压过度，以防膀胱破裂。

⑥ 健康教育。指导老人养成定时排尿的习惯。

⑦ 经上述处理仍不能解除尿潴留时，积极配合医护人员进行的各种操作，如导尿术。

2. 尿失禁老人的照护

尿失禁指老人排尿失去控制，尿液不自主地经尿道流出。

（1）老人尿失禁的常见原因

随着老人年龄的增长，排尿系统功能的减弱，膀胱、尿道括约肌收缩功能的降低，大脑皮层控制功能衰退，以及部分老人因疾病导致意识障碍，使得老人尿失禁较为常见。引起尿失禁的常见原因及分类包括以下几种。

① 真性尿失禁。指老人失去控制尿液的能力，无任何预感，尿液自动从尿道口流出，而膀胱无尿积存，多见于昏迷、截瘫的老人，或因外伤、手术等原因使膀胱或尿道括约肌损伤或

支配括约肌的神经损伤而导致括约肌失去功能。

② 假性尿失禁。又称为充溢性尿失禁,指膀胱内积有大量尿液,膀胱内压力大于尿道括约肌的阻力,致尿液从尿道口不断流出或滴出。当膀胱压力减轻时,排尿即停止,而膀胱仍呈涨满状态。其原因是脊髓初级排尿中枢活动受抑制,膀胱充满尿液,内压增高,迫使少量尿液流出。

③ 压力性尿失禁,由于尿道括约肌功能不全,在一般情况下尚能控制尿液,当腹压增高超过尿道阻力,如咳嗽、大笑、打喷嚏或搬动重物时腹肌收缩,腹内压升高,以致不自主地有少量尿液排出。多见于中老年女性,主要由膀胱括约肌张力减低、骨盆底部肌肉及韧带松弛及肥胖等引起。

(2) 尿失禁老人的照护措施

① 心理安慰与支持。无论何种原因引起的尿失禁,均会给老人心理造成很大的负面影响,如困窘、恐惧、丧失自尊,甚至产生自卑或自我厌恶等反应,同时尿失禁也给生活带来许多不便。因此,护理员在照顾老人的过程中,要充分尊重、理解和关心老人,给予安慰、开导和鼓励,帮助老人树立信心,促进康复。

② 保持皮肤的清洁与干燥。尿失禁常因尿液的浸渍而致臀部及会阴部皮肤发生皮疹、溃疡或感染。如不及时处理可导致严重并发症。保持皮肤清洁的首选方法是及时更换潮湿的尿垫和衣被,用温水洗净会阴和臀部,并用柔软的毛巾轻轻擦干。同时勤换衣裤、床单、尿垫等以保持局部皮肤清洁干燥,减少异味。根据皮肤情况,定时按摩受压部位,防止压疮的发生。

对长期卧床的老人,要选择合适的尿垫。尿垫以吸湿性强、通气良好、柔软的棉织品为好。另外,可以依据老人的特点选择一次性纸尿垫、尿垫短裤或纸尿裤等,这些护理用品具有吸水性强、对皮肤刺激性小、不限制活动,耐久性好的特点,但纸制品通气性较差,不宜长期使用。

③ 外部引流。必要时应用接尿装置引流尿液(见图6-1、图6-2)。老年女性可用女式尿壶紧贴外阴部接取尿液;男病人可用尿壶接尿,也可用阴茎套连接集尿袋,接取尿液,但此法不宜长时间使用,每天要定时取下阴茎套和尿壶,清洗会阴部和阴茎,并将局部暴露于空气中。

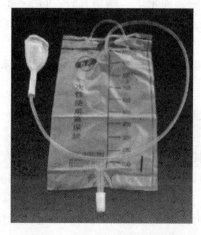

图 6-1 男用一次性集尿袋

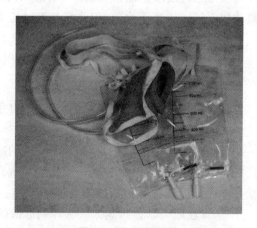

图 6-2 女用集尿袋

④ 重建正常的排尿功能。排尿功能的训练是尿失禁老人重要的康复措施。训练时要制订合理的计划,并持之以恒。要协助老人养成规律的排尿习惯,合理安排排尿时间表,无论有尿还是无尿,刚开始时白天以每隔1～2小时去卫生间排尿(或使用便器)一次,夜间每隔4小时排尿一次,排尿后用手按压下腹部,以排空膀胱残余尿,但注意用力要适度。坚持一段时间后,逐渐延长排尿间隔时间,进一步促进老人正常排尿功能的恢复。

⑤ 摄入适量的液体。如老人病情允许(肾衰竭、心肺疾患除外),鼓励老人多饮水,以增加对膀胱的刺激,促进排尿反射的恢复,预防泌尿系感染。液体的摄入量一般控制在白天约1500～2000 mL为宜,老人入睡前应适当限制饮水,以免夜间尿量增多,影响老人睡眠。

⑥ 肌肉力量的锻炼。指导老人进行骨盆底部肌肉的锻炼,以增强控制排尿的能力。具体方法是老人取立、坐或卧位,试做排尿或排便动作,先慢慢收紧盆底肌肉,再缓缓放松,每次10秒左右,连续10遍,每日进行数次。以不觉疲乏为宜。病情许可的情况下,可做抬腿运动或下床走动,增强腹部肌肉的力量。

⑦ 对长期尿失禁的老人,可行导尿术留置导尿,避免尿液浸渍刺激皮肤,发生皮肤破溃。定时排放尿液以锻炼膀胱壁肌肉张力,恢复膀胱的正常生理功能。

3. 留置导尿老人的照护

(1) 留置导尿常见的原因

留置导尿是在导尿后,将导尿管留在膀胱内,引流出尿液的方法。常用于长期昏迷、瘫痪或前列腺增生、排尿困难的老人,由医护人员插入导尿管。

(2) 留置导尿老人的照护措施

要特别注意保持引流通畅,避免导尿管受压、扭曲、堵塞等导致泌尿系统的感染。

① 保持引流管通畅。留置导尿管应放置妥当,避免受压、扭曲、堵塞等造成的引流不畅而致泌尿系感染。为老人翻身、活动身体时,注意导尿管固定的部位不要松脱。

② 妥善固定引流管和集尿袋。引流管长短要适宜,以老人能自如翻身但引流管尾端又不会浸入尿液为度。集尿袋固定时不得超过膀胱高度并避免受压,防止尿液反流,导致感染的发生。老人离床活动时,用胶布将导尿管远端固定在大腿上,以防导尿管脱出,集尿袋应妥善固定(见图6-3),使其如正常人一样活动、生活及工作。当老人卧床时,集尿袋可固定在床旁易于检查但又较为隐蔽的适当位置(见图6-4)。

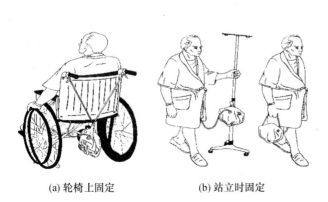

(a) 轮椅上固定　　　(b) 站立时固定

图 6-3　站立时妥善固定引流管及尿袋

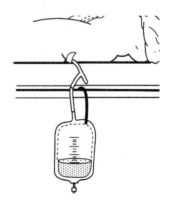

图 6-4　卧床时妥善固定集尿袋

③ 保持会阴部的清洁。每日用温水毛巾擦拭会阴部,必要时用消毒棉球擦拭尿道口及周围皮肤每日 2 次,以防感染。

④ 鼓励老人多饮水和进行适当的活动,以预防泌尿系统感染和结石的形成。

⑤ 训练膀胱反射功能。定时夹闭或开放引流管,一般每 4 小时开放一次,使膀胱定时充盈和排空,促进膀胱功能的恢复。

⑥ 及时排空并且每日定时更换集尿袋,记录尿量。更换集尿袋时,引流管应始终低于老人会阴部,不可将引流管末端抬高,防止尿液反流。橡胶导尿管需每周更换 1 次,硅胶导尿管可酌情延长更换周期。

⑦ 注意倾听老人的主诉并观察尿液情况。发现尿液混浊、沉淀、有结晶时,应及时报告护士或医生,必要时每周尿常规检查 1 次。

(3) 更换集尿袋技术

① 准备工作

● 自身准备:衣帽整洁,洗净并温暖双手,戴口罩。

● 环境准备:温暖、舒适、无对流风,关闭门窗。

● 物品准备:一次性无菌集尿袋 1 个、棉签、消毒液、清洁纸巾、血管钳等。

② 操作程序

● 携物品至床前,向老人解释并征得同意后,掀开被褥暴露导尿管与集尿袋连接处,在连接处下铺纸巾。

● 用血管钳夹闭导尿管,一手持导尿管,另一手将集尿袋的引流管轻稳地拔下,分开导尿管与集尿袋。

● 用棉签蘸取消毒液消毒导尿管口及周围两次。

● 打开备用的集尿袋,取出护帽,将集尿袋的引流管插入导尿管中,手不可触及导管口。

● 松开血管钳,观察尿液引流情况,确认引流通畅后将集尿袋和引流管妥善固定于床旁。

● 协助老人取舒适卧位,整理床单位。

● 倾倒集尿袋中的尿液,妥善处理用物,洗手,需要时记录尿量。

③ 注意事项

● 每日定时更换集尿袋,及时倾倒集尿袋中的尿液。

● 更换集尿袋和倾倒尿液时,集尿袋与引流管的位置不可高于膀胱,以免尿液倒流。

● 鼓励老人多饮水,并协助老人经常更换卧位。发现尿液浑浊、沉淀时,应及时报告护士或医生,必要时采集尿标本送检化验。

● 如老人能离床活动,应注意妥善安置导尿管和集尿袋。

任务训练

任务训练内容为练习更换集尿袋技术,单次操作时间 3 分钟,操作评分标准详见表 6-1 所示。

表 6-1 更换集尿袋技术操作评分标准

项 目		总分	技术操作要求	评分等级				得分	备注
				A	B	C	D		
仪表		5	仪表端庄、服装整洁、戴口罩	5	4	3	2		
评估		10	了解老人病情及留置尿管时间	5	3	1	0		
			评估老人意识、合作程度	3	2	1	0		
			沟通语言恰当,态度和蔼	2	1	0	0		
操作前准备		8	洗手、戴口罩	1	0	0	0		
			备齐用物,放置合理	3	2	1	0		
			检查集尿袋的消毒日期及外包装完整性	4	3	2	1		
操作过程	安全与舒适	6	环境温暖、舒适	3	2	1	0		
			老人体位舒适、安全	4	3	2	1		
	更换集尿袋	51	核对后,暴露导尿管与集尿袋连接处	4	2	1	3		
			连接处下铺纸巾	2	0	0	0		
			夹管	3	1	0	0		
			分离导尿管与集尿袋方法正确	4	3	2	1		
			导尿管连接处消毒范围及方法正确	9	7	5	3		
			更换集尿袋方法正确、无污染	9	7	5	3		
			松开止血钳,开放导尿管	4	3	2	1		
			观察是否通畅	4	2	0	0		
			固定集尿袋,长度与高度合适	4	3	2	1		
			倒掉原有尿液,按需记录尿量	4	3	2	1		
			向老人交代注意事项	4	3	2	1		
操作后		10	协助老人取舒适卧位,整理床单位	2	1	0	0		
			妥善处理用物,洗手,需要时记录尿量、颜色	8	6	4	2		
评价		10	操作方法正确、熟练,动作轻稳、安全	3	2	1	0		
			老人感觉舒适	2	1	0	0		
			无菌操作观念强	5	4	3	2		
总 分		100							

任务二　满足老年人消化系统排泄的需要

▼ 案例导读

　　王爷爷,78岁,入住某养老公寓已半年,平日生活基本能自理。5天前老人进行户外活动时不慎扭伤脚踝,医生检查后建议限制活动,多休息。近两日老人主诉腹部胀痛不适、排便次数减少、排便困难、食欲不佳。触诊腹部硬实紧张,可摸到腹部包块。

　　请思考:王爷爷出现了什么异常情况? 你作为其居家照护员该如何处理?

▼ 知识链接

一、粪便的观察及评估

　　1．正常粪便的观察

　　排便是人体基本生理需要,排便次数因人而异。一般成人每天排便1~3次,若排便超过3次/天或每周少于3次,应视为排便异常。正常大便颜色多呈黄褐色或棕黄色,柔软成形,有少量黏液,平均量约100~300g/天,其内容物主要为食物残渣、脱落的大量肠上皮细胞、细菌以及机体代谢后的废物。粪便的颜色和量与摄入食物的量和种类有关,有时会受到药物的影响。粪便气味因膳食种类而异,强度主要由腐败菌的活动性及动物蛋白质摄入的量所决定。

　　2．异常粪便的观察

　　(1)形状

　　便秘时粪便坚硬、呈栗子样;消化不良或急性肠炎时可见稀便或水样便;肠道部分梗阻或直肠狭窄者,其粪便多呈扁条形或带状。

　　(2)颜色

　　柏油样便多见于上消化道出血;白陶土色便常提示胆道梗阻;暗红色血便多见于消化道出血;果酱样便见于肠套叠、阿米巴痢疾;粪便表面黏有鲜红色血液常见于痔疮或肛裂;白色"米泔水"样便多见于霍乱、副霍乱。

　　(3)内容物

　　粪便中混入少量黏液,肉眼一般不易查见。若粪便中混入或粪便表面附有血液、脓液或肉眼可见的黏液,常提示消化道感染或出血。肠道寄生虫感染者的粪便可查见蛔虫、蛲虫、绦虫节片等。

　　(4)气味

　　严重腹泻病人,其粪便因未消化的蛋白质与腐败菌作用而呈恶臭味;下消化道溃疡、恶性肿瘤病人,其粪便多呈腐败臭;上消化道出血患者,其粪便呈腥臭味;消化不良者,其粪便多有酸败臭。

二、协助老人正常排便

1. 影响排便的因素

生理、心理及社会因素均可影响排便。因此，为满足老人排便需要，应对影响因素进行评估，以确认现存的高危的护理问题。

（1）心理因素

心理因素是影响排便的重要因素。精神抑郁，身体活动减少，肠蠕动减慢可导致便秘。而情绪紧张、焦虑则可导致肠蠕动增加而引起腹泻。

（2）年龄因素

老人随年龄的增加，腹壁肌肉张力下降，胃肠蠕动减慢，肛门括约肌松弛等可导致肠道控制能力下降而出现排便异常。

（3）饮食因素

合理的饮食结构与足量的液体是维持正常排便的重要条件。如果摄入量过少、食物中缺少纤维或水分不足时，易引起粪便变硬、排便减少而发生便秘。

（4）个人排泄习惯

有规律的排便习惯和熟悉的环境等均能促进正常排便。当这些生活习惯由于环境的变化而无法维持时，可能影响正常排便。

（5）活动因素

活动可维持肌肉的张力，刺激肠蠕动，有助于维持正常的排便功能。各种原因所致长期卧床、缺乏活动时，可因肌肉张力减退而导致排便困难。

（6）社会文化因素

社会、文化教育影响个人的排便观念和习惯。排便是个人隐私，因此，当个体因排便功能障碍需要医务人员帮助而丧失隐私时，个体就可能压抑便意而导致便秘。

（7）疾病因素

肠道本身的疾病或其他系统的病变均可影响正常的排便。如肠道感染或肿瘤可使排便次数增加，神经系统病变可致排便失禁。

（8）治疗因素

有些药物能治疗或预防便秘、腹泻的发生。如缓泻剂可刺激肠蠕动，促使排便；但如果药物剂量把握不准即可导致相反的结果。有些药物则可能干扰排便的正常形态，如长期服用抗生素，可使肠道正常菌群失调而引起腹泻；麻醉剂或镇静剂可使肠蠕动减弱而导致便秘。某些治疗和检查会影响个体的排便活动，例如腹部、肛门或会阴部手术，会因肠壁肌肉的暂时麻痹或伤口疼痛而造成便秘。

2. 协助老人正常排便的照护措施

（1）鼓励养成良好的排便习惯

良好的排便习惯是建立在稳定的生活规律基础之上的。老年人应养成早睡早起、三餐固定的生活习惯。对于老年人，最适宜的排便时间是在每日早餐后，因为此时胃结肠反射最强、胃肠活动最活跃、对刺激最敏感。同时应告知老人有便意时，应立即排便，即遵循"排泄最优先原则"。若错过了排便最佳时机，直肠排便反射将被抑制，粪便长时间滞留在肠道内，水分被吸收易导致便秘。对于没有形成规律排便习惯的老人,照护员应根据每位老人的具体情况制订排便计划,进行有意识的训练,逐渐养成定时排便的习惯。

（2）安置合适的排便环境

环境是影响排便的重要因素之一,要为老人创造一个独立、隐蔽、宽松的环境。能够行走或乘轮椅的老人,应尽量搀扶老人如厕排便。便桶旁应设立扶手或其他支撑物,以便老人排便后能助力起身。如不能如厕者,应关闭门窗、拉帘遮挡。老人便后应及时清理环境,为老人盖好衣被,开窗通风,保持室内空气清新,无异味。

（3）选取舒适的排便姿势

① 蹲位排便。蹲位是最佳排便姿势,因为下蹲时腹部肌肉受压,腹腔内压力增加可促进粪便排出。但是如果老人患有高血压、心脏病等,应避免采取蹲位姿势排便,以免老人下蹲时间过久导致血压变化或加重心脏负担而发生意外。因此,老年人采取蹲位排便的时间不要过久,起身要慢。起身时可借扶托物以支撑身体或有照护员在旁扶助。

② 坐位排便。坐位排便时,直肠收缩力、腹压及重力三种力的作用较强,易于排便,因此建议老人尽量选择坐位排便。对于不能自行如厕的老人,养老护理员应扶持老人在便桶上坐稳,手扶于身旁的支撑物（栏杆、凳子、墙壁等）,指导老人起身速度要慢,以免摔倒。

③ 卧位排便。体弱或因病不能下床排便的老人,需要在床上使用便器排便,如果情况允许可将床头抬高 $30°\sim50°$,扶老人取半坐卧位排便。

3. 协助老人如厕

排泄是人类最基本的需要之一。生理功能的减退、体力的下降、行动不便等情况,给老人如厕带来诸多困难。另外,老年人排泄方面的异常,如便秘、无力排便、大便失禁等,都可能成为老人如厕的不安全因素,甚至会引起难以预料的后果,故照护员应主动帮助能够下床的老年人如厕,确保其安全。

（1）准备工作

环境准备:温暖、安全,关闭门窗。

（2）操作程序

① 将老人用轮椅推或扶至坐便器旁。

② 指导老人双脚平放于地面,上身尽量向前倾,两手臂交叉抱在照护员颈后,照护员慢慢将老年人拉起,协助其站稳。

③ 协助老人转至坐便器前,老人扶住照护员肩部,照护员帮助其脱裤并扶持其稳妥坐在便桶上,便后协助老人擦净臀部起身。

（3）注意事项

① 老人的便器需经常检查,坐垫是否稳固,边缘有否破损。

② 卫生间地面应干燥无积水,便器旁的扶手要牢固,以防老年人如厕时摔伤。

③ 扶持老人在便桶上坐稳后,让老人将手扶于便桶旁的扶手上,起身速度要慢,以免摔倒。

④ 患有高血压、心脏病、肝脏疾病的老人如厕时,照护人员需严密观察,并告知老人避免用力排便,以防用力过度而发生意外。

4. 协助床上使用便器

对于卧床老人,照护员应协助其在床上使用便器。

(1) 准备工作

① 自身准备：洗净双手，戴口罩，准备物品。

② 环境准备：温暖、安全，关闭门窗。

③ 物品准备：便盆（见图6-5）、卫生纸等，必要时备橡胶单、治疗巾或尿垫。

(2) 操作程序

① 将用物携至床旁，向老人解释后，协助老人脱裤至膝部，嘱其两腿屈膝，双脚向下蹬在床上，肢体活动障碍者可用软枕支托在膝下。

② 一手托住老人臀部，与老人一起用力抬高臀部，另一只手将便盆宽边朝向老人头侧置于臀下（见图6-6），如情况允许可抬高床头。对于无活动能力的老人，照护员先协助老人侧卧，一手扶住老人肩部，一手扶托老人腰及骶尾部并放入便盆，再协助其恢复平卧位，或由两人同时用力抬高老人臀部，置入便盆。照护人员暂时离开，让老人安心排便。

③ 排便完毕，照护员一手抬起老人臀部，另一手取出便盆，协助其擦净肛门，注意由前至后擦拭，撤去便盆，开窗通风。

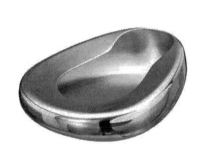

图6-5 便盆

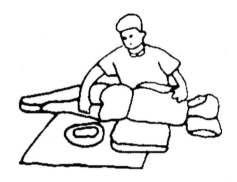

图6-6 协助老人在床上使用便盆

(3) 注意事项

① 不使用破损便盆，不硬塞或硬拉便盆，必要时在便盆边缘垫以软纸或布垫，以免损伤其骶尾部皮肤。

② 在寒冷季节，应注意为老人保暖。

三、排便异常的照护

1. 便秘老人的照护

便秘指正常的排便形态改变，排便次数减少，排出过干过硬的粪便，且排便不畅、困难。便秘是老年人常见的消化系统异常情况，常给老人造成一定的痛苦和精神负担，影响老人的健康。老人便秘的原因有很多，如体弱多病使老年人的活动减少、食物中缺乏粗纤维、饮水量不足、胃肠蠕动减慢等，致使粪便在肠道内滞留时间过长，过多的水分被吸收，粪便变得干结而不易排出。

(1) 便秘老人的照护措施

① 健康教育帮助。老人正确认识维持正常排便的意义和获得有关排便的知识和技巧。

② 帮助老人养成良好的排便习惯。指导老人选择适合自身排便的时间和姿势，理想的

老年健康照护技术

排便时间是饭后,以早餐后排便最佳。每天固定在此时间排便,不随意使用缓泻剂及灌肠等方法来缓解便秘。排便时,叮嘱老人要注意力集中,不能边看书或报纸边排便。

③ 合理安排膳食。建议老人平时多饮水,多摄取可促进排便的食物和饮料,如多食用蔬菜、水果、粗粮等高纤维食物及有润肠作用的蜂蜜、香蕉和核桃等。

④ 适当的体力活动。根据老人实际情况拟订规律的活动计划,如散步、做操、打太极拳等。卧床老人可进行床上活动,指导其进行增强腹肌和盆底部肌肉张力的运动,以增强肠蠕动,促进排便。

⑤ 采用腹部按摩法。关闭门窗,房间内保证无对流风,环境温暖,照护员洗净并温暖双手。向老人解释并征得同意后,协助老人平卧,双腿屈膝。照护员用手自右沿结肠解剖位置向左环行按摩 5～10 分钟,既可促使降结肠内的粪便向下移动至直肠,也可增加腹内压,促进排便。

⑥ 对于严重便秘的老人,可遵医嘱给予口服缓泻药物或在护士的指导下,采用开塞露、甘油栓或肥皂栓进行简易通便、人工取便或协助护士采取灌肠法解除便秘。

（2）简易通便法

简易通便法包括开塞露通便法、甘油栓通便法、肥皂栓通便法等,目的是用简易的方法为排便困难的老人解除便秘。

① 准备工作

● 自身准备:洗净双手,戴口罩,准备物品。

● 环境准备:温暖、安全、舒适,关闭门窗。

● 物品准备:根据情况准备 20 mL 开塞露 1 支或甘油栓、肥皂条,指套或橡胶手套,卫生纸等。

② 操作程序如下

● 开塞露通便法

携开塞露至床前,向老人解释开塞露通便的目的和过程,征得老人同意。

取下开塞露的瓶帽,无瓶帽者可将封口端剪去,先挤出少许药液于卫生纸上,滑润开口处。

协助老人取左侧卧位,脱裤于臀下,一手分开老人臀裂暴露肛门,一手将开塞露的细端全部轻轻插入肛门内,然后挤压开塞露将药液全部挤入直肠内,退出开塞露药瓶,为老人擦净肛门处,嘱老人尽量保留 5～10 分钟,以刺激肠蠕动,软化粪便,达到通便目的。

操作后整理用物,洗净双手,必要时协助老人排便,记录用药情况和老人用药后排便情况。

● 甘油栓通便法

携甘油栓至床前,向老人解释甘油栓通便的目的和过程,征得老人同意。

剥去甘油栓外的锡纸备用,协助老人取左侧卧位,脱裤于臀下,一手分开老人臀裂暴露肛门,一手戴手套或指套将甘油栓的细头端在前,全部插入肛门内约 3～4 cm,退出手指后,用卫生纸抵住肛门处并轻轻按摩,使其在体腔温度下融化。因其机械刺激和润滑作用,5～10 分钟后老人即可通便。

操作后洗净双手,必要时协助老人排便,记录用药情况和老人用药后排便情况。

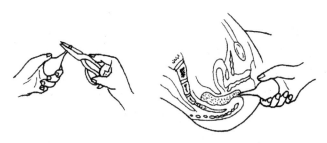

图 6-7 开塞露通便法

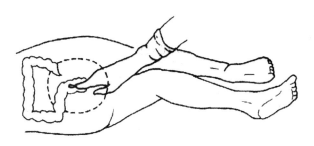

图 6-8 放置甘油栓

● 肥皂栓通便法

向老人解释肥皂栓通便的目的和过程,征得老人同意。

先将肥皂削成圆锥状(底部直径 1 cm,长 3～4 cm),放入热水中融化棱角后备用。

协助老人取左侧卧位,脱裤于臀下,一手分开老人臀裂暴露肛门,一手戴手套或指套将肥皂栓的细头端在前,全部插入肛门内约 3～4 cm。5～10 分钟后,由于肥皂的化学性和机械性刺激作用而引起老人自主排便。

操作后洗净双手,必要时协助老人排便,记录用药情况和老人用药后排便情况。

③ 简易通便法的注意事项

根据具体情况与条件选择其中一项,帮助老人解除便秘。

操作前要仔细询问、观察老人有无痔疮、肛裂等情况,如有肛门黏膜溃疡、肛裂及肛门有剧疼痛者,不宜使用肥皂栓通便法。

操作时动作要轻柔,防止意外损伤。

体力较弱的老人排便时,应扶助老人稳妥地坐于便器上,老人的手扶于固定的扶手或支撑物上。必要时协助自理困难的老人清洁局部或给予冲洗。

(3) 人工取便法

对于体力虚弱、腹部肌肉无力,发生顽固性便秘或粪便嵌顿的老人,在使用各种通便方法无效时,应采用人工取便法。

① 准备工作

● 自身准备:戴口罩、洗净并温暖双手。

● 环境准备:温暖、安全、舒适,关闭门窗。

● 物品准备:橡胶手套或指套,滑润油、卫生纸、便盆、尿布等。

② 操作程序

- 向老人解释人工取便的目的和过程,取得老人配合。
- 协助老人取左侧卧位,脱下裤子至大腿部,暴露肛门,臀下垫尿垫。
- 一手戴好手套(或指套),将食指用滑润油涂抹后,按压老人肛门边缘,嘱咐老人深呼吸以放松腹肌,待肛门松弛时,手指轻柔地插入肛门内,触及到干硬的粪块后,机械地破碎粪块,沿直肠内壁一侧轻轻地抠出,由浅入深地取出嵌顿的粪便。
- 取便后,脱下手套,用温水为老人洗净肛门,可热敷肛门周围20～30分钟。
- 整理用物,洗净双手。必要时记录取便情况。

③ 注意事项

- 心脏病、脊椎受损者用人工取便易刺激其迷走神经,需特别留意。操作时如老人出现面色苍白、心悸、头昏、出汗等不适,应立即停止操作。
- 操作时动作要轻柔,避免损伤直肠黏膜。
- 取便后为老人洗净肛门部,局部热敷20～30分钟,以促进肛门括约肌的回缩。

2. 腹泻老人的照护

老人腹泻是指老人正常排便形态改变,频繁排出松散稀薄的粪便甚至水样便。腹泻多为消化系统疾病所致,也可因消化系统以外的疾病或其他原因所引起,如饮食不当或使用泻剂不当或情绪紧张、焦虑等。腹泻老人的照护措施有以下几项:

(1)密切观察。老人排便的次数,排出粪便的颜色、有无脓血、黏液、寄生虫等,必要时留取标本送检。如老人有口渴、尿少等脱水的表现,应及时报告护士或医生。如疑为肠道传染病时应注意尽早隔离。

(2)遵医嘱协助服药。医生对老人的情况作出明确诊断后,协助老人按医嘱进行药物治疗。

(3)注意休息。老人腹泻时常体力较弱,叮嘱老人注意休息,减少活动,必要时卧床。生活需给予周到的照顾,如厕时根据老人的需要进行必要的帮助,如搀扶、清洁局部等。对不能下床者应协助老人床上排便,以减轻体力的消耗。

(4)膳食调理。腹泻期间,肠黏膜充血、水肿、肠蠕动加快,消化吸收紊乱。此时老人宜食用无油少渣、易消化的流食,如米粉、细面条等。应少食多餐,勿食用油腻、辛辣、生冷、坚硬、富含粗纤维的食物,禁食油炸食品。暂停饮用牛奶、豆浆等,以免引起腹胀。对于腹泻较严重的老人,鼓励其适当多饮白水或淡盐水,采用多次少量的方法,防止脱水。严重腹泻时可暂禁食。

(5)保持清洁干燥。注意保持老人皮肤的清洁与干燥,老人每次便后要及时清洗会阴及臀部,更换污染的衣物,以免排泄物刺激局部皮肤发生损伤,必要时在肛周涂油膏保护局部皮肤。

(6)保暖。老人腹泻期间,注意腹部的保暖,保持舒适,利于恢复健康。

(7)健康教育。向老人讲解有关腹泻的知识,指导老人注意饮食卫生,养成良好的卫生习惯。

3. 大便失禁老人的照护

老人大便失禁是指老人肛门括约肌失去控制,粪便不由自主地排出。大便失禁多由于神经肌肉系统的病变或损伤,如瘫痪等、胃肠道疾患、精神障碍或情绪失调等原因引起。大便失禁老人的照护措施如下。

（1）心理支持与安慰

大便失禁给老人的身、心均带来沉重的压力,老人会因大便失禁而感到自卑、羞愧、失去自尊或抑郁等。照护员要充分尊重理解老人,用全面周到的照顾、关心体贴的语言、熟练的照顾技巧,帮助其树立康复的信心。

（2）皮肤护理

大便失禁对老人肛周皮肤刺激较大,易导致局部皮肤破损,如皮疹、压疮等。故老人每次排便后应及时用温水洗净肛门周围及臀部皮肤,并用柔软的干毛巾轻轻擦干,保持肛门周围皮肤的清洁和干燥,必要时局部涂鞣酸软膏以保护皮肤,避免破损感染。注意观察骶尾部皮肤变化,定时按摩受压部位,预防压疮的发生。随时更换污染的衣裤和被单。建议用柔软、吸水、透气性好的尿垫。

（3）帮助病人重建控制排便的能力

了解老人排便时间、规律,定时给予便器,促使老人按时排便;教会老人进行肛门括约肌及盆底部肌肉收缩锻炼。指导老人取立、坐或卧位,试作排便动作,先慢慢收缩肌肉,然后再慢慢放松,每次 10 秒左右,连续 10 次,每次锻炼 20～30 分钟,每日数次,以老人感觉不疲乏为宜。

（4）保持室内空气清新

老人室内应经常通风,以保持空气清新,通风的时间,可根据室内外温差的高低、室外风力的大小以及室内空气污染的程度进行调节。

4. 结肠造瘘老人的照护

结肠造瘘是指由于结肠病变,经外科手术切除病变组织后,将近端结肠固定于腹壁外,粪便由此排出体外,又称人工肛门或假肛。此种状况持续时间一般较长,甚至终生,故为此类老人提供精心、周到的护理尤为重要。

（1）结肠造瘘老人的照护措施

① 选择合适的造口袋,及时更换结肠造瘘口的便袋,使老人舒适。除使用一次性造口袋外,造口袋平时要勤倒、勤洗。当便袋内的粪便超过 1/3 时,应及时取下便袋倾倒,并更换清洁便袋。取下的污便袋清洗干净后,可用 1.5%氯己定溶液（氯己定溶液）浸泡 30 分钟后洗净备用。

② 腹部的护肤片应每 2 周更换一次,如有脱落或被粪便严重污染时,应及时报告医护人员并更换。

③ 老人应摄取平衡膳食,定时进餐,进食容易消化的食物,避免生冷、辛辣等刺激性食物,少吃含粗纤维多、容易胀气的食物,如洋葱、韭菜、黄豆、辣椒等。养成定时排便的习惯,注意饮食卫生,避免腹泻。

④ 老人宜选择宽松、舒适、柔软的衣裤,以免衣裤过紧压迫、摩擦造瘘口,引起出血。

⑤ 指导老人进行日常活动时,避免过于用力的动作,以免形成造口旁疝或造口脱垂。

⑥ 注意观察老人的排便情况,如发现排便困难、造瘘口狭窄等情况,应及时报告护士或

医生医护人员。

(2) 更换结肠造瘘口便袋

更换清洁的结肠造瘘口便袋,使老人舒适,预防并发症。

① 准备工作

● 自身准备:衣帽整洁、洗净并温暖双手、戴口罩。

● 环境准备:温暖、安全、舒适,关闭门窗。

● 物品准备:一次性便袋或清洁的造口袋,温水,毛巾、卫生纸、橡胶单、治疗巾或尿布、便盆等。

② 操作程序

● 向老人解释更换结肠造口便袋的目的和方法,取得老人同意。

● 暴露造瘘口部位,铺橡胶单、治疗巾或尿布于造口侧下方。

● 打开便袋与腹部适透膜环连接处的扣环,取下便袋放于便盆里。

● 用柔软的卫生纸擦净人工肛门周围的皮肤,再用温水毛巾清洗局部皮肤并擦干,观察造瘘口周围皮肤情况。

● 将清洁的便袋与腹部适透膜环连接,扣紧扣环后用手向下牵拉便袋,确认便袋固定牢固,再用弹性腰带将便袋系于腰间。

● 协助老人整理衣物。正确处理污物。洗手,记录。

③ 注意事项

● 便袋内粪便超过 1/3 时应及时取下便袋倾倒,更换另一个清洁便袋。

● 清洁造瘘口周围皮肤后一般不必使用护肤品,以免影响护肤片的黏性。

● 操作动作轻稳,避免污染床单位和周围环境。

◤任务训练

(1) 协助老人如厕。

(2) 协助卧床老人床上使用便器。

(3) 协助便秘老人进行简易通便。

(4) 更换结肠造瘘口便袋。

具体操作方法详见知识链接部分。

任务三　采集二便标本

◤案例导读

王奶奶,76 岁,有压力性尿失禁多年,两周前因感冒、咳嗽使压力性尿失禁进一步加重,臀部及会阴部皮肤由于持续经受尿液的浸渍而发生皮疹,为保持局部皮肤完整,医嘱予以留置导尿。今天下午照护员小张在给王奶奶排空集尿袋时,发现尿液有少许混浊、沉淀,小张立即将这一情况告知了社区李医生,李医生要求留取尿常规标本送检,以协助诊断。

请思考:如果你是照护员小张,该如何采集尿常规标本?

◢ 知识链接

在老年健康照护工作中,经常需要采集老人的排泄物、呕吐物等标本进行化验,通过化验室检查,协助诊断及判断病情变化和治疗效果等。标本采集的正确与否,直接影响化验结果。因此,老年健康照护人员要掌握采集二便标本的正确方法。

采集二便标本要注意以下原则:

(1)采集任何标本前,在标本容器外粘贴标签,写明老人的姓名、性别、房间号或住院号、化验目的、送检日期等。

(2)选择适当的容器和时间。如果采集细菌培养标本,要将标本置于无菌容器内,并检查容器有无裂痕,瓶塞是否干燥,培养基是否足够,有无浑浊、变质等。严格按照规定时间采集所需标本。特殊标本要注明采集时间。

(3)采集标本要严格按照规定时间,及时采集,采集量准确,标本要新鲜,采集后立即将标本送检,不可在室内放置过久,以免影响化验结果。

一、采集尿常规标本

采集尿常规标本的目的是检查尿液的颜色、比重、蛋白、糖定性、细胞和管型等。

1. 准备工作

(1)自身准备:衣帽整洁、洗净双手、戴口罩。

(2)环境准备:安静、舒适、隐秘、无对流风。

(3)物品准备:标本容器、化验单(标明房间号或床号、姓名、化验目的、日期等),必要时备便盆或便壶。

2. 操作程序

(1)携用物至老人处,解释留取尿标本的目的和方法,取得老人的配合。

① 自理老人:给予其标本容器,告知老人留取晨起第一次尿的中段尿液约 30 mL。

② 半自理的老人:在协助老人晨起第一次排尿时,手持标本容器,接取中段尿液约 30 mL。

③ 不能自理的老人:可用清洁便器或尿壶接取晨起第一次尿的中段尿液后,再将约 30 mL尿液倒入标本容器内。

(2)将化验单副联粘贴于标本容器上,及时送检。

3. 注意事项

(1)不可将粪便混于尿液中,以防粪便中的微生物使尿液变质。

(2)会阴部分泌物过多时,应先清洁或冲洗,再收集尿液。

(3)尿液标本应及时送检,以免影响检验结果。

(4)昏迷或尿潴留的老人可通过导尿法留取标本。

(5)因为晨尿浓度较高,不易受饮食的影响,化验结果更准确,因此应留取晨起第一次尿液。

二、采集便常规标本

采集便常规标本的目的为检查粪便的颜色、性状、细胞、有无脓血或寄生虫等。

1．准备工作

（1）自身准备：衣帽整洁、洗净双手、戴口罩。

（2）环境准备：安静、舒适、隐秘、无对流风。

（3）物品准备：标本容器、化验单（标明房间号或床号、姓名、化验目的、日期等），必要时备便盆。

2．操作程序

（1）携用物至老人处，解释留取大便标本的目的，取得老人的配合。

① 自理老人：将标本盒交于老人，嘱老人排便后用便匙取中央部分或黏液脓血部分约 5 g（拇指盖大小）大便放入标本盒内。

② 不能自理老人：在老人排便后，用便匙取大便中央部分或黏液脓血部分约 5 g（约蚕豆大小）大便置入标本容器内。

（2）将化验单副联粘贴于标本容器上，及时送检。

3．注意事项

（1）如老人为腹泻患者，应留取有脓血或黏液部分，如为水样便，应盛于大口容器中送检。

（2）如检查寄生虫卵，应在粪便不同部位取带血或黏液部分，送检。如老人服用驱虫药或做血吸虫孵化检查，应留取全部粪便送检。

（3）如检查阿米巴原虫，应先将便盆加温至接近人的体温后，再嘱老人排便于便盆内，便后 30 分钟连同便盆送检。

（4）如检查大便隐血，嘱老人在检查前三天内禁食肉类、肝类、血类、叶绿素类饮食及含铁剂药物，避免出现假阳性，于第 4 天留取 5 g 粪便标本，及时送检。

三、采集粪便培养标本

采集粪便培养标本的目的为检查粪便中的致病菌。

1．准备工作

（1）自身准备：衣帽整洁、洗净双手、戴口罩。

（2）环境准备：安静、舒适、隐秘、无对流风。

（3）物品准备：培养容器，化验单（标明房间号或床号、姓名、化验目的、日期等），便盆、无菌棉签或肠拭子及无菌生理盐水等。

2．操作程序

（1）携用物至老人处，解释留取大便培养标本的目的和方法，取得老人的配合。

（2）老人排便后，用无菌棉签取大便中央部分或黏液脓血部分约 2～5 g，置于无菌培养容器内，也可用肠拭子蘸无菌生理盐水，由肛门插入直肠 4～5 cm，顺一方向轻轻旋转后退出，将肠拭子置于培养容器内，塞紧瓶盖，送检。

▼ 任务训练

（1）采集尿常规标本。

（2）采集便常规标本。

（3）采集粪便培养标本。

具体操作方法详见知识链接部分。

任务四　呕吐照护

▼ 案例导读

　　赵大爷，76岁，无慢性疾病，生活能完全自理。老伴已去世多年，因不想给儿女添麻烦，所以一直独自生活。今日女儿来看他时，和他一起外出进餐。回家后，当晚赵大爷觉得胃部不适，继而出现恶心、呕吐不止，呕吐物为胃内未消化食物。

　　请思考：如果你是赵大爷的照护员，你将如何对赵大爷进行照护？

▼ 知识链接

　　恶心与呕吐是常见的症状，恶心常为呕吐的先兆，是欲将胃内容物经口吐出的一种上腹部特殊不适的感觉。呕吐是胃内容物或部分小肠内容物不自主地经贲门、食管逆流出口腔的现象。从某种意义上讲，呕吐是机体的一种保护性防御反应，可将摄入的有害物质排出体外。但剧烈频繁的呕吐，可造成大量体液的丢失，甚至引发水、电解质及酸碱紊乱。老年人机体调节功能差，呕吐常会引起严重的并发症，危及老人的健康，老年健康照护员应给予呕吐老人及时周到的照顾。

一、呕吐的原因

　　引起呕吐的原因很多，根据发生机制可分为以下几类。

　　1. 反射性呕吐

由于强烈刺激传入呕吐中枢或者胃及肠管，使之扩张，反射性地引起呕吐。如：

（1）消化系统疾病。如胃肠疾病，肝、胆、胰腺病变，腹膜及肠系膜病变等。

（2）其他系统疾病。如眼部疾病，心血管疾病及各种急性传染病等。

　　2. 中枢性呕吐

由于某些药物或中枢性疾病直接作用于呕吐中枢，引起呕吐。如：

（1）颅内压增高。如中枢神经系统感染、脑血管病、颅脑外伤及脑肿瘤等。

（2）药物或化学毒物的作用。如洋地黄、有机磷、抗生素、抗肿瘤药物等。

（3）其他。如尿毒症、酮症酸中毒、低钠血症、低氯血症等。

中枢性呕吐常无恶心等前驱症状而突然发生，呕吐后老人并不感到舒适，一般与进食及食物种类无关。

　　3. 条件反射性呕吐

当看到、闻到或想到某些厌恶的食物或气味时，引起胃肠道逆蠕动，发生恶心、呕吐。

　　4. 前庭功能障碍性呕吐

如迷路炎、梅尼埃病、晕动病等。

二、呕吐的观察与评估

（1）有效鉴别呕吐与反食。反食是指无恶心及呕吐的协调动作，胃内容物一口一口地反流到口腔。

（2）呕吐方式。多数情况下，呕吐前先有恶心，然后胃内容物经口吐出或溢出。但颅内压增高引起的呕吐多无恶心，呕吐剧烈且呈喷射样。

（3）呕吐发生时间和诱发因素。幽门梗阻所致的呕吐常发生在夜晚或凌晨；胃肠源性呕吐常与进食、饮酒、服用药物等有关，常伴恶心，呕吐后多感觉轻松；食物中毒者因进食不洁食物引起，如餐后出现呕吐骤起且集体发病，首先应考虑食物中毒；晕动病则与乘车或坐船有关。

（4）呕吐的次数与量。幽门梗阻、胃潴留或十二指肠淤滞者呕吐量较多；条件反射性呕吐量不多，吐后可再进食，一般营养状况无明显改变。

（5）呕吐物的性状。观察呕吐物的性状，幽门梗阻引起者常为隔夜宿食；高位肠梗阻引起者呕吐物常含有胆汁；呕吐物中有粪臭味者提示低位肠梗阻；霍乱、副霍乱者的呕吐物为米泔水样；有机磷中毒引起者呕吐物常带有蒜味。

（6）伴随症状。不同疾病引起的呕吐，其伴随症状常不同。如颅内压增高者多伴有剧烈头痛及意识障碍；急性心肌梗死、肺梗死者则常伴有胸痛；急性胃肠炎多伴有腹痛、腹泻。

（7）呕吐时的身体反应。长期频繁呕吐者，常伴有脱水、营养不良等症状和体征。老人及意识障碍者发生呕吐时，易发生呛咳、误吸而导致肺部感染，甚至窒息。

（8）呕吐时的心理反应。频繁呕吐可使老人产生紧张、恐惧等情绪反应。

三、老人呕吐时的照护措施

（1）恰当的体位是防止呕吐物呛入气管、引起窒息或吸入性肺炎的重要环节。因此，老人呕吐时应立即协助老人坐起，面向下以便呕吐。呕吐时老人常感觉眩晕无力，可一手扶托老人的额部使其舒适。不能坐起者，应立即协助老人侧卧或平卧，头偏向一侧，以免将呕吐物吸入气管。

（2）老人呕吐时，照护员应在旁陪伴。注意观察老人面色，对于年龄较大、体质虚弱或神志不清者尤其应注意观察，并保持呼吸道通畅。如果少量呕吐物呛入气管，可轻拍老人背部促使其排出。

（3）老人呕吐后应立即撤除呕吐物，同时观察呕吐物的性状，如呕吐物中含有血液或呈黄绿色、咖啡色等情况，应暂时保留呕吐物，以便护士和医生查看、留取标本及时送检化验。

（4）呕吐停止后，协助老人用温水漱口，及时更换污染的衣被，协助老人取舒适卧位。

（5）清洁并整理室内环境，开窗通风。

（6）对于严重、频繁呕吐的老人，遵医嘱协助其按时服药，及时补充营养、水分和电解质。

▶ 任务训练

以小组为单位，针对案例导读进行分析，提出有效照护措施。参照知识链接部分内容。

项目七　满足老年人安全移动的需要

　　老化的生理性和病理性改变所造成的不安全因素,严重地威胁了老年人的健康、甚至生命。日常生活中,老年人在移动时容易发生各种安全问题,如去卫生间或走路时发生跌倒,卧床的老人发生坠床等意外。因此,老年健康照护人员要掌握帮助老年人移动的各种技术,及时给予老人协助,避免老人移动过程中各种意外事件的发生。

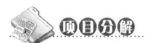

　　日常生活中,老年人需要移动的情况包括能下床的半自理老人使用各种助行器辅助步行、卧床老人进行卧位转换、床上移动以及使用保护具保证老年人安全等。因此,本项目从助行器具的选择及使用、协助卧床老人更换卧位及床上移动、保护具的使用技术等方面进行项目分解。

任务一　助行器的选择及使用

◤案例导读一

　　林奶奶,75岁,喜欢外出活动。近一个月来,许奶奶感觉走路时双下肢无力,步行时间不能超过10分钟。为了安全,林奶奶的儿子决定为林奶奶购买助行器材,辅助其步行。

　　请思考:如果你是林奶奶的照护员,你将选择何种助行器,如何指导林奶奶使用助行器?

◤案例导读二

　　许奶奶,62岁,4周前因下楼不慎摔倒,导致股骨颈骨折。目前,许奶奶病情已经稳定,可以乘坐轮椅外出。家人为其购置了新轮椅。

　　请思考:你如何帮助许奶奶乘坐轮椅?使用轮椅过程中应注意什么?

◤知识链接

　　辅助人体支撑体重、保持平衡和行走的器具称为助行器,也可称为步行器、步行架或步行辅助器等。助行器能够辅助身体有残障或因疾病及高龄行动不便的老人活动,具有帮助老人保持身体平衡、减少下肢承重、缓解疼痛、辅助行走等功能,有助于改善老人的日常生活活动功能及减少对他人的需要和依赖。

常用的助行器类型包括手杖、拐杖、步行器和轮椅四种。

一、手杖

手杖(见图7-1)是一种手握式的辅助用具,常用于不能完全负重的残障者或老年人。手杖可为木制或金属制,木制手杖长短是固定的,不能调整。金属制手杖可依身高来调整。

1. 手杖的种类及适用对象

(1)普通手杖

普通手杖整体呈 f 形,轻便简单、携带方便,适用于握力好、上肢支撑力强的患者,如一般行动不便的老年人。

(2)支架式手杖

支架式手杖的特点是上端有支撑手腕的装置,可固定腕部和前臂。适用于腕部支撑力弱或腕关节强直的老人。

(3)T 字形手杖

T 字形手杖的特点是上端呈 T 字形。有些 T 字形手杖带软环,加大了手杖与手的接触面积,从而增加了行走时的稳定性。

(4)四脚式手杖

手杖下端有四个支点,进一步增加了稳定性。适用于稳定性和平衡能力差的老人,如臂力较弱或上肢患有震颤麻痹者。但此种手杖携带不便,且在不平坦的道路上难以使用。

2. 手杖的使用

(1)准备工作

① 选择合适老人的手杖类型。

② 调节手杖高度,应是手臂下垂时从地面到手腕的高度。

③ 使用手杖时,肘弯曲角度以 150°为宜。手杖下端着力点在同侧脚旁 15 cm 处。如图7-2 所示。

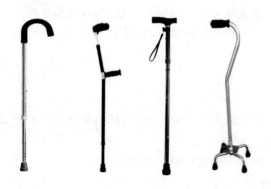
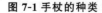

(a)普通手杖　(b)支架式手杖　(c)T字形手杖　(d)四脚式手杖

图 7-1 手杖的种类

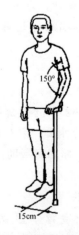

图 7-2　手杖长度的确定

④ 为老人选择质地柔软的服装和舒适防滑的鞋,便于老人行走。

⑤ 协助老人活动肢体,尤其是下肢,做好站立和行走的准备。

⑥ 向老人说明,行走时步调与手杖配合,协助联系步态协调性及膝部抬起的高度。

(2) 操作程序

① 指导老人使用手杖自行行走(三点步行)(见图7-3)

● 双脚并拢,重心移到健侧脚上,把手杖向前拄出一步远。手杖的下端着力点在同侧脚旁15 cm处。

● 向前迈出患侧脚,放在平地上。

● 身体重心缓慢移到手杖和患侧脚上,健侧脚前移,两脚平齐后开始下一个循环。

最初训练时可按照"手杖→患侧→健侧"的顺序练习。无论向哪个方向移动,都要先移动手杖,调整好重心后再移动脚步。

② 指导老人使用手杖自行行走(两点步行)(见图7-4)

同时伸出手杖和患侧脚并支撑体重,再迈出健足,手杖与患侧脚作为一点,健侧脚作为一点,交替支撑体重的步行方式。

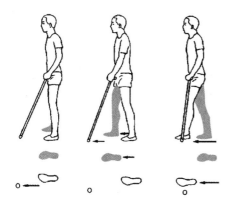 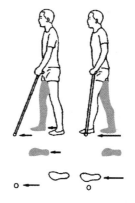

图7-3　三点步行(阴影部分为患侧)　　　　图7-4　两点步行(阴影部分为患侧)

③ 上、下台阶的方法

● 上台阶时,首先把手杖放在上一个台阶上,然后上健侧脚,移动重心在健侧脚上,再跟上患侧脚。

● 下台阶时,手杖先放在下一个台阶上,先下患侧脚,再跟下健侧脚。

④ 过障碍物

尽可能靠近障碍物后,将手杖拄到障碍物的前方,先迈出患侧脚,调整重心后,再跟进健侧脚。

⑤ 协助使用手杖老人行走

对于体质较弱的老人,在其使用手杖时,照护员应协助老人行走(见图7-5)。

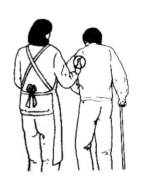

● 老人健侧拄手杖,照护员从后方将手伸入老人腋下,拇指放在腋窝后,用手支托老人腋下,手背按住胸廓起到固定作

图7-5　协助使用手杖老人行走

用。协助偏瘫老人从椅子上坐起时,常应用此法。一般扶住老人的患侧上肢,防止老人向患侧或后方跌倒,如图 7-5 所示。

● 老人健侧拄手杖,照护员一手扶住老人肩部,另一手提拉老人裤带,防止老人身体倒向前侧或两侧。

(3)注意事项

① 手杖的底端应加橡皮底垫,以增强手杖或拐杖的摩擦力和稳定性来预防老人跌倒,橡胶底垫应有吸力、弹性好、宽面、有凹槽。

② 手杖的底端应经常检查,确定橡皮底垫的凹槽能产生足够的吸力与摩擦力,而且紧栓于手杖的底端。

③ 无论向哪一个方向移动,都要先移动手杖,调整好重心后再移动脚步。

④ 手杖与步调要协调,老人没有完全适应使用手杖前,照护员要协助。

⑤ 道路不平整或移动距离较长时,不宜使用手杖。

二、拐杖/腋杖

拐杖(见图 7-6)是用于下肢残疾及下肢疾患老人长距离行走的辅助用具。其作用是支撑体重、保持平衡、锻炼肌力、辅助行走。适用于下肢骨折、下肢无力、平衡障碍等老人。为了保证老人的安全,拐杖的长度必须与老人的身高相适宜。使用时应调整拐杖,将全部的螺丝拧紧,老人身体直立,双肩放松,用手握紧把手,肘关节自然弯曲。不正确的姿势会引起背部肌肉酸痛、劳损。另外,不合适的拐杖也会导致腋下受压造成神经损伤、手掌挫伤和跌倒。

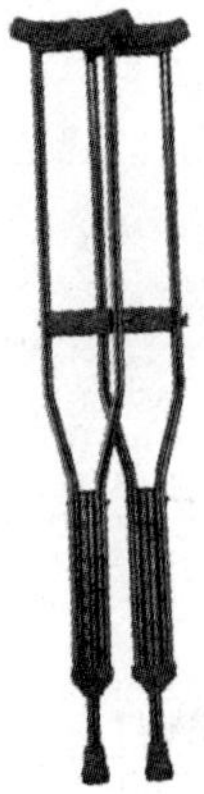

拐杖有腋下和手腕两处支撑,稳定性较手杖好,适用于下肢肌张力弱、关节变形或下肢骨折不能支撑体重的老人。使用拐杖时需要足够的臂力支撑,所以一定要评价老人是否具备使用拐杖的条件。拐杖的使用方法如下。

图 7-6　拐杖

1. 准备工作

(1)根据老人的具体情况选择使用单侧或双侧拐杖。

(2)检查拐杖,确保其性能良好。

(3)调节拐杖高度,以老人身高的 77% 为宜(或站立时拐杖上端到腋窝下 3～4 横指的高度),下端着地点为同侧足前外方 10 cm 处。拐杖上端接触腋窝处要有软垫,下端要有防滑橡胶帽。

(4)为老人选择质地柔软的服装和舒适防滑的鞋,便于老人行走。

(5)协助老人活动肢体,尤其是下肢,做好站立和行走的准备。

2. 操作程序

握住拐杖,将上端放于腋下,支撑上身。拄拐杖时,肘部适宜的弯曲角度为 150°。

(1)4 点步行法

先伸出左侧拐杖,迈出右脚,再伸出右侧拐杖,最后迈出左脚。

(2)3 点步行法

先将两侧拐杖同时伸出,双侧拐杖先落地,后迈出患侧脚,最后再将健侧脚伸出。

（3）2 点步行法

一侧拐杖和对侧脚作为第一着地点同时移向前方,另一侧拐杖和另一侧脚再向前伸出作为第二着地点。

（4）摆过步(见图 7-7)

两侧拐杖同时伸向前方,身体重心移向前方。用拐杖支撑,悬空身体,借助人体重力,两腿向前甩动约 30 cm,不能向前甩动过远,否则会失去重心、跌倒。着地平稳后,再同时移动拐杖到身体两侧,使用者在没有达到熟练之前,应有专人看护,以免跌倒受伤。

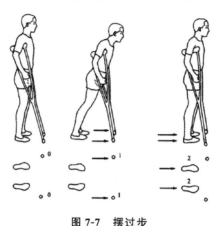

图 7-7　摆过步

3. 注意事项

（1）使用拐杖时,老人意识必须清醒,一般情况良好、稳定。

（2）老人宜穿平底鞋,衣服要宽松合身。

（3）老人的手臂、肩部或背部应无伤痛,以免影响手臂的支撑力。

（4）老人在没有达到熟练使用前,照护员要陪伴在旁,以免老人跌倒受伤。

三、步行器

步行器(见图 7-8)适用于肌张力弱、行走时稳定性差的老人。步行器与手杖相比稳定性强,更为安全。使用前提是老人要有判断力和较好的视力,在步行器的支持下能够行走,不会发生危险。有的步行器还需有较强臂力。照护员要根据老人的实际情况选择不同的步行器。

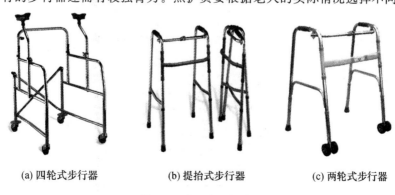

(a) 四轮式步行器　　　(b) 提抬式步行器　　　(c) 两轮式步行器

图 7-8　常见步行器类型

1. 步行器的种类及适应对象

（1）四轮式步行器

适用于迈步有困难的老人。因有轮子，可随时拉动到床旁，让老人缓慢移至步行器。但由于轮子容易滑动，用力方向不对时，老人有可能扑出而发生危险，要特别注意。

（2）提抬式步行器

与四轮式步行器相比，提抬式步行器稳定性强，行走时老人要提起步行器放到自己正前方的适宜位置，再向前移动身体。站立时具有稳定性的老人才可应用此种步行器。

（3）两轮式步行器

介于以上两种步行器之间取以上两种步行器的优点，行走时先使用轮子部分将步行器前移，身体移动时用步行器的支点着地，既具有稳定性，也方便推移。

2. 步行器的使用

（1）准备工作

① 根据老人的身高和需要调节步行器的高度，一般以老人上臂弯曲90°为宜。

② 检查步行器是否完好，连接处有无松动。确保性能良好后才可使用。

（2）操作程序

① 老人平稳站立后，让老人前臂放在步行器扶手上支撑部分体重，身体略向前倾，以减少下肢承重。

② 老人身体平衡后再缓慢小幅度步行。使用两轮式步行器时提起助行器后部向前推进，双下肢交替迈步；使用四轮式步行器时，双手握持扶手，双下肢交替迈步，老人应具有控制手闸的能力。步行器基本步态模（见图7-9）。

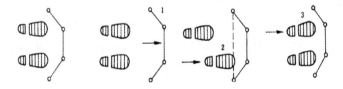

图 7-9　助行架基本步态模

● 提起助行架放在前方。

● 向前迈一步，落在助行架两后足连线水平附近，如一侧下肢肌力较弱则先迈弱侧下肢。

● 迈另一侧下肢。

（3）注意事项

① 使用步行器要循序渐进，逐步适应。

② 不要在地面不平整的场所使用，以免发生危险。

③ 使用有轮步行器时，如果身体重量过度向前推，步行器会向前滑动，失去平衡，使老人跌倒，使用时要特别注意。

④ 开始使用时，应有照护员指导帮助，指导者应站在老人身侧，帮助其掌握平衡，一旦老人身体失衡，要马上搀扶。

四、轮椅

轮椅主要是一种代步工具或步行器,用于使用各种助行器仍不能步行或步行困难者。对于不能行走但能坐起的老人、病情许可可起床活动但需要保存能量的老人往往需要借助轮椅进行检查、治疗、或室外活动,促进血液循环和体力恢复。使用轮椅前应评估老人的一般情况、年龄、体重、病情、病变部位与躯体活动能力,根据老人状况选择适宜的轮椅。使用前还应检查轮椅的性能是否良好。

1.轮椅的种类

轮椅主架为铁制或铝制,坐垫部位为耐拉力的纤维制品,一般可由中部折叠,便于搬运和放置。轮椅的基本结构包括:轮椅架、轮、刹车装置、靠背、坐垫等。常用的类型有以下几种(图 7-10)。

（1）普通型

驱动轮在后,小轮在前,移动方便,老人坐在轮椅上可用上臂转动手轮圈,自己控制行走。室内外均可使用。

（2）可调型

轮椅的背部有固定头颈部的软槽,轮椅靠背能抬起和放平。适用于身体虚弱无力,难于支撑身体的老人。

（3）照护型

简单轻便,造价低。照护员运送老人时使用。

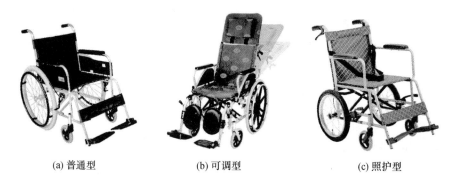

(a) 普通型　　　　　(b) 可调型　　　　　(c) 照护型

图 7-10　轮椅的种类

2.轮椅的使用

（1）准备工作

① 确认老人身体状况,是否可以使用轮椅。

② 检查轮椅是否完好,车胎是否充气。

③ 如外,出注意保暖,带好必须物品。

（2）操作程序

① 扶助老人坐轮椅

● 放置轮椅使椅背与床尾平齐,椅面朝向床头,将车闸制动,防止轮椅滑动,翻起脚踏板。

● 扶老人坐在床沿上，双腿着地，协助老人平稳坐到轮椅上，叮嘱其尽量往后坐，勿向前倾或自行下轮椅，将老人双脚放在脚踏板上。

② 推轮椅上台阶（见图 7-11）

推轮椅上台阶时，要提前告知老人。然后脚踩踏轮椅后侧的杠杆，抬起前轮，以两后轮为支点，使前轮平稳地移上台阶，再以两个前轮为支点，双手抬高车把，抬起后轮，平稳移上台阶。

③ 推轮椅下台阶（见图 7-12）

推轮椅下台阶时，要提前告知老人。老人和照护员均背向前进方向，照护员在前，轮椅在后，叮嘱老人抓好扶手。提起车把，将后轮轻稳地移到台阶下，然后以两后轮为支点，缓慢抬起前轮，将前轮轻轻地移到台阶下。

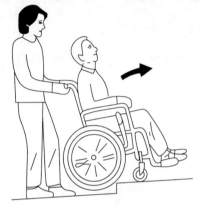

图 7-11 推轮椅上台阶

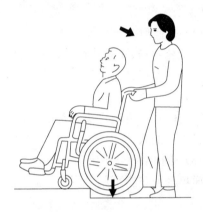

图 7-12 推轮椅下台阶

④ 推轮椅下坡（见图 7-13）

推轮椅下坡时，要提前告知老人。老人和照护员均背向前进方向，照护员在前，轮椅在后，叮嘱老人抓好扶手，缓慢下坡。

⑤ 推轮椅上下电梯

推轮椅上下电梯时，要提前告知老人。老人和照护员均背向前进方向，照护员在前，轮椅在后。进入电梯后，要及时拉紧车闸。

（3）注意事项

① 推轮椅行进过程中，要注意观察道路情况，随时注意老人表现，询问老人有无不适。

② 使用轮椅时，要平稳移动，避免突然加速、减速和改变方向，避免车体较大的震荡，防止老人发生意外。

③ 使用轮椅过程中，注意与老人交流，说明前进方向。

④ 随时扶助老人身体向后移动，尽量坐满轮椅，避免仅坐在前端，导致意外。

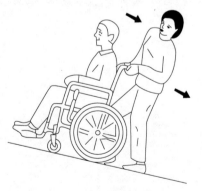

图 7-13 推轮椅下坡

▼ 任务训练

本部分任务训练内容为：以小组为单位，对案例导读进行分析，在评估基础上，选择适宜的助行器，并指导和协助老人使用。具体参照知识链接部分内容。

任务二　协助老年人更换卧位及床上移动

▼ 案例导读一

高爷爷，72 岁，脑卒中后长期卧床。高爷爷的女儿请了一位家庭保姆照顾其生活。由于家庭保姆缺乏卧床老人照护知识和经验，导致高爷爷骶尾部出现压疮。为了让高爷爷得到专业的照护，提高其生活质量，高爷爷的女儿将其送到某养老公寓。经公寓医务室评估后，医嘱每小时翻身一次。

请思考：作为高爷爷的照护员，你如何为其翻身？

▼ 案例导读二

王大爷，69 岁，一年前入住养老公寓。今天早上，王大爷在卫生间内不慎摔倒，感觉左侧下肢疼痛剧烈，不能站立。公寓医务室的医生决定送王大爷转诊到综合医院治疗。

请思考：如果你是王大爷的照护员，你如何将王大爷从房间运送上救护车？

▼ 知识链接

一、协助老人更换卧位

卧位是老人休息和适应医疗护理需要所采取的卧床的姿势。为了检查、治疗和护理的目的，老人需要取正确的卧位，对治疗疾病、减轻症状、减轻疲劳、增进舒适等均起到良好的作用。照护人员应熟悉各种卧位，掌握维持舒适卧位的基本要求及方法，协助和指导老人采取正确、舒适、安全的卧位。卧床姿势应尽量符合人体力学要求，至少 2 小时进行一次体位变换，每天进行身体各关节的主动和被动运动，加强受压部位的护理，预防压疮的发生。

1. 常用卧位的适用范围及摆放姿势

根据卧位的姿势，可将卧位分为仰卧位、侧卧位、俯卧位、半坐卧位、截石位、膝胸卧位等。如休克患者由于有效循环血量减少取休克卧位。

根据卧位的稳定性，可将卧位分为稳定性卧位和不稳定性卧位。稳定性卧位，支撑面大、重心低、平衡稳定、感觉舒适，常见的如仰卧位。不稳定性卧位，支撑面小、重心较高、难以平衡，如侧卧位，易造成肌肉紧张、疲劳和不适。

根据卧位的自主性，可将卧位分为主动、被动和被迫卧位。主动卧位主要见于正常老人、病情较轻或处于恢复期的老人，老人能够根据自己的意愿自行改变卧床姿势，从而采取最舒适、最随意的卧床姿势。被动卧位主要见于昏迷、身体极度衰弱老人，老人无力自行改变卧床姿势，需要他人帮助安置。被迫卧位是指为了减轻疾病所致的痛苦或因治疗的需要而被迫采取的卧位。老人通常意识清楚,具有变换卧位的能力,但因疾病或治疗需要而被迫采取某种卧位。如急性左心衰竭的老人由于呼吸困难而被迫采取端坐位。

(1)仰卧位

① 去枕仰卧位

● 适用范围。腰麻或脊髓穿刺的老人,可防止穿刺后脑脊液从穿刺处漏出而导致颅内压过低引起头痛。此卧位还可用于昏迷或全麻未清醒老人,防止呕吐物误入气管而引起窒息或吸入性肺炎等肺部并发症。

● 姿势。将枕头撤去,头部与躯干基本在同一平面上,头偏向一侧,两臂伸直,自然放置。将枕头横放在床头,床尾放软枕(防止足下垂)(见图7-14)。

② 中凹卧位

● 适用范围。休克老人。将头胸部抬高可使膈肌下降,有利于呼吸;将下肢抬高,有利于静脉回流而缓解休克症状。

● 姿势。头胸部抬高 $10°\sim20°$,下肢抬高 $20°\sim30°$(见图7-15)。

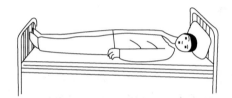

图7-14　去枕仰卧位

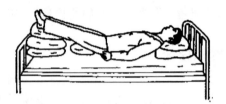

图7-15　中凹卧位

③ 屈膝仰卧位

● 适用范围。腹部检查(使腹部肌肉放松,便于检查)、接受导尿、会阴冲洗等。

● 姿势。老人仰卧,头下垫一枕,两臂自然放于身体两侧,两膝屈起,并稍向外分开(见图7-16)。

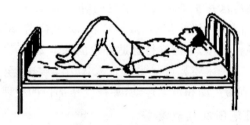

图7-16　屈膝仰卧位

(2)侧卧位

① 适用范围

灌肠、肛门检查、臀部肌内注射(上腿伸直,下腿弯曲)、胃镜检查(左侧卧位,便于沿胃小弯走行入胃)、肠镜检查。平侧卧位交替还可用于预防压疮,避免局部组织长期受压。

② 姿势

老人侧卧,两臂屈肘,一手放在枕旁,一手放在胸前的软枕上,上腿弯曲,下腿稍伸直,在两膝间放一软枕,后背放一软枕。放置软枕的目的是增加稳定性,使老人感到舒适和安全(见图7-17)。

（3）俯卧位

① 适用范围

胃肠胀气所致的腹痛,腰背部检查或胰、胆管造影检查,腰、背、臀部有伤口或脊椎手术后而不能平卧或侧卧的老人。

② 姿势

老人俯卧,头偏向一侧,双臂屈曲置于头两侧,两腿伸直,胸下、髋部及踝部各垫一软枕（见图 7-18）。

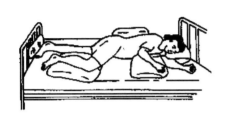

图 7-17　侧卧位

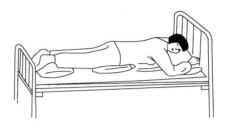

图 7-18　俯卧位

（4）半坐卧位

① 适用范围

恢复期体质虚弱的老人,采用该体位有利于向站立位过渡。腹腔、盆腔手术后或有炎症的老人,采取该体位可使腹腔渗出液流向盆腔,使感染局限,防止感染向上蔓延引起膈下脓肿,且腹部术后采用该体位还可减轻腹部切口缝合处的张力从而利于伤口愈合。心肺疾患所致的呼吸困难老人,采用半坐卧位可缓解呼吸困难症状。面部、颈部手术后的老人,采用半坐卧位可减少局部出血。

② 姿势

老人仰卧位,先把床头摇高 30°～50°,再摇起膝下支架,防止老人下滑,床尾置一软枕垫于老人足下。放下时,先摇平膝下支架,再摇平床头支架（见图 7-19）。

（5）端坐位

① 适用范围

急性肺水肿、心包积液、心力衰竭及支气管哮喘发作的老人。

② 姿势

扶老人坐起,用床头支架或靠背架将床头抬高 70°～80°,老人身体稍向前倾,床上放一跨床小桌,桌上放软枕,供老人伏桌休息;膝下支架抬高 15°～20°,足下放软枕（见图7-20）。

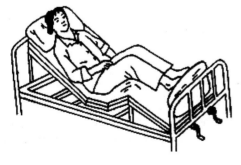

图 7-19　半坐卧位

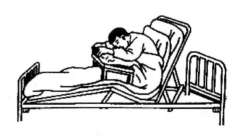

图 7-20　端坐位

（6）头低足高位

① 适用范围

肺部、十二指肠引流，有利于液体流出。下肢牵引的老人（如胫骨牵引、跟骨牵引），可利用人体重力作为反牵引力。此卧位会使老人感到不舒适，不宜长时间使用，尤其注意的是颅内高压老人禁用该卧位。

② 姿势

老人仰卧位，将一软枕立于床头，将床尾垫高15～30 cm（见图7-21）。

（7）头高足低位

① 适用范围

颈椎骨折老人进行颅骨牵引、颅脑手术后可用来预防脑水肿。

② 姿势

老人仰卧位，床头垫高15～30 cm，床尾横立一枕以防止足底触及床栏（见图7-22）。

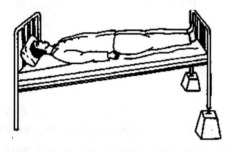

图7-21 头低足高位

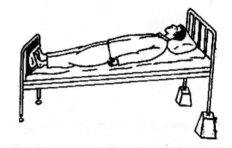

图7-22 头高足低位

（8）膝胸卧位

① 适用范围

用于进行肛门、直肠、乙状结肠镜检查及治疗的老人。

② 姿势

老人跪卧，头转向一侧，两臂屈肘，放于头的两侧，两小腿稍分开放平，大腿与床面垂直，胸贴床面，腹部抬起悬空（见图7-23）。

（9）截石位

① 适用范围

可用于会阴、肛门部位的检查、治疗或手术，如膀胱镜检查等。

② 姿势

老人仰卧在特殊的检查床上，两手放在身体两侧或胸前，双腿分开，置于支腿架上，臀部置于床沿。选用该体位时注意遮挡老人及为其保暖（见图7-24）。

2. 协助老人翻身侧卧

很多老人因为伤病需要长期卧床，无法自行变换体位或起床活动。长期卧床会导致身体重量长期压迫某处组织，影响该处的血液循环，导致压疮。因此，照护员应定期协助老年人进行体位转换，预防并发症的发生。协助翻身侧卧，即协助不能自行更换体位的老人由仰卧位转换为侧卧位，增进老人的舒适感，有效预防压疮、坠积性肺炎等并发症，便于进行治疗与护理，如背部皮肤护理、更换床单等。

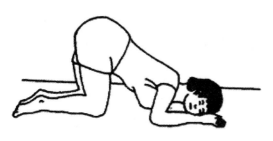

图 7-23 膝胸卧位

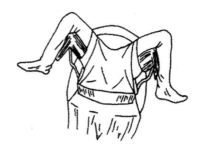

图 7-24 截石位

（1）准备工作

① 自身准备：衣帽整洁，洗净并温暖双手，戴口罩。

② 环境准备：室内整洁、温暖、无对流风。

③ 用物准备：3 个软枕、翻身记录卡、笔等。

（2）操作程序

① 向老人解释操作目的、过程及配合注意事项，取得合作。

② 拉上对侧床挡后，松开被尾，妥当安置各种导管，必要时将盖被折叠放在床尾或床的一侧。

③ 照护员协助老人摆放姿势

● 非偏瘫老人。照护员站在老人一侧，协助老人仰卧，老人环抱双臂并放于胸前（环抱双臂放于胸前，可以防止重心分散，减少摩擦力，容易翻身；同时也可避免翻身时将手臂压在身下），向右翻身时，右臂在下左臂在上，向左翻身时与之相反。

● 偏瘫老人。协助老人头偏向健侧，健侧手拉住患侧手，两臂交叉环抱放于胸前。

④ 将枕头移到近侧，慢慢将老人头部移到枕上。

⑤ 照护员一手放在老人腰下，另一手放在老人臀部下，将老人身体移向近侧。

⑥ 照护员转到对侧，协助老人双腿屈膝（如是偏瘫老人，用健侧足压住患侧足以助侧卧），两腿立于床面。照护员一手扶住老人肩部，另一手扶住膝部（如是偏瘫老人，另一手扶住髋部，同时用肘部固定患侧膝部），借助身体重心和膝盖、肩部两个支点的作用，协助老人面向自己翻身侧卧。

⑦ 翻身侧卧后，按照侧卧位要求，协助老人两臂屈肘，一手放于胸前，一手放于枕旁，下腿稍伸直，上腿弯曲，在老人两膝间、背后、胸前放置软枕，以扩大支撑面。拉上床挡，增进老人的舒适和安全。

⑧ 记录翻身时间和皮肤情况，做好交班。

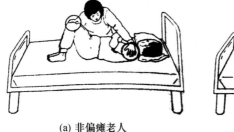

(a) 非偏瘫老人

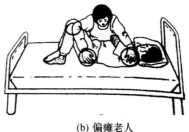

(b) 偏瘫老人

图 7-25 协助老人翻身侧卧

（3）注意事项

① 帮助老人翻身时，切忌拖、拉、推等动作，应将老人身体稍抬起后再移动，以免擦伤皮肤。翻身后帮助老人调整好卧位，用软枕垫好背部及膝下，以维持舒适位。两人协助翻身时，动作协调、轻稳。

② 根据病情及皮肤受压情况确定翻身间隔时间，一般情况每2小时至少翻身一次，如发现皮肤发红或破损，应及时处理并增加翻身次数，同时做好交接班工作。

③ 注意节力原则，操作时照护员应两脚分开以扩大支撑面，屈膝保持身体稳定性，翻身时尽量让老人靠近照护员，以减小阻力臂。

④ 对于有引流管、输液装置等特殊情况老人，翻身时应妥当安置，翻身后仔细检查管道是否脱落或受压阻塞。

二、协助老人床上移动

协助老人床上移动包括以下几种情况：协助移向床头、协助移向床边、协助坐起、协助站立、协助床→轮椅转移、协助床→平车转移。

1. 协助卧床老人移向床头

卧床老人可能会出现滑向床尾的情况，尤其是采取半坐卧位。当老人不能自行移动时，需要照护员协助其移向床头，恢复正确而舒适的卧位。

（1）准备工作

① 自身准备：衣帽整洁，洗手，戴口罩。

② 环境准备：室内温暖，无对流风。

③ 用物准备：软枕。

（2）操作程序

① 向老人解释操作目的、过程及配合注意事项，取得合作。

② 松开被尾，使老人呈去枕仰卧位，枕头横立于床头，避免老人头部受伤。

③ 使老人环抱双臂并放于胸前（如老人上肢能配合用力，让老人双手握住床头栏杆），协助老人双膝屈曲，两小腿立于床上。

④ 协助移动

● 一人法，适用于体重较轻或恢复期老人。照护员站在老人上半身对角线的延长线上，双脚分开，一脚在前一脚在后。一手经老人颈后伸到对侧腋下，另一手托住老人臀部，嘱老人双脚用力蹬床面，同时照护员用力将老人身体抬起向床头移动。如图7-26所示。

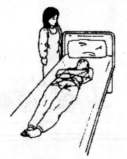 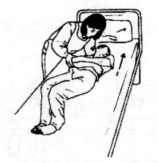

(a) 照护员站立位置　　　　　(b) 协助老人移向床头

图7-26　协助老人移向床头

● 二人法,适用于体重较重或病情较重的老人。两名照护员分别站在床的两侧,对称地托住老人颈肩部和臀部,或一人托肩、腰部,另一人托臀部和腘窝,两人配合抬起老人移向床头,老人的头部应予以托扶。

⑤ 放回枕头,老人头部移回枕头上,取舒适卧位,整理床单位。

(3) 注意事项

协助老人移向床头避免撞伤老人头部,不可拖拉,以免擦伤皮肤,老人头部应予以托扶。操作时,照护员注意节力原则。

2.协助卧床老人移向床边

在协助卧床老人翻身侧卧等操作中,首先需要将老人移向床边。

(1) 准备工作

① 自身准备:衣帽整洁,洗手,戴口罩。

② 环境准备:室内温暖,无对流风。

(2) 操作程序

① 向老人解释操作目的、过程及配合注意事项,取得合作。

② 协助移向床边

● 一人协助,采用分段移位法,如图 7-27 所示。照护员站在老人身体一侧,协助老人环抱双臂并放于胸前(向右翻身时,右臂在下,左臂在上;向左翻身时相反)。

将枕头移到近侧,慢慢将老人头部移到枕上。

照护员两腿分开 10～15 cm,屈膝以降低重心,保持平衡。

一手经老人颈下抱住对侧肩部,另一手经臀下抱住对侧髋部,将老人上半身移向近侧。

一手经臀下抱住对侧髋部,另一手抱住腘窝部位,将老人下半身移向近侧。

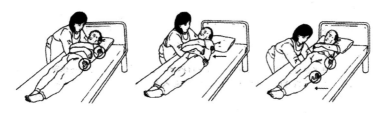

图 7-27 一人协助老人移向床边

● 二人协助。两名照护员站在床的同侧,协助老人环抱双臂放于胸前。将枕头移至近侧,将老人头部移至枕头上。一人托住老人颈肩部和腰部,另一人托住臀部和腘窝部,两人同时抬起老人移向近侧。

③ 协助老人取舒适卧位,整理床单位。

(3) 注意事项

注意事项同协助老人翻身侧卧。

3.协助老人坐起

照护员在协助老人乘坐轮椅外出、下床活动等情况下,首先需要协助卧床老人坐起。

(1) 准备工作

① 评估:观察并询问老人身体状况,确定能否顺利坐起。

② 自身准备：着装整齐，洗净并温暖双手。

③ 物品准备：如果外出，备好外衣、鞋、助行器等必要物品。

（2）操作程序

① 为老人穿好衣服，向老人做好解释，征得其同意及配合。

② 协助老人坐起

● 扶助老人从床上坐起。抬高床头 60°，如果是坐移到床边，先按照"移向床边"的方法将老人身体移向一侧床边。

照护员站在老人右侧，双腿分开、屈膝（重心放低）。

一手经颈下抱住老人对侧肩，另一手扶住老人对侧髋关节部位，使老人身体翻动略侧向自己，用手压住老人右侧肘关节做支撑点，沿自然坐起的运动曲线协助老人坐起，如图 7-28 所示。

● 协助偏瘫老人借助床挡坐起。抬高床头 60°，如果是坐移到床边，先按照"移向床边"的方法将老人身体移向一侧床边。协助老人将患侧手置于胸前，健侧下肢略屈曲，头偏向将要翻身的方向，健侧手抓住床挡，身体翻向健侧，健侧肘部支撑体重，腹部、臀部、下肢顺应翻转方向，沿头部运动曲线坐起，两脚放在床下，上身坐起，双脚稳妥地踏在地上。

● 借助绳子坐起。拴绳子于床的适当位置，为了老人双腿能用上力，脚底垫上木板或其他硬物，方法同"借助床挡坐起"，用力拉绳坐起。

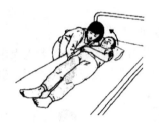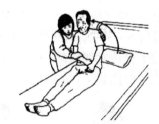

图 7-28　扶助老人坐起

4. 协助老人站立

照护员在协助老人移到轮椅上或下床活动等情况下，协助卧床老人坐起后，即需要协助其站立。

（1）准备工作

① 评估：观察并询问老人身体状况，确定能否顺利站起。

② 自身准备：着装整齐，洗净并温暖双手。

③ 物品准备：如果移动到椅子或轮椅车上，备好必要物品。

（2）操作程序

① 为老人穿好衣服和鞋袜，向老人做好解释，征得同意及配合。

② 协助老人坐稳的基础上，使老人两脚向后回收并略分开，老人手臂扶在照护员肩上或在照护员颈后交叉相握。照护员屈膝，右腿伸到老人两腿间，抵住老人患侧膝部，形成良好固定，两手臂环抱老人腰部并夹紧，两人身体靠近，老人身体前倾靠在照护员肩部，向上用力协助老人站起。

③ 轻轻向前扶正老人腰部，保持稳定姿态。

5. 协助老人进行床→轮椅转移

(1) 准备工作

① 评估：观察并询问老人身体状况,确定能否顺利移动。

② 自身准备：着装整齐,洗净并温暖双手。

③ 环境准备：周围环境宽敞、无障碍物。

④ 物品准备：轮椅完好处于备用状态,必要时备毛毯及外出物品。

(2) 操作程序

① 为老人穿好衣服和鞋袜,向老人做好解释,征得同意及配合。

② 将轮椅靠近老人身体健侧,轮椅与床呈 30°～45°角,踩下轮椅车闸,固定轮椅。

③ 需用毛毯保暖时,将毛毯平铺在轮椅上,毛毯上端高过老人颈部 15 cm 左右。

④ 扶老人坐稳在床沿上,照护员使用"协助老人站立"的方法,使老人站起并身体前倾靠在照护员肩部。

⑤ 照护员以自己的身体为轴转动,顺势将老人稳妥地移至轮椅或椅子上。如果老人健侧上肢有力,可嘱老人用靠近轮椅健侧之手,扶住轮椅外侧把手,照护员用腿抵住老人患侧膝部,协助其转身坐入轮椅中(见图 7-30)。

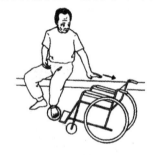

图 7-29　轮椅摆放位置

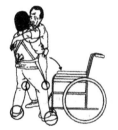 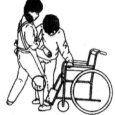

图 7-30　协助老人坐入轮椅

⑥ 嘱老人扶好轮椅扶手,照护员绕到轮椅后方,两臂从老人背后两肋下插入,将老人身体向后移动,使身体坐满轮椅座位,头及背应向后靠,并抓紧扶手,以免发生意外。

⑦ 翻下脚踏板,双脚踏于脚踏板上。

⑧ 如外出寒冷,需包裹毛毯时,将毛毯上端边向外翻折 10 cm,围在老人颈部,用别针固定,将毛毯围裹双臂做成两个袖筒,并用别针固定在腕部,再用毛毯围好上身,用毛毯将双下肢和双腿包裹。整理床单位后即可推轮椅外出。

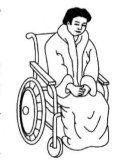

图 7-31　毛毯包裹

⑨ 外出归来后,推轮椅至床边,使椅背与床尾平齐,老人面向床头制动车闸,翻起脚踏板,去别针,协助老人站起、转身、坐于床缘。协助老人脱去鞋子及外套等。

⑩ 协助老人取舒适卧位,盖好盖被,推轮椅回原处放置,需要时记录。

6. 协助老人床→平车转移

对于神志不清、有严重功能障碍等症状,无法自己移动的老人,或者是由于治疗和检查而需要保持安静的老人,需要平车运送出入,做各种检查、治疗等。使用平车时应评估老人的体重、躯体活动情况、病情与理解合作能力、平车性能是否良好等。

(1) 准备工作

① 自身准备:着装整洁,洗净并温暖双手。

② 环境准备:宽敞,便于操作。

③ 物品准备:平车上置被单和橡胶单包好的垫子与枕头、毛毯或棉被。

(2) 操作程序

① 检查平车是否完好,向老人做好解释并征得同意,安置好老人身上的导管,移开床旁桌椅。

② 搬运老人,根据老人的体重及病情选择适当的搬运法

● 挪动法,适用于病情许可、能在床上配合活动的老人(见图7-32)。松开盖被,将平车紧靠床边,大轮朝向床头,将闸制动,调整床或平车的高度,使两者平齐。

照护员抵住平车,协助老人采用分段移位法,将上半身、臀部、下肢依次向平车挪动,让老人头部卧于大轮端(回床时,先助其移动下肢,再移动上肢)。协助老人躺好,用被单或盖被包裹,先包裹足部,后包裹两侧,露出头部。

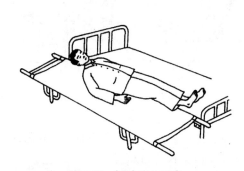

图7-32 挪动法上平车

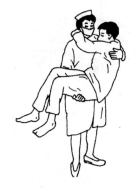

图7-33 一人搬运

● 一人搬运法,适用于上肢活动自如,体重较轻者(见图7-33)。将平车推到老人床旁,使平车头端与床呈钝角,闸制动,松开盖被。

照护员两腿分开,屈膝使重心放低,一手臂自老人腋下插入抱紧其远侧肩部,另一手臂自老人大腿下伸出抱紧其两腿,叮嘱老人双臂在照护员颈后交叉。

抱起老人,移步轻轻放在平车上,使之卧于平车中央,盖好盖被。

● 二人搬运法,适用于不能自行活动,体重较重者(见图7-34)。将平车推至床旁,平车头端靠近床尾,与床尾成钝角,用制动闸止动。

松开盖被,照护员甲、乙二人站在床同侧,协助老人上肢交叉于胸前。甲两手臂分别托住老人颈肩部和腰部,乙两手臂分别托住老人的臀部和双腿,两人同时抬起老人至近侧床缘,再同时抬起老人,两人步调协调一致,呈扇面打开状移动,将老人平稳移到平车上,使之卧于平车中央,盖好盖被。

● 三人搬运法,适用于不能自行活动,体重超重的老人(见图7-35)。将平车推至床旁,平车头端靠近床尾,使平车与床尾成钝角,用制动闸止动。

松开盖被,照护员甲、乙、丙三人站在床同侧,协助老人的上肢交叉于胸前,甲托住老人的头、颈、肩部,乙托住老人的背、腰、臀部,丙托住老人的膝部及双足。由甲发令,三人同时抬起老人至近侧床缘,使老人身体稍向照护员倾斜,三人步调协调一致,呈扇面打开状移动,使老人平稳地移到平车上,卧于平车中央,盖好盖被。

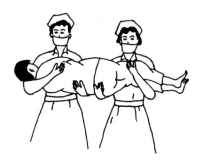

图7-34 二人搬运

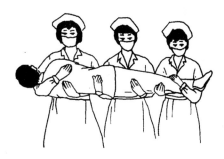

图7-35 三人搬运

● 四人搬运法,适用于病情危重或颈椎、腰椎骨折者(见图7-36)。移开床头桌椅,将结实的中单平铺在老人身下腰、臀的部位,平车与床并排靠紧,平车头端靠近床头,将闸制动。

照护员甲站于床头,托住老人的头、颈、肩部;照护员乙站在床尾托住老人的两腿;丙、丁分别站于床侧及平车侧,将中单卷至老人身旁,双手紧紧抓住中单四角,由甲发出口令,四人同时将老人抬起,平稳地移到平车中央,盖好盖被。

③ 用毛毯或盖被包裹老人(见图7-37),整理床单位,松闸,推老人至指定地点。

推送老人时,小轮在前,便于转弯。推车行走时不可过快,上下坡时老人的头部应在高处一端,以减少不适。进出门时,应将门打开,避免碰撞引起振动造成老人不适或损坏车物。

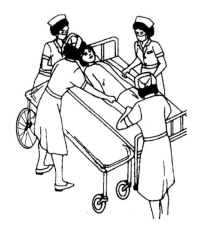

图7-36 四人搬运

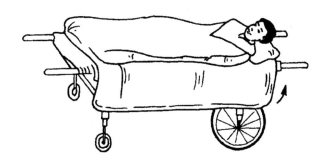

图7-37 包裹老人

（3）注意事项

① 搬运时，照护员两脚前后分开，扩大支撑面，两腿屈膝，降低重心，便于转身。

② 多人搬运时，照护员由床头按身高顺序排列，高者站在病人头端，使病人处于头高位，以减轻不适。老人应尽量靠近搬运者，以减轻身体重力线的偏移程度，减少阻力。

③ 推车时，照护员应站在老人头侧，便于观察老人情况。

◢ 任务训练

本部分任务训练内容包括：协助老人翻身侧卧和移向床头、床→轮椅转移、床→平车移动。三项任务的操作评分标准详见表7-1、表7-2、表7-3所示。

表7-1 协助老人翻身侧卧和移向床头操作评分标准

项 目		总分	技术操作要求	评分等级				得分	备注
				A	B	C	D		
仪表		5	仪表端庄、服装整洁、戴口罩	5	4	3	2		
评估		10	了解病情、体重、活动能力、心理状态	3	2	1	0		
			检查皮肤状况及各种治疗措施	3	2	1	0		
			向老人解释时，语言、内容恰当，态度真诚	4	3	2	1		
操作前准备		5	物品齐全、放置合理	2	1	0	0		
			环境安排合理（关闭门窗，放平床）	3	2	1	0		
操作过程	安全与舒适	10	老人体位舒适、保暖、安全	3	2	1	0		
			扶托身体的措施得当	4	3	2	1		
			原有的各种治疗措施安全、畅通无扭曲	3	2	1	0		
	翻身侧卧	35	老人环抱双臂置胸前（健侧手拉住患侧手）	3	2	1	0		
			分段移位法协助老人移向近侧	3	2	1	0		
			老人双腿屈膝（远侧或健侧腿放在近侧或患侧腿上）	7	5	3	1		
			手扶老人肩、膝部，翻转侧卧姿势正确	7	5	3	1		
			翻身后背部、两腿间、两臂间垫软枕	7	5	3	1		
			操作中用力适当、不拖拉	8	6	4	2		
	移向床头	20	协助老人取仰卧位	2	1	0	0		
			枕头横立于床头	2	1	0	0		
			老人环抱双臂（或双手握住床头栏杆）	3	2	1	0		
			一手扶肩背，一手托臀下位置正确	2	0	0	0		
			两臂抬起移向床头不拖拉	5	4	3	2		
			指导老人配合及时准确（根据病情嘱老人双脚用力蹬床面）	2	1	0	0		
			枕头归原位	1	0	0	0		
操作后		5	扶助老人取舒适卧位，整理床单位	5	4	3	2		
评价		10	动作轻稳、准确、安全、节力	4	3	2	1		
			床单整洁、衣服平整、舒适	3	2	1	0		
			关心老人、及时观察老人病情及反应	3	2	1	0		
总 分		100							

表 7-2　协助老人进行床→轮椅转移的评分标准

项　　目		总分	技术操作要求	评分等级				得分	备注
				A	B	C	D		
仪表		5	仪表端庄、服装整洁、戴口罩	5	4	3	2		
评估		10	了解病情、体重、自理能力、心理状态	5	4	3	2		
			向老年人解释时,语言、内容恰当,态度真诚	5	4	3			
操作前准备		5	物品齐全	2	1	0	0		
			物品放置合理	3	2	1	0		
操作过程	安全与舒适	10	环境安排合理,宽敞无障碍物	5	4	3	2		
			老年人体位舒适、保暖(穿外出服装)	5	4	3	2		
	坐轮椅前	15	轮椅靠近老年人身体健侧	5	4	3	2		
			轮椅与床呈 30°～45°角,固定轮椅	5	4	3	2		
			扶老人坐起,老人健侧手臂扶放部位或交叉方法正确	5	4	3			
	坐轮椅	25	右腿站在老人两腿之间并抵住患侧膝部方法正确	6	5	4	3		
			协助老人站立,照护员双手环抱方法、部位正确	6	5	4	3		
			老人身体前倾依靠部位、方法正确	6	5	4	3		
			以支撑点转动、平稳移动老人到轮椅	7	6	5	4		
			老人手扶位置正确	4	3	2	1		
			两臂自老人两肋下伸入	4	3	2	1		
			协助老人身体后移坐满轮椅	4	3	2	1		
			老人双脚位置舒适	3	2	1	0		
操作后		5	助老人取舒适卧位、保暖	3	2	1	0		
			整理用物	2	1	0	0		
评　　价		10	动作轻稳、准确、安全、节力	5	4	3	2		
			关心老人、及时观察老人病情及反应	5	4	3	2		
总　　分		100							

表 7-3　协助老人进行平车移动的评分标准

项　　目		总分	技术操作要求	评分等级				得分	备注
				A	B	C	D		
仪表		5	仪表端庄、服装整洁、戴口罩	5	4	3	2		
评估		10	了解病情、体重、自理能力、心理状态	3	2	1	0		
			根据老人病情选择移动方式恰当	4	3	2	1		
			向老人解释时,语言、内容恰当,态度真诚	3	2	1	0		
操作前准备		5	物品齐全、放置合理(检查平车)	2	1	0	0		
			环境安排合理(移开桌椅)	3	2	1	0		
操作过程	安全与舒适	10	老人体位舒适、保暖、安全	3	2	1	0		
			老人身上的原有治疗措施处理正确	4	3	2	1		
			推车移动平稳	3	2	1	0		
	一人协助床-平车转移	36	向老人解释后协助其穿衣	3	2	1	0		
			平车与床尾角度、位置正确	3	2	1	0		
			照护员站在床旁钝角内	3	2	1	0		
			两手分别伸入老人腋下、大腿下	7	5	3	1		
			嘱老人手臂在颈后交叉	3	2	1	0		
			托抱老人移至平车中央	7	5	3	1		
			原有治疗措施保护得当	5	4	3	2		
			盖被推车,移动平稳安全、观察病情	5	4	3	2		
	平车移动	24	老人卧于车中央、保暖	4	3	2	1		
			原有治疗措施保护得当	4	3	2	1		
			推车方法正确、平稳、安全(手推老人头部所在的大轮端)	6	4	2	0		
			上坡时大轮在前、下坡时大轮在后	6	4	2	0		
			随时观察老人病情及反应	4	3	2	1		
操作后		5	老人取舒适卧位	3	2	1	0		
			整理床单、物品	2	1	0	0		
评　　价		5	动作轻稳、准确、安全、节力	3	2	1	0		
			老年人安全、舒适	2	1	0	0		
总　　分		100							

任务三　保护具的使用

▼案例导读

　　王奶奶，80岁，生活不能完全自理。今天早上，照护员发现王奶奶精神不振，不爱说话，自述倦怠。测量生命体征，王奶奶体温为38.0℃。医生诊断为上呼吸道感染，给予口服药物治疗。下午，王奶奶开始出现烦躁不安，口中胡言乱语，再次测量体温为40.1℃。紧急呼叫医生，医生给予降温处理，并叮嘱照护员注意王奶奶的安全，避免坠床。

　　请思考：作为王奶奶的照护员，你应采取哪些预防措施避免王奶奶发生坠床意外？

▼知识链接

　　对于烦躁不安、高热、谵妄的老人，要防止其发生坠床、撞伤、抓伤他人等意外情况，必须及时、正确地应用保护具，以确保老人安全，保证治疗、护理顺利进行。常用的保护具有床挡、保护手套、约束带等。

一、床挡的使用

　　使用床挡是为了防止昏迷、躁动及危重老人发生坠床等意外。使用前应评估老人的年龄、病情、意识状态、生命体征、肢体活动情况等。目前，常用的床挡分为多功能床挡、半自动床挡、木杆床挡等。床挡必须两侧同时使用。老人有躁动时，应在床挡上加衬垫，防止撞伤。对于本身没有床挡的家居床，可利用床上用品或家具充当临时床挡。

　　1. 常用床挡的使用

　　（1）多功能床挡（见图7-38）

　　使用时插入两边床缘，不用时插入床尾，必要时还可垫于背部，作胸外心脏按压时使用。

　　（2）半自动床挡可按需升降（见图7-39）。

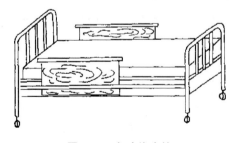

图7-38　多功能床挡

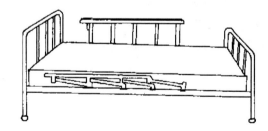

图7-39　半自动床挡

　　（3）木杆床挡

　　在使用木杆床挡时需稳妥固定，不用时固定在床缘两侧。为便于护理操作，床挡中间可安装活动门，使用时打开，用毕即关好活动门。在进行治疗或护理操作时，可暂时撤除床挡，操作完毕即将床挡安置好，以确保老人的安全，见图7-40。

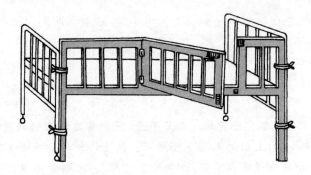

图 7-40　带活动门的床挡

2. 临时床挡

对于没有床挡的床,可将床的一侧靠墙,另一侧靠近床尾处用椅背拦挡,将床头柜下移至床头 20 cm 处,床的两侧分别用枕头或被子拦挡。

二、保护手套的使用

保护手套可用透气的面部制成套状,腕部有抽带,戴脱方便。使用时定时摘下透气,防止出汗导致皮肤破溃。定时协助老人活动手指,防止关节僵直。

三、约束带的使用

约束带是用来限制身体或身体某部位活动的器具,其目的是为了防止昏迷、躁动及危重者发生坠床、撞伤、抓伤等意外,确保老人的安全,保证治疗、护理活动顺利进行。使用前应评估老人的年龄、病情、意识状态、生命体征、肢体活动情况。使用约束带前要向老人及家属解释目的,在可用可不用的情况下,尽量不用。常用约束带包括宽绷带、肩部约束带、双膝约束带、尼龙搭扣约束带等。使用方法如下。

1. 宽绷带

手腕部或踝部的约束,可使用宽绷带固定。先用棉垫包裹手腕或踝部,再用宽绷带打成双套结(见图 7-41),套在棉垫外稍拉紧,使手腕部或踝部不脱出,松紧度以不影响肢体血循环为宜(见图 7-42),然后将绷带散端固定于床缘上。

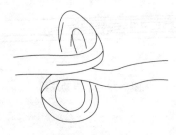

图 7-41　双套结

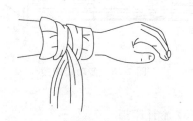

图 7-42　宽绷带加棉垫作腕部固定

2. 肩部约束带

肩部约束带(筒式约束带)常用于固定肩部,限制老人坐起。肩部约束带用宽布制成,宽

8 cm,长 120 cm,一端制成袖筒(见图7-43)。操作时,将老人两侧肩部套上袖筒,腋窝衬棉垫,两袖筒上的细带子在胸前打结固定,将下面两条较宽的长带系于床头(见图7-44)。肩部进行约束固定时,须将枕头立于床头,防止撞伤头部。肩部约束带也可用大单代替。

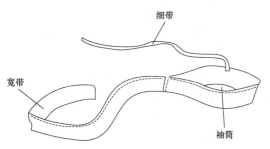
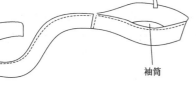

图 7-43　筒式约束带　　　　　　　图 7-44　筒式约束带进行肩部固定

3. 膝部约束带

膝部约束带常用于固定膝部,限制老人下肢活动。膝部约束带用宽布制成,宽 10 cm,长250 cm,宽带中间相距 15 cm,分别钉两条双头带(见图7-45)。操作时,两膝、腘窝衬棉垫,将约束带横放于两膝上,宽带下的两头带各缚住一侧膝关节,然后将宽带两端系于床缘(见图7-46)。亦可用大单替代约束带固定膝部。

4. 尼龙搭扣约束带

尼龙搭扣约束带操作简便、安全,便于洗涤和消毒,可以反复使用,已广泛应用。可用于固定手腕、上臂、踝部、膝部。约束带由尼龙搭扣和宽布带构成(见图7-47),操作时将约束带置于关节处,被约束部位衬棉垫,松紧度要适宜,对合尼龙搭扣后将带子系于床缘。

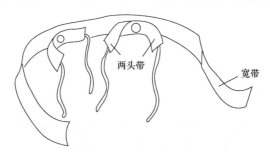

图 7-45　膝部约束带

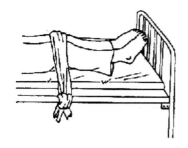
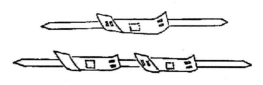

图 7-46　双膝固定法　　　　　图 7-47　尼龙搭扣约束带

123

使用约束带等保护具时,有以下注意事项:

(1)严格掌握应用的适应证,维护老人的自尊。

(2)用前应先向老人及家属解释清楚,可用可不用时应尽量不用。

(3)保护性制动措施只宜短期使用。

(4)使用时需注意老人的卧位舒适,肢体置于功能位,并经常更换体位。

(5)使用约束带时松紧要适宜(以能伸入 1～2 个手指为宜),并定时放松,按摩局部以促进血液循环。

(6)被约束的部位应放衬垫。经常观察受约束肢体的末梢循环,发现异常及时处理。

(7)记录使用保护具的原因、时间、观察结果、护理措施和解除约束的时间。

四、支被架的使用

支被架主要用于肢体瘫痪的老人,防止盖被压迫肢体而造成不适和足下垂等,也可在灼伤者使用暴露疗法时使用,有助保暖。使用时将支被架罩于防止受压的部位,盖好盖被,见图 7-48。

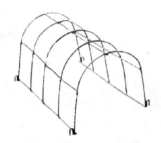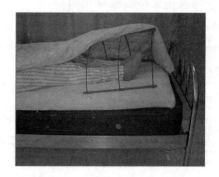

图 7-48　支被架的使用

任务训练

本部分任务训练内容为:

(1)对案例导读进行分析,采取有效的保护措施,预防老人坠床发生。

(2)练习腕部约束带、肩部约束带、膝部约束带等保护具的使用。

项目八　预防及控制养老机构院内感染

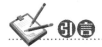 **引言**

　　老年人因生理性衰老、新陈代谢的异化倾向、机体应激性减退等生理变化,其抵抗感染的能力下降,是院内感染的高发人群。发生院内感染不但会增加老人和机构的经济负担,还会给老人带来痛苦,甚至危及生命,它严重制约着养老机构照护质量的提高。因此,养老机构院内感染管理工作已成为评价养老机构照护质量的重要标志之一。养老机构中的感染与照护工作密切相关,作为老年人的直接照护者,养老护理员必须掌握预防和控制养老机构院内感染的基础知识及技能。

知识链接

　　养老机构是老人密集的场所,容易被各种病原微生物污染,从而为疾病的传播提供外部条件,促进院内感染的发生。院内感染对社会及老人自身均带来严重危害。大量资料证明,只要管理严格、预防措施落实,可大大降低院内感染的发生率。

一、养老机构院内感染

　　1. 院内感染概念

　　养老机构院内感染是指入住机构的老年人、家属或工作人员在养老机构内获得并产生临床症状的感染。由于感染有一定的潜伏期,因此院内感染也包括在养老机构内感染而在出院后才发病的情况。

　　2. 院内感染分类

　　根据感染来源不同,院内感染分为以下几种。

　　(1) 内源性感染(自身感染)

　　内源性感染(自身感染)指免疫机能低下的老年人由自身正常菌群引起的感染。即老人在发生院内感染之前已是病原携带者,当机体抵抗力降低时引起自身感染。

　　(2) 外源性感染

　　外源性感染指由环境、他人处带来的外袭菌群引起的感染,包括以下几种。

　　① 交叉感染。在养老机构内或他人处(带菌老人、工作人员、探视者、陪护者)获得而引起的直接感染。

　　② 环境感染。由污染的环境(空气、水、照护用具及其他物品)造成的感染。如由于空

气污染造成伤口感染,注射器灭菌不严格引起的乙型肝炎流行等。

3. 养老机构院内感染常见类型

(1) 肺部感染

肺部感染常发生在一些慢性严重影响老人防御机制的疾病,如癌症、白血病、慢性阻塞性肺病,或行气管切开术、安置气管导管等老人中。判断肺部感染主要依据临床表现和 X 线透视或照片,其发生率在院内感染中约占 23%～42%。肺部感染对危重老人、免疫抑制状态老人及免疫力低下等老人的威胁性大,病死率可达 30%～50%。

(2) 尿路感染

老人在入住养老机构时没有尿路感染的症状,而在其入住 24 小时后出现症状(发热、排尿困难等),尿培养有细菌生长,或虽无症状,但尿标本中的白细胞在 10 个/mL 以上,细菌多于 105 个/mL,都可判断为尿路感染。尿路感染的发生率在院内感染中约占 20.8%～31.7%,66%～86% 的尿路感染的发生与导尿管的使用有关。

(3) 伤口感染

伤口感染常见于外科手术或外伤性事件中。判断伤口感染主要看伤口及附近组织有无炎性反应或出现脓液,更准确的是细菌培养。据统计,伤口感染发生率在院内感染中约占 25%。

(4) 皮肤及其他部位感染

老人在入住养老机构期间发生皮肤或皮下组织化脓、各种皮炎、压疮感染、菌血症、腹腔内感染等。

4. 养老机构院内感染易发因素

(1) 老年人由于生理性衰老,致使组织、器官功能减弱,机体免疫力低下,防御功能较低。有些老年人长期卧床,容易发生组织损伤,当病原微生物入侵时容易发生感染,如压疮感染、呼吸道感染等。

(2) 养老机构采取入住老年人集中管理,如居住、进食、娱乐等活动均集中进行。如果清洁消毒设备不健全或缺乏预防感染相关的规章制度,容易导致机构内老年人发生交叉感染。

(3) 目前,养老机构工作人员普遍存在学历较低、缺乏专业知识等问题。

(4) 缺乏预防感染的相关规章制度。如,缺乏入住养老机构卫生处置制度等。

(5) 工作人员对院内感染及其危害性认识不足,导致规章制度执行不力。

(6) 对探视者未进行必要的限制,以致由探视者或陪住人员把病原菌带入医院的可能性增加。

二、传染性疾病

传染性疾病是由病原微生物(细菌、病毒、立克次体、螺旋体等)或寄生虫感染人体后产生的、具有传染性的一类疾病,是感染性疾病的组成之一。即病原微生物和寄生虫引起的疾病都属于感染性疾病,但感染性疾病不一定都具有传染性,具有传染性的感染性疾病才称为传染病。

2004 年修订的《中华人民共和国传染病防治法》(以下简称"传染病防治法")将鼠疫、霍乱等 37 种疾病确定为我国法定传染病。根据传染病控制需要,卫生部于 2008 年 5 月 2 日将手足口病列入"传染病防治法"规定的丙类传染病进行管理;2009 年 5 月 1 日,又将甲型 H1N1 流感纳入"传染病防治法"规定的乙类传染病进行管理。至此,我国乙类和丙类传染病分别增至 26 种和 11 种,甲类传染病仍为 2 种,共 39 种传染病纳入法定管理。

三、感染链及阻断措施

感染是由病原微生物经由一定的传播途径,进入易感宿主体内而引起。因此感染源、传播途径、易感人群三要素的存在,就构成了感染病传染、流行的感染链。这三个环节缺一不可,在某一区域内,只有当这三个环节同时存在,并且互相联系,才可以形成感染。因此,阻断感染链对于预防及控制院内感染显得非常重要,应针对其流行过程的三个环节采取相应阻断措施,包括"控制感染源"、"切断传播途径"以及"保护易感人群"三个方面。

1. 控制感染源

(1)感染源

感染源,即感染的来源,主要指病原体已在体内生长、繁殖,并能将其排出体外的人和动物。

① 患者

对于多数感染病,患者是重要感染源。但不同感染病的传染期和同一感染病的不同临床时期、不同临床表现类型,其传染性的强弱、危害的大小均不一致。病毒性肝炎、水痘等在潜伏期末期即有传染性,而大部分感染病在其发病期传染性最强。急性患者借其咳嗽、呕吐、腹泻等症状促进病原体的播散。某些感染病的慢性患者传染性不甚强,但因病情轻、活动范围大、时间长,所以危害性大。

② 隐性感染者

病原体侵入人体后,仅引起机体发生特异性的免疫应答,不引起或只引起轻微的组织损伤,临床上不显示出任何症状、体征,即为隐性感染。隐性感染者由于无任何症状、体征而不易被发现。在某些传染病如脊髓灰质炎,隐性感染者是重要传染源。

③ 病原携带者

病原体侵入机体,在一定部位生长繁殖,引起轻微损害及轻微病理生理改变,无临床症状,无特异免疫力,但可不断排出病原体,即为病原携带状态。病原携带者可以分为三种类型:

● 潜伏期病原携带者,是指受到感染后,在临床症状与体征出现之前就能够排出病原体的人。脊髓灰炎、麻疹、白喉等传染病常有这种类型的病原携带者。

● 病后病原携带者,是临床症状与体征已经消失但仍在继续排出病原体的人。如伤寒与乙型病毒性肝炎患者病后多年甚至终身都可以携带病原体。

● 健康病原携带者,是指从来没有发病过程,没有任何症状与体征,但却能排出病原体的人。这种病原携带者通常只能靠化验方法检出。脊髓灰质炎、流行性脑脊髓膜炎、白喉等传染病都有此种类型的病原携带者。

④ 受感染的动物

许多感染病是人畜(或禽)互传和共患的。人罹患以动物宿主为感染源的疾病,称为动物源性感染病。某些动物间的传染病,如狂犬病、鼠疫等,也可传给人类,引起严重疾病。还有一些传染病如血吸虫病,动物宿主是传染源中的一部分。

此外,某些病原体可在土壤、水中长期存在和繁殖,在一定条件下传给人。如军团菌病多由空调系统的冷却水中的军团菌引起。所以感染病的感染源不限于人和动物。

（2）控制感染源的措施

对感染老人必须做到五早,即早发现、早诊断、早报告、早隔离、早治疗。对于法定传染病,要按照"传染病防治法"的规定实行分级管理。法定传染病分为甲、乙、丙三类,甲类为强制管理传染病,城市要求发现后 6 小时内上报,农村不超过 12 小时。乙类为严格管理传染病,要求发现后 12 小时内上报。丙类为监测管理传染病,在监测点内按乙类传染病方法报告。曾经和传染源发生过接触的接触者,是可能的传染源,应按具体情况采取检疫措施、临床观察措施、药物预防或预防接种等。对病原携带者,应早期发现,尽早进行隔离治疗、随访观察等。对于受感染的动物,根据动物的病种和经济价值,予以隔离、治疗或杀灭。

2. 切断传播途径

（1）传播途径

传播途径是病原体从感染源排出体外,经过一定的传播方式,到达并且侵入新的机体的路径。传播途径主要有如下几种。

① 经空气传播

含有大量病原体的飞沫随着患病老人呼气、喷嚏、咳嗽时经口鼻排入环境,在空气中短暂停留,只能累及传染源周围的密切接触者。这种传播在一些拥挤的公共场所较易发生,流行性感冒可经此方式传播。当飞沫的水分蒸发后,剩余的蛋白及病原体组成飞沫核,可在空气中停留较长时间,并漂流至远处。结核杆菌等耐干燥的病原体可经飞沫核传播。吐在地上的痰干后即可形成含病原体的尘埃,飘浮于空气中,引起尘埃传播。对外界抵抗力较强的病原体,如结核杆菌可通过尘埃传播。飞沫、飞沫核和尘埃传播统称空气传播。

② 经水传播

一般肠道传染病经此途径传播。如,霍乱、伤寒、细菌性痢疾及甲型肝炎等。它的流行强度取决于水源类型、供水范围、水受污染的程度及频度、病原体在水中存活时间的长短、饮水卫生管理是否完善及居民卫生习惯等。

③ 经食物传播

肠道传染病、一些寄生虫病以及部分呼吸道传染病（如白喉等）可以通过食物传播。引起食物传播有两种情况,一种是食物本身含有病原体,另一种是食物在不同条件下被污染。

④ 经接触传播

接触传播包括直接接触传播和间接接触传播两种形式。直接接触传播是指易感者与传染源直接接触而感染疾病,不通过任何其他物体作为中介。如狂犬病、鼠咬热等是直接接触引起的。间接接触传播又称日常生活接触传播,是指由于接触了感染源的排泄物或分泌物所污染的日常生活用品而造成的传播。例如,食用被肠道传染病患者污染的食品可能感染痢疾、伤寒、甲型肝炎等;污染了的衣服、被褥等可能传播疥疮、癣等;污染的毛巾可传播沙眼、急性出血性结膜炎;便器可传播痢疾、滴虫病等。

⑤ 经虫媒传播

通过蚊子、跳蚤、虱子、蜱虫、螨虫、苍蝇等昆虫传播,称为虫媒传播。该传播途径又分机械性携带和生物性传播。如苍蝇能通过机械性携带传播伤寒、细菌性痢疾等肠道传染病。生物性传播者,其病原体在虫媒体内增殖或完成生命周期中某些阶段后具有传染性,如疟疾的疟原虫等。

⑥ 其他

病原体污染土壤,如破伤风杆菌、炭疽杆菌、寄生虫卵等,当人体接触土壤时,可直接侵入,如钩虫幼虫;或由破损的皮肤侵入,如破伤风杆菌;或经手-口传播进入消化道传染。病原体存在于携带者或患者的血液或体液中,通过应用血制品、分娩或性交等发生血液传播、垂直传播、性传播,如疟疾、乙型病毒性肝炎、丙型病毒性肝炎和艾滋病等。

(2)切断传播途径措施

严格执行消毒隔离制度、探视制度等,是切断传播途径的重要措施。每一位照护人员都应从预防感染、保护老人健康出发,严格执行上述规章制度,并劝告老年人与探望者共同遵守。加强清洁卫生工作,包括灰尘、污垢的擦拭和清除,也包括对蚊虫、苍蝇、蟑螂、鼠类等的防治。照护人员尤其要加强手的清洁与消毒,对易于将微生物引入体内的照护措施要切实做好消毒、灭菌工作,严格执行无菌技术操作。

3. 保护易感人群

(1)易感人群

对某种感染性疾病缺乏特异免疫力,容易发生感染的人称为易感者。当易感者在某一特定人群中的比例达到一定水平,若又有传染源和合适的传播途径时,则很容易发生该传染病流行。某些传染病经流行后,人群获得了免疫力,需待几年当易感者比例再次上升至一定水平时,才会发生另一次流行,这种现象称为传染病流行的周期性。在普遍推行人工自动免疫的情况下,人群易感性可降低,阻止其流行的发生,甚至消灭该传染病,如天花、脊髓灰质炎、乙型脑炎和麻疹等。

(2)保护易感人群措施

可以通过提高人体特异性和非特异性免疫力的措施保护易感人群,降低感染性疾病发病率。人体的非特异性免疫力可以抵御各种病原体的侵袭,虽无特异性,但是产生特异性免疫力的基础。增强非特异性免疫力的主要措施包括:加强体育锻炼、生活规律、调节饮食、养成良好卫生习惯、改善居住条件、培养良好的人际关系、保持愉快的心情等。特异性免疫力是指人体对某种病原体产生特异性抗体的防御能力,通过隐性感染、患传染病后或预防接种而获得。

有效预防及控制养老机构院内感染,除上述措施外还要注意以下两点:养老机构内所有工作人员应定期进行健康检查,若有不适或疑为传染性疾病,应立即报告,以便采取相应措施,并根据需要注射有关疫苗,必要时还可进行被动免疫或药物预防;老年照护人员应做好个人防护,穿戴个人防护装备(衣、帽、鞋、手套、口罩)以及洗手消毒,既要防止将病原微生物传染给易感的老年人,也要防止传给自身或带出机构。

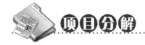 项目分解

老年人是院内感染的易感人群。养老机构院内感染的预防与控制,需要针对感染链的

三个环节进行,包括控制传染源、切断传播途径和保护易感老人。其中,清洁、消毒、灭菌技术、无菌技术及隔离技术对于感染链的阻断尤为重要。因此,本项目将从上述三方面进行项目分解。

任务一　清洁、消毒、灭菌技术

◤ 案例导读一

李爷爷,78岁,在入住养老机构前的健康评估过程中,评估师发现李爷爷为乙型肝炎病毒携带者,遂通知其家属及照护员。为避免李爷爷将乙型肝炎病毒传染给其他入住养老机构的老年人,照护员制定了详细的消毒、隔离措施。

请思考:李爷爷照护员所制定的消毒、隔离措施应包括哪些内容?

◤ 知识链接

清洁、消毒、灭菌是预防和控制感染的重要措施,包括室内外环境的清洁、消毒及室内用具、器械等物品的消毒和灭菌等。根据环境保护的原则,凡感染性疾病老人接触过的物品、食物及其分泌物、排泄物等,均应消毒后再行清洗或排放,以免污染环境。

一、清洁

清洁是指用物理方法清除物体表面的污垢、尘埃以及有机物的过程。清洁还包括保持周围环境的洁净。物体通过清洁可以去除和减少微生物,减少接触性感染发生的危险,而并非杀灭微生物。清洁是物品消毒、灭菌的前期步骤,常用于地面、家具、墙壁、餐具、医疗器械及护理用品等物体表面的处理。常用的清洁方法包括手工清洗、机械清洗和超声波清洗等。清洗步骤包括冲洗、洗涤、漂洗、终末漂洗。

二、消毒与灭菌

1. 消毒

消毒是指用物理和化学方法杀灭或清除传播媒介上除芽孢以外的所有病原微生物及其他有害微生物,使其数量减少到无害化程度的过程。适用于接触皮肤、黏膜的器械和物品等的处理。根据有无已知的传染源可分预防性消毒和疫源性消毒;根据消毒的时间可分为随时消毒和终末消毒;根据其消毒效果可分为高效消毒、中效消毒及低效消毒。

2. 灭菌

灭菌是指用物理和化学方法杀灭或清除传播媒介上的全部微生物,使其达到无菌程度的过程。微生物既包括致病微生物和非致病微生物,也包括细菌芽孢和真菌孢子等。经过灭菌的物品称为无菌物品。用于需进入人体内部,包括进入血液、组织、器官、体腔的医疗用品,如手术器械、注射用具、一切置入体腔的引流管等,要求绝对无菌。

灭菌可包括消毒,而消毒却不能代替灭菌。消毒多用于卫生防疫方面,灭菌则主要用于医疗护理。常用的消毒灭菌方法包括物理消毒灭菌法和化学消毒灭菌法两大类。

　　3．采取适当的消毒灭菌方法

　　根据消毒对象的种类,选择简便、有效、不损坏物品、价格适中的消毒方法。按污染后造成的危害程度以及接触人体部位的不同,需消毒灭菌的各种物品可分为三类。

　　(1)高度危险器材

　　高度危险器材指穿过皮肤、黏膜而进入无菌组织或器官内部,或与破损的皮肤粘膜密切接触的器材,如手术器械、注射器、心脏起搏器等。以上器材使用前必须选用高效消毒法,即灭菌处理。

　　(2)中度危险器材

　　中度危险器材指仅与皮肤、黏膜密切接触,而不进入无菌组织内的器材,如体温计、氧气管、呼吸机及所属器械、麻醉器械等。以上器材使用前,应选用中效消毒法,杀灭除芽孢以外的各种微生物。

　　(3)低度危险器材

　　低度危险器材指不进入人体组织,不接触黏膜,仅直接或间接与健康无损的皮肤接触的器材和物品,如果没有足够数量的病原微生物污染,一般并无危害,如口罩、衣被、药杯等。以上器材使用前应选用低效消毒法或只作一般卫生处理,仅要求去除一般细菌繁殖体和亲脂病毒。

三、物理消毒灭菌法

　　物理消毒灭菌法是利用物理因素作用于病原微生物,将其消除或杀灭。常用方法包括自然净化、机械除菌、热力消毒灭菌、紫外线消毒、臭氧灯消毒、微波消毒等。

　　1．自然净化法

　　污染于大气、地表、物体表面和水中的病原微生物,常无须经过人工消毒而达到无害的结果,这是大自然净化的作用。因为空气本身缺乏细菌维持生活所需的营养物,再加上日光对细菌的影响,故空气中细菌很少。如日晒、风吹、干燥、温度、湿度、空气中的化合物、水的稀释等均可成为消毒因素。但如果室内光照和通风较差,同时微生物不断从室内人群的呼吸道、皮肤排出,以及室内物品表面的浮游菌,会出现室内空气中细菌比室外多的情况,自然净化法效果就会大大降低,因此,要注意保持空气清洁。自然通风是目前最简便、行之有效的空气净化方法。定时开放门窗,通风换气,可降低室内空气含菌密度,短时间内使大气中的新鲜空气替换室内的污浊空气。通风时间可根据湿度和空气流通条件而定。夏季应经常开放门窗以通风换气;冬季可选择清晨和晚间开窗,每日通风换气两次,每次20～30分钟。对被褥、衣物等,可采取暴晒的方法,减少病原微生物。

　　2．机械除菌

　　机械除菌是利用机械的方法从物体表面、空气、水等介质中除去病原微生物。如空气和水过滤除菌。水和空气的除菌常用过滤的方法,通过水流阻挡、重力沉降、静电吸附等作用达到过滤除菌目的。空气过滤除菌是空气净化措施中采取用现代化设备,通过三级空气过滤器,使空气通过孔隙小于0.2μm的高效过滤器,达到空气洁净目的。在现代化医院的手术室、ICU、产房、婴儿室或无菌药物控制室,多应用高效能薄膜滤器,具有多功能阻留机制,使空气达到绝对净化。在送风系统上装备高效空气过滤器的房间,称生物洁净室。空气净化技术的进展,为重大手术的开展和治疗大面积烧伤患者、防止感染,提供了更加有利的条件。

3. 热力消毒灭菌法

热力消毒灭菌法主要是利用热力破坏微生物的蛋白质、核酸、细胞壁和细胞膜,导致蛋白质和酶变性或凝固,新陈代谢受到障碍而死亡,从而达到消毒与灭菌的目的。这是应用最早、效果最可靠、使用最广泛的方法。可分为湿热与干热两大类。

(1) 湿热消毒灭菌法

湿热消毒灭菌法是指通过空气和水蒸气加热消毒灭菌的方法。它是通过空气和水蒸气导热,传热快,穿透力强。湿热灭菌法比干热灭菌法所需温度低、时间短,主要包括煮沸消毒法、压力蒸汽灭菌法、低温蒸汽消毒法以及流通蒸汽消毒法四种。

① 煮沸消毒法

煮沸消毒法是应用最早的消毒方法之一,是一种简单、经济、方便的消毒法,效果比较可靠,是家庭及基层医疗单位中常用的消毒方法。煮沸消毒法适用于耐湿、耐高温的物品,如金属、玻璃、瓷器、橡胶类等。

● 煮沸方法:将水煮沸至100℃,保持5～10分钟,可杀灭繁殖体、病毒、真菌、结核杆菌;煮沸15分钟可将多数细菌芽孢杀灭,而达到消毒效果。但对于某些热抗力极强的细菌芽孢需煮沸更长时间,如破伤风杆菌芽孢需煮沸1小时方可杀灭,肉毒杆菌芽孢则需煮沸3小时才可将其杀灭。可在水中加入增效剂以提高消毒效果,如在水中加入碳酸氢钠,配制成1%～2%溶液,沸点可达105℃,对金属器皿既能增强杀菌作用,还有去污和防锈作用。

● 注意事项:

a. 消毒前,须将物品彻底清洗干净;

b. 带有轴节的器械或带盖的容器应将轴节或盖子打开,空腔导管需先在腔内灌水;

c. 大小相同的碗、盆等容器均不能重叠,以确保物品各面均与水接触;

d. 物品放置一般不超过锅具容量的3/4,将物品全部浸入水中;

e. 刀、剪、针头、缝针等锐利、细小、易损物品应用纱布包裹,以免锐器在水中相互碰撞而变钝或散落,并便于放、取;

f. 根据物品性质决定放入水中的时间及消毒时间,如玻璃器皿、金属及搪瓷类物品通常放入冷水或温水中煮,消毒时间10～15分钟;橡胶类物品则用纱布包好,待水沸后放入,消毒时间为5～10分钟;

g. 消毒时间均从水沸后开始计时,若中途再加入物品,则在第二次水沸后重新计时;

h. 水的沸点受气压影响,在高原地区水的沸点低,需延长消毒时间,海拔每增高300 m,消毒时间要延长5分钟;

i. 消毒后的物品应及时取出,置于无菌容器内,保持其无菌状态。经煮沸灭菌的物品,"无菌"有效期不超过6小时。

② 压力蒸汽灭菌法

压力蒸汽灭菌法,是指利用高压及饱和蒸汽的高热所释放的潜热进行灭菌,是目前最为可靠、使用最广泛的灭菌方法。适用于耐高温、耐高压、耐潮湿物品的灭菌,如金属、玻璃、搪瓷、橡胶、布类、敷料、手术器械、药品、细菌培养基及溶液等,不能用于凡士林等油类和粉剂的灭菌。压力蒸汽灭菌器装置严密,蒸汽处于高压下,其温度更高,穿透力更强,并且温度随蒸汽压力增高而升高,温度可达121.3~132℃,经20~30分钟后,可杀灭包括芽孢在内的一切微生物。

根据排放冷空气的方式和程度不同,压力蒸汽灭菌器可分为下排气式压力蒸汽灭菌器和预真空压力蒸汽灭菌器两大类。

● 下排气式压力蒸汽灭菌器。是利用重力置换的原理,使热蒸汽在灭菌器中自上而下流动,将冷空气由下排气孔排出,利用蒸汽释放的潜热,使物品达到灭菌目的。常用温度为121.3℃,消毒时间为20~30分钟(器械20分钟、辅料30分钟)。下排气式压力蒸汽灭菌器又分为手提式压力蒸汽灭菌器(见图8-1)和卧式压力蒸汽灭菌器(见图8-2)两种。

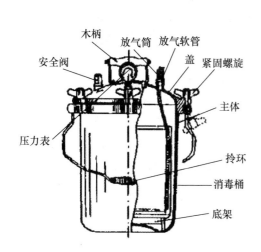

图 8-1 手提式压力蒸汽灭菌器

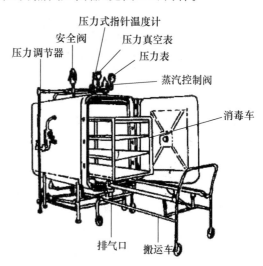

图 8-2 卧式压力蒸汽灭菌器

● 预真空压力蒸汽灭菌器。除了与高压蒸汽灭菌器相同的装置外,另增设真空泵。其原理是利用机械抽真空的方法,在灭菌前先抽出灭菌器内的空气,使灭菌柜室内形成负压,再输入蒸汽,在负压吸引下蒸汽得以迅速穿透到物品内部进行灭菌。温度可达132℃,辅料和器械的消毒时间均为4~5分钟。

使用压力蒸汽灭菌法时,应注意:灭菌前应将物品彻底清洗干净并干燥包装;物品包装不宜过大,物品不宜捆扎过紧;物品包装外用化学指示胶带贴封,内放化学指示物,监测灭菌效果;物品分类包装,合理放置,各包之间应留有一定空隙;选用的包装材料应允许空气排出和蒸汽的透入,盛放物品的容器应有孔,消毒时将容器孔打开,以利于蒸汽进入,消毒完毕及时关闭容器孔;灭菌后的物品应待干燥后才能取出备用,取出后应分类放置并做醒目标志,同时检查灭菌包装,若灭菌不彻底不能作无菌包使用。

③ 低温蒸汽消毒法

低温蒸汽消毒法,是指将蒸汽输入预先抽空的压力蒸汽灭菌锅内,控制其温度在73~80℃,持续10~15分钟进行消毒,此法可杀灭大多数致病微生物。主要适用于不耐高热的物品,如内镜、塑料制品、橡胶制品等的消毒。

④ 流通蒸汽消毒法

流通蒸汽消毒法,是指在常压下用100℃左右的水蒸气消毒,消毒时间从产生蒸汽后计算,一般 15～30 分钟。主要适用于不耐高热的物品,如食具、便器等的消毒。

（2）干热消毒灭菌法

干热是指相对湿度在 20％以下的高热,干热消毒灭菌法包括燃烧法、干烤法等。一般繁殖体在干热 80～100℃中经 1 小时可以杀死,芽孢需 160～170℃经 2 小时方可杀死。

① 燃烧法

燃烧法,是一种简单、迅速、彻底的灭菌方法,一些耐高温的器械（金属、搪瓷类）,在紧急情况下或无条件用其他方法消毒时可采用此法。此法对物品的破坏性大,锐利金属器械不可用此法灭菌,以免锋刃变钝。可将器械放在火焰上烧灼 1～2 分钟。若为搪瓷容器,可倒少许 95％乙醇,慢慢转动容器,使乙醇分布均匀,点火燃烧至 1～2 分钟。采集作细菌培养的标本时,在留取标本前后（即启盖后、闭盖前）都应将试管（瓶）口和盖子置于火焰上烧灼,来回旋转 2～3 次。某些特殊感染,如破伤风、气性坏疽、铜绿假单胞菌（绿脓杆菌）等感染的敷料,以及其他已污染且无保留价值的物品,如污纸、垃圾等,应放入焚烧炉内焚烧,使之炭化。

② 干烤法

干烤灭菌法,是指利用电热烤箱的热空气消毒灭菌的方法。烤箱通电加热后的空气在一定空间不断对流,产生均一效应的热空气直接穿透物体,灭菌效果可靠。适用于耐热、不耐湿、蒸汽或气体不能穿透的物品灭菌,如玻璃器皿、石蜡油、各种粉剂、软膏等。

4. 紫外线消毒

紫外线消毒是指主要利用紫外线照射,使菌体蛋白发生光解、变性,菌体内的氨基酸、核酸、酶遭到破坏而导致细菌死亡。主要包括日光暴晒法及紫外线灯管消毒法。

（1）日光曝晒法

日光由于其热、干燥和紫外线作用,具有一定的杀菌力,将物品放在直射日光下,曝晒 6 小时,定时翻动,使物体各面均受日光照射。此法多用于被褥、床垫、毛毯、书籍等物品的消毒。

（2）紫外线灯管消毒法

紫外线波长在 210～328 nm 之间,具有最大杀菌作用的波长为 253.7 nm。紫外线灯可采用悬吊式、移动式灯架照射,或紫外线消毒箱内照射。用于物品消毒时,如选用 30 W 紫外线灯管,有效照射距离为 25～60 cm,时间为 25～30 分钟（物品要摊开或挂起,扩大照射面）。空气消毒时,室内每 10 m² 安装 30 W 紫外线灯管 1 支,有效距离≤2 m,照射时间为 30～60 分钟,照射前清扫尘埃,照射时关闭门窗,停止人员走动。紫外线的杀菌效果容易受到穿透力、温湿度等因素的影响。紫外线穿透性极差,不能透过玻璃、尘埃、纸张和固体物质,只能杀灭直接照射的微生物,透过空气能力较强,透过液体能力很弱。使用时,减少空气中的尘埃,直接照射物品,室温保持在 10～25℃,相对湿度 40％～60％,可提高消毒效果。

注意事项:

● 保持消毒房间清洁、干燥,空气中不应有过多灰尘或水雾,以减少对紫外线的影响。

● 紫外线灯管经常用无水乙醇棉球擦拭,以免影响照射效果。

● 紫外线对人的眼睛、皮肤均有强烈刺激,直接照射 30 秒可引起眼炎和皮炎,故照射时人应离开房间,勿直视紫外线光源,可戴墨镜,或用纱布遮盖双眼,用被单遮盖肢体,以免引起眼炎或皮肤红斑。

● 消毒时间应从灯亮 5～7 分钟后开始计时,照射后应通风换气。关灯后,应待灯管冷却 3～4 分钟才能再次开启,以免损坏,一次可连续使用 4 小时。

- 定期监测紫外线灯管消毒效果,累计使用时间超过 1000 小时,需更换灯管。

5. 臭氧灭菌灯消毒法

臭氧在常温下为强氧化气体,稳定性极差,易爆炸。臭氧主要依靠其强大的氧化作用而广谱杀菌,可杀灭细菌繁殖体、病毒、芽孢、真菌,并可破坏肉毒杆菌毒素等。主要适用于空气、污水及物品表面等的消毒。用灭菌灯时,关闭门窗,确保消毒效果。用于空气消毒时,人员须离开现场,消毒结束后 20~30 分钟方可进入。

6. 微波消毒法

微波消毒灭菌法,是指利用微波达到消毒灭菌作用的方法。微波消毒具有节能、无污染、作用快速、作用温度低等特点,可以杀灭各种微生物,包括细菌繁殖体、病毒、真菌、细菌芽孢和真菌孢子等。目前已广泛应用于食品及餐具消毒,医疗药品及耐热非金属材料器械的消毒灭菌。使用时注意:微波对人体有一定的危害性,应避免长时间小剂量接触或大剂量照射,使用时必须关好微波器具的门后才能开始操作。

四、化学消毒灭菌法

化学消毒灭菌法,是指使用液体或气体的化学药物抑制微生物的生长、繁殖或杀灭微生物的方法。凡不适合于物理消毒灭菌而耐潮湿的物品,均可选用化学消毒灭菌法。如锐利的金属、刀、剪、缝针和光学仪器(胃镜、膀胱镜等),该法还适合对人体皮肤、黏膜,分泌物、排泄物及周围环境的消毒灭菌。

1. 化学消毒灭菌剂的种类

化学消毒剂的种类繁多,应根据消毒对象、消毒水平及影响因素选择最适宜、最有效的消毒剂。消毒剂按照其作用水平及效力不同,可分为灭菌剂、高效消毒剂、中效消毒剂、低效消毒剂四类。

(1) 灭菌剂。可杀灭一切微生物(包括细菌芽孢)达到灭菌要求的制剂,包括甲醛、戊二醛、环氧乙烷、过氧乙酸、过氧化氢、二氧化氯等。

(2) 高效消毒剂。可杀灭一切细菌繁殖体(包括分枝杆菌)、病毒、真菌及其孢子等,对细菌芽孢(致病性芽孢菌)也有显著杀灭作用,达到高水平消毒要求的制剂。它包括含氯消毒剂、臭氧等。

(3) 中效消毒剂。仅可杀灭分枝杆菌、真菌、病毒及细菌繁殖体等除细菌芽孢外的微生物,达到消毒要求的制剂。它包括含碘消毒剂、醇类消毒剂、酚类消毒剂等。

(4) 低效消毒剂。仅可杀灭细菌繁殖体、亲酯病毒和某些真菌,达到消毒要求的制剂。它包括苯扎溴铵、氯己定(氯己定)、中草药消毒剂等。

2. 化学消毒灭菌剂的使用原则

(1) 根据物品性能及病原微生物的特性,选择合适的消毒剂,能用物理消毒法的尽量不用化学消毒法;

(2) 严格掌握化学消毒灭菌剂的有效浓度、消毒时间和使用方法;

(3) 需要消毒的物品必须先洗净、擦干,去除油脂及血液、脓液等有机物,以免影响有效浓度,降低灭菌效果;

（4）化学消毒剂应定期更换，最好使用新鲜配制的消毒灭菌液，以免由于贮存过程中浓度降低影响消毒效果；

（5）浸泡物品时应打开轴节，管腔内要灌满药液，应将物品全部浸没于溶液中，并注意加盖以保持其密封性；

（6）消毒灭菌浸泡过的物品，须用无菌生理盐水冲洗干净后方可使用，以免消毒剂刺激人体组织；

（7）浸泡中途如另加入新的消毒物品，则应重新计算消毒时间；

（8）消毒液应贮存于无菌容器中，易挥发的消毒液应加盖封存，并定期测定比重，及时调整浓度；

（9）消毒液中不能放置可吸附消毒剂的纱布、棉花等，以免降低消毒液的效力；

（10）定期检查消毒灭菌剂在使用过程中的效价，熟悉副作用，做好工作人员的防护工作。

3. 化学消毒灭菌剂的使用方法

（1）浸泡法

浸泡法是指选用浸泡法杀菌谱广、腐蚀性弱、水溶性消毒剂，将需消毒的物品洗净、擦干后浸没于消毒剂内，在标准的浓度和时间内，达到消毒灭菌目的。浸泡时间由被浸泡的物品及消毒剂性质、浓度等因素决定。

（2）擦拭法

擦拭法是指选用易溶于水、穿透性强、无显著刺激性的消毒剂，擦拭被污染的物品表面或皮肤、黏膜，在标准的浓度和时间里达到消毒灭菌目的。如用含氯消毒剂擦拭墙壁、地面，用0.5％～1％碘伏消毒皮肤等。

（3）喷雾法

喷雾法是指借助喷雾器，使化学灭菌消毒剂产生微粒气雾，均匀地喷洒于空气和物品表面进行消毒的方法。常用于地面、空气、墙壁等的消毒。如用1％漂白粉澄清液或2％过氧乙酸溶液作空气喷雾，对于被细菌芽孢污染的表面，每立方米喷8 mL 2％过氧乙酸溶液，经30分钟（18℃以上室温）后，可达99.9％杀灭率。

（4）熏蒸法

熏蒸法是指将消毒剂加热或加入氧化剂，使消毒剂产生气体，在标准的浓度和时间里达到消毒灭菌目的的方法。适用于室内物品及空气消毒或精密贵重仪器和不能蒸、煮、浸泡的物品，如血压计、听诊器以及传染病患者用过的票证等，均可用此法消毒。如用食醋进行熏蒸消毒：5～10 mL/m³加热水1～2 mL，闭门加热熏蒸到食醋蒸发完为止，可对流感病毒污染的空气进行消毒。

（5）环氧乙烷气体密闭消毒法

将环氧乙烷气体置于密闭容器内，在标准的浓度、湿度和时间内达到消毒灭菌目的。环氧乙烷是广谱气体杀菌剂，能杀灭细菌繁殖体及芽孢，以及真菌和病毒等。穿透力强，对大多数物品无损害，消毒后可迅速挥发，特别适用于不耐高热和温热的物品，如精密器械、电子仪器、光学仪器、心肺机、起搏器、书籍文件等，无损害和腐蚀等副作用。

4. 常用化学消毒灭菌剂

常用的消毒灭菌剂产品以成分分类主要有9种：含氯消毒剂、过氧化物类消毒剂、醛类消毒剂、醇类消毒剂、含碘消毒剂、酚类消毒剂、环氧乙烷、双胍类消毒剂和季铵盐类消毒剂等(见表8-1)。

表 8-1 常用化学消毒灭菌剂

消毒剂名称	消毒水平	作用原理	使用范围	注意事项
戊二醛	灭菌剂	与菌体蛋白质反应,使之灭活,杀灭细菌真菌病毒和芽孢	用于不耐热的医疗器械和精密仪器的消毒与灭菌。常用浸泡法,2%碱性戊二醛(2%戊二醛溶液加入0.3%碳酸氢钠),消毒需20~45分钟,灭菌需10小时	① 每周过滤1次,每2周应更换消毒液1次;② 浸泡金属类物品时,加入0.5%亚硝酸钠作为防锈剂;③ 灭菌后的物品,使用前用无菌蒸馏水冲洗;④ 对皮肤、黏膜眼睛有刺激
过氧乙酸	灭菌剂	能产生新生态氧将菌体蛋白质氧化使细菌死亡。能杀灭细菌、真菌芽孢、病菌。	用于耐腐蚀物品、皮肤及环境等的消毒与灭菌。常用方法:浸泡、擦拭.喷洒法。① 0.2%过氧乙酸溶液用于皮肤消毒,作用1~2分钟;② 0.02%过氧乙酸溶液用于黏膜冲洗消毒;③ 0.2%~1%过氧乙酸溶液用于浸泡消毒,灭菌需30~60分钟;④ 0.2%~0.4%过氧乙酸溶液用于环境喷洒消毒	① 对金属及织物有腐蚀性,消毒后应及时冲洗干净;② 易氧化分解而降低杀菌力,须加盖保存并现配现用;③ 浓溶液有刺激性和腐蚀性,配制时要戴口罩和橡胶手套,须谨慎防止溅到它处;④ 存放于阴凉避光处,防止高温引起爆炸
环氧乙烷	灭菌剂	与菌体蛋白结合,使酶代谢受阻而导致死亡。能杀灭细菌、真菌、病毒、立克次体和芽孢	用于电子仪器、精密仪器、光学仪器、化纤、皮毛、金属、橡胶、一次性诊疗器械的消毒与灭菌。少量物品可放入丁基橡胶袋中消毒;大量物品可放入环氧乙烷灭菌柜内,可自动调节温度、相对湿度和投药量进行消毒灭菌。常用剂量为0.12%~0.8%,温度为20~37℃,时间6~24小时,投药量为0.4~0.8 kg/m²	① 本品易燃、易爆,具有一定毒性,工作人员要严格遵守操作程序;② 存放在阴凉通风、无火源处及电源开关处,严禁放入电冰箱;③ 储存温度不可超过40℃,相对湿度要求在60%~80%,以防爆炸;④ 灭菌后的物品,清除环氧乙烷残留量后方可使用,由于环氧乙烷遇水后可形成有毒的乙二醇,故不能用于食品类、油脂类的灭菌;⑤ 每次消毒灭菌时,均应进行效果检测及评估
福尔马林(37%~40%甲醛溶液)	灭菌剂	菌体蛋白变性,酶活性消失。能杀灭细菌、真菌、芽孢和病毒	用于耐腐蚀,对湿热敏感的物品消毒灭菌。① 40%甲醛2~10 mL/m²加水4~20 mL加热,作室内物品及空气消毒,密闭门窗,需6小时以上;② 40%甲醛2~10 mL/m²加高锰酸钾1~5 g/m²,先将高锰酸钾倒入盆内,加等量水拌成糊状,再将40%甲醛倒入,密闭门窗,熏蒸6~12小时;③ 40%甲醛40~60 mL/m²加高锰酸钾20~40 g/m²,柜内熏蒸,密闭6~12小时	① 熏蒸的蒸汽穿透力弱,因此物品应挂起消毒;② 熏蒸效果易受温度、湿度影响,要求室温在18℃以上,相对湿度在70%以上;③ 对人有一定毒性和刺激性,使用时注意防护

（续表）

消毒剂名称	消毒水平	作用原理	使用范围	注意事项
含氯消毒剂（常用的有漂白粉、漂白精、氯胺 T 等）	高、中效	在水溶液中放出有效氯，破坏细菌酶的活性而致死亡。能杀灭各种致病菌、病毒、芽孢	用于餐具、环境、水、疫源地等的消毒。常用方法：浸泡、擦拭、喷洒、干粉消毒。① 0.5％漂白粉溶液、0.5％～1％氯胺溶液用于浸泡餐具、便器等，时间 30 分钟；② 15％～3％漂白粉溶液、0.5％～3％氯胺溶液喷洒或擦拭地面、墙壁及物品表面；③ 排泄物消毒：漂白粉与粪便的比例为：稀便 1：5，干便 2：5，搅拌后放置 2 小时；尿液 100 mL 加漂白粉 1 g，放置 1 小时	① 消毒剂保存在密闭容器内，置于阴凉、干燥、通风处，减少有效氯的丧失；② 配制的溶液性质不稳定，应现配现用，密封保存时间不可超过 1 周；③ 有腐蚀及漂白作用，不宜用于金属制品、有色衣服及油漆家具的消毒；④ 消毒液应定期更换
碘酊	中效	使细菌蛋白氧化、变性，能杀灭大部分细菌、真菌、芽孢和原虫	用于皮肤消毒。① 2％碘酊溶液用于皮肤消毒，作用 1 分钟后，用 70％～75％乙醇脱碘；② 2.5％碘酊溶液用于脐带断端的消毒，擦后待干，再用 70％～75％乙醇脱碘	① 对皮肤有较强的刺激性，高浓度不能用。更不能用于黏膜的消毒，如会阴、肛门、阴囊、眼、口、鼻部手术消毒以免引起灼伤；② 对金属有腐蚀性，不可用于金属器械的消毒；③ 对碘过敏者禁用
碘伏	中效	碘伏是碘与表面活性剂结合物；破坏细菌胞膜的通透性屏障，使蛋白质漏出或与细菌酶蛋白起碘化反应而使之失活；能杀灭细菌、病毒等	适用于皮肤、黏膜等消毒。① 0.5％～2.0％碘伏溶液，用于外科手术及注射部位皮肤消毒，涂擦 2 遍，作用时间 2～3 分钟；② 0.05％溶液，用于冲洗伤口黏膜和阴道黏膜，时间 3～5 分钟，可达到消毒作用；③ 0.05％～0.1％溶液，用于浸泡消毒，作用时间 30 分钟	① 碘伏稀释后稳定性差，宜现用现配；② 避光密闭保存，放阴凉、干燥处；③ 皮肤消毒后可能留色素，可用水洗清，不用乙醇脱碘；④ 对二价金属有腐蚀性，故不用于相应金属制品的消毒
乙醇	中效	使菌体蛋白凝固变性，但对肝炎病毒及芽孢无效	用于皮肤、物品表面及医疗器械的消毒。① 70％～75％溶液作为消毒剂，用于消毒皮肤、物品表面；② 75％溶液对细菌繁殖体污染的物品浸泡消毒，时间 10 分钟以上；③95％溶液可用于燃烧灭菌	① 使用浓度不超过 80％，因乙醇杀菌需一定量的水分，浓度过高或过低均影响杀菌效果；② 不适于手术器械灭菌，因不能杀灭芽孢；③ 易挥发、易燃，需加盖并避火保存，定期测量比重，保持有效浓度；④ 有刺激性，不宜用于黏膜及创面消毒

(续表)

消毒剂名称	消毒水平	作用原理	使用范围	注意事项
苯扎溴铵(新洁尔灭)	低效	苯扎溴铵是阳离子表面活性剂,能吸附带阴电的细菌,破坏细菌的细胞膜,最终导致菌体自溶死亡,又可使菌体蛋白变性而沉淀	用于皮肤、黏膜、物品的消毒。常用方法:浸泡、擦拭、喷洒消毒。① 0.01%苯扎溴铵溶液用于创面消毒;② 0.1%溶液用于皮肤及黏膜消毒;③ 0.05%~0.1%溶液用于手术前洗手用浸泡,时间5分钟;④ 手术器械消毒用0.1%溶液煮沸15分钟,再浸泡30分钟	① 对肥皂、碘、高锰酸钾等阴离子表面活性剂有拮抗作用;② 有吸附作用,会降低药效,所以溶液内不可放入纱布、棉花等;③ 对铝制品有破坏作用,不可用铝制品容器盛装
氯己定(洗必泰)	低效	具有广谱抑菌杀菌作用。能破坏细胞膜的酶活性,使细胞的胞质膜破裂	用于皮肤、黏膜、物品的消毒。① 0.02%溶液用于手的消毒,浸泡3分钟;② 0.05%溶液用于创面消毒;③ 0.1%溶液用于物体表面消毒	同苯扎溴铵(新洁尔灭)①、②
过氧化氢(双氧水)	高效	过氧化氢能破坏蛋白质的基础分子结构,从而具有抑菌与杀菌作用	① 3%~6%溶液用于烯酸树脂制成的外科体内埋植物的消毒;② 10%~25%溶液用于不耐热的塑料制品消毒	① 使用前用无菌生理盐水冲洗;② 易氧化分解降低浓度,应存于阴凉处,不宜用金属器皿盛装
消毒灵	高效	同漂白粉	① 0.5%溶液用于针筒、针头、输液、输血器的消毒,浸泡1小时;② 1%溶液用于胃管、肛管、导尿管等消毒,浸泡1小时;③ 1%溶液用于体温计消毒,第一次浸泡5分钟,第二次浸泡30分钟	消毒后物品,使用前需用无菌生理盐水冲洗

5. 消毒剂误用后的紧急处理

(1)大量吸入。要迅速从有害环境中撤到空气清新处,更换被污染的衣物,洗手和其他暴露皮肤,如大量接触或有明显不适要尽快至附近的医院就诊。

(2)皮肤。接触高浓度消毒剂后及时用大量流动清水冲洗,用淡肥皂水清洗,如皮肤仍有持续疼痛或刺激症状,要在冲洗后就近去专科医院就诊。

(3)眼睛。溅入后立即用流动清水持续冲洗不少于15分钟,如仍有严重的眼部疼痛、畏光、流泪等症状,要尽快到附近医院就诊。

(4)误服中毒。成年人要立即口服不超过200 mL的牛奶,可多次服用,也可服用生蛋清3~5个。一般不要催吐、洗胃。含碘消毒剂中毒可立即服用大量米汤、淀粉浆等。出现严重胃肠道症状者,要立即到附近的医院就诊。

五、常用物品的消毒灭菌方法

1. 双手消毒灭菌方法

普通人群双手清洁可采用清洗法。在外出归来、饭前、便后用肥皂水或洗手液将双手各个部位充分清洗,在流动水下冲洗干净。健康照护人员的手卫生,是最基本、最简便易行的预防和控制病原体传播的手段之一。手卫生,是健康照护人员洗手和手消毒的总称。

(1) 洗手与手消毒原则

① 当手部有血液或其他体液等可见污染时,应用肥皂(皂液)和流动水洗手。

② 手部没有肉眼可见污染,宜使用速干手消毒剂消毒双手代替洗手。

③ 在下列情况下,应根据以上原则选择洗手或使用速干手消毒剂:

● 直接接触每个老人前后,从同一老人身体的污染部位移动到清洁部位时;

● 接触老人黏膜、破损皮肤或伤口前后,接触老人的血液、体液、分泌物、排泄物、伤口敷料等之后;

● 穿脱隔离衣前后,摘手套后;

● 进行无菌操作、处理清洁、无菌物品之前;

● 接触老人周围环境及物品后;

● 处理药物或配餐前。

④ 健康照护人员在下列情况时应先洗手,然后进行手消毒:

● 接触老人的血液、体液和分泌物以及被传染性致病微生物污染的物品后;

● 直接为传染病老人进行检查、治疗、护理或处理传染患者污物之后。

(2) 洗手和手消毒方法

① 洗手法

可用"1湿2搓3冲4捧5擦"法:一,用水打湿双手;二,用洗手液或肥皂涂在双手上开始对搓,对搓30秒以上;三,用流动清水将手冲洗干净;四,用双手捧水,将水龙头的开关冲干净后关上,避免二次污染;五,用干净毛巾或纸巾将手擦干。

其中,第二步洗又分为七步(a~g)。七步洗手法正确步骤为:a. 掌心相对,手指并拢,相互揉搓;b. 手心对手背沿指缝相互揉搓,交换进行;c. 掌心相对,双手交叉指缝相互揉搓;d. 弯曲手指使关节在另一手掌心旋转揉搓;e. 右手握住左手大拇指旋转揉搓;f. 将手指尖并拢放在另一手掌心旋转揉搓;g. 揉搓手腕,双手交换进行(见图8-3)。

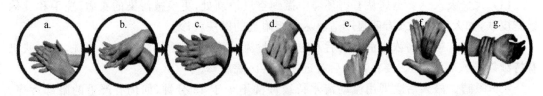

图 8-3 正确洗手法

② 手消毒法

可用速干手消毒剂消毒双手。在普通洗手后用2~5 mL消毒液涂擦双手及手腕至少15秒,并待双手自然干燥。常用于手消毒的消毒剂包括:醇类和胍类(氯己定,通常称洗必泰)复合的手消毒液,75%乙醇或 70%异丙醇溶液,0.1%～0.5%氯己定溶液,0.2%过氧乙酸水溶液,含有效碘 5000 mg/L 的碘伏等。

2. 餐具等的消毒灭菌方法

搪瓷、不锈钢饭碗、玻璃(水杯)等餐具,通常采用煮沸法消毒。搪瓷、不锈钢饭碗等餐具用洗涤剂清洗或刷洗物品,去掉油渍和污渍后,再用清水彻底洗净。然后将餐具完全浸没在软水或凉开水中,进行煮沸消毒。盖紧锅盖,不可漏气。水沸后计时 5～15 分钟。玻璃(水杯)类用洗涤剂清洗或刷洗后,用纱布包好,将其完全浸在冷水中,进行煮沸消毒。

3. 衣服、床单、枕套等的消毒灭菌方法

衣服、床单、枕套以及毛巾、墩布(抹布)等布类,可采用日光暴晒法和煮沸、微波消毒法。用肥皂水清洗过水后,拿到阳光下直接暴晒 6～8 小时,每隔 2 小时翻动一次,使其与日光充分接触,暴晒后放在通风干燥处备用,需要时也可进行煮沸、微波消毒。

4. 床垫、褥子、棉被等的消毒灭菌方法

床垫、褥子、毛毯、棉被、枕头等,可采用日光暴晒法消毒,即直接将物品拿到阳光下暴晒 6～8 小时,每隔 2 小时翻动一次,然后清扫物品表面。

5. 痰盂、便器、盆具等的消毒灭菌方法

痰盂、便器、盆具等物品,可采用煮沸或浸泡法消毒。将污物倒掉、冲净,用去污粉或稀盐酸刷洗、冲水后,倒入 0.5%漂白粉澄清液对其进行浸泡消毒。消毒时必须将痰盂和便器的盖子打开,物品完全浸没在消毒液中。一般浸泡消毒 30 分钟。盆具应先用去污粉清除污垢,用流动水冲净后煮沸消毒,持续煮沸 5～15 分钟。

漂白粉澄清液的配置方法:用含氯量 25%的漂白粉 10g 加少许水搅拌成糊状,然后加水至 100 mL,即成 10%乳剂,加盖沉淀 24 小时后倒出澄清液 10 mL,加水至 100 mL,即成 1%澄清液。

6. 床铺、桌椅、轮椅等的消毒灭菌方法

床铺、桌椅、轮椅等物品,可采用擦拭法消毒。用蘸取化学消毒液的抹布将老人使用过的床、桌椅、轮椅表面和老人的日常用物(如热水瓶等)进行擦拭,抹布用后消毒。扫床时,床刷外面罩上湿布套,以避免灰尘污染。床铺清扫要做到一人一布套,用后将湿布套进行浸泡消毒。

7. 地面的消毒灭菌方法

地面可采用擦拭法消毒。先用蘸水的笤帚将地面的污物清扫干净,再用墩布蘸取消毒液擦拭地面。使用时注意消毒液的浓度要符合要求,同时注意地面不可过湿,以防老人滑倒。如果地面有血迹、粪便、体液等污物时,应先用消毒液处理后再清洁。

8. 空气的消毒灭菌方法

房间空气,可采用通风法。通风可净化室内空气及消除室内异味,并减少室内空气中细菌的数量,增加新鲜空气和室内的含氧量,调节室内的温度、湿度,有利于预防呼吸道感染。开窗通风时间不应少于 30 分钟。通风时避免过堂风,并注意老人的保暖。

任务训练

本次任务训练内容为:以小组为单位,针对案例导读进行分析,提出有效的消毒灭菌措施。参照知识链接部分内容。

任务二 无菌技术

案例导读

高爷爷,69岁,前列腺手术后,遵医嘱进行留置导尿。家庭保姆小王在移动高爷爷时,不慎将其导尿管拔出。小王害怕高爷爷的家属看到后会责备她,所以将脱出的导尿管再次插入高爷爷的尿道中。3天后,高爷爷的儿子来探望,发现高爷爷高热,尿液呈洗肉水样。遂将高爷爷送至医院治疗。医院诊断为尿道损伤、泌尿系统感染、菌血症。

请思考:什么原因导致高爷爷出现这种情况? 发生导尿管脱出后,应该如何处理?

知识链接

无菌技术,是医疗、护理操作中预防和控制交叉感染及传播的一项重要基本操作。在无菌操作过程中,任何一个环节都不得违反操作原则,否则就可能造成交叉感染,给老人带来不应有的痛苦和危害。因此,老年健康照护人员必须加强无菌观念,准确熟练地掌握无菌技术,严格遵守无菌操作规程,以保障老人安全,防止医源性感染的发生。

一、概念

1. 无菌技术

无菌技术(aseptic technique)是指在执行医疗和护理操作过程中,防止一切微生物侵入机体和保持无菌物品及无菌区域不被污染的技术。

2. 无菌物品

无菌物品(aseptic supplies)是指经过物理或化学方法灭菌后保持无菌状态的物品。

3. 污染物品

污染物品(infectant)是指未经过灭菌处理,或灭菌处理后又被污染的物品。

4. 无菌区域

无菌区域(aseptic area)是指经过灭菌处理后且未被污染的区域。

5. 非无菌区域

非无菌区域(non-aseptic area)是指未经灭菌处理或经灭菌处理后被污染的区域。

6. 相对无菌区

无菌区边缘向内3 cm为相对无菌区(relative aseptic area)。无菌物品自无菌容器内一经取出,就认为是相对无菌,不可再放回。

二、无菌技术操作原则

1. 操作环境

应清洁、宽敞并定期消毒;操作台应清洁、干燥、平坦;无菌操作前半小时应停止清扫工作,并减少走动,避免尘土飞扬导致污染;在进行无菌操作过程中,要保证关好门窗,尽量减少人员流动。

2. 工作人员

工作人员进行无菌操作前应做好个人准备,要戴好帽子、口罩,并保持衣帽整洁;修剪指甲并认真彻底洗手,如可能的话,用杀菌液体刷手;必要时穿无菌衣,戴无菌手套。

3. 物品保管

无菌物品必须与有菌物品分开放置;无菌物品不可暴露于空气中,必须存放于无菌包或无菌容器内;无菌包外须注明物品名称、消毒灭菌的日期,按失效期先后顺序排放,按照无菌物品有效期使用;定期检查无菌物品的灭菌日期及保存情况,无菌包在未污染的情况下,保存期一般为7天,过期或包布受潮、破损均应重新灭菌。

4. 保持无菌

无菌操作过程中,工作人员应面向无菌区,手臂保持在腰部或操作台台面以上,不得跨越无菌区,不可面对无菌区讲话、谈笑、咳嗽、打喷嚏等;用无菌持物钳取无菌物品;无菌物品一旦从无菌容器内取出,即使未被使用也不能再放回无菌容器内;无菌操作中,无菌物品疑有污染或已被污染,应予更换并重新灭菌。

5. 一物一人

一套无菌物品只能用于一个患者,避免交叉感染。

三、无菌技术操作

1. 戴工作帽

工作人员戴工作帽,可防止头发上的灰尘及微生物落下造成污染。尤其是护理传染老人时,也可保护自己。带工作帽时,工作人员应着装整洁,洗手并擦干后,选择大小适宜的清洁工作帽,将头发全部塞入帽内,不得露在外面。每周应更换两次,严密隔离单位,应每次更换。

2. 戴口罩

使用口罩是为了保护老人和工作人员,避免相互传染,防止飞沫污染无菌物品、伤口或清洁食品等。戴口罩时,工作人员应着装整洁,洗手并擦干后,选择清洁口罩。口罩应盖住口鼻,系带松紧适宜,不可用污染的手触及。不用时解开、取下口罩,不可将其挂在胸前,应将清洁面向内折叠后,放入干净衣袋内。口罩一经潮湿,则病菌易于侵入,应及时更换。一般情况下,口罩使用4~8小时后应及时更换;每次接触严密隔离的传染老人后,应立即更换;使用一次性口罩不得超过4小时。

3. 手消毒

老年健康照护人员在执行无菌操作、取用清洁物品之前,护理老人前后,接触污染物之后均应洗手。

(1)准备工作

① 自身准备:着装整洁,取下手表,修剪指甲。

② 环境准备:操作环境符合流动水操作要求。

③ 物品准备：洗手设备(宜配备感应式水龙头)、洗手皂液、干手物品。常用泡手的消毒液有碘伏、0.2%过氧乙酸、氯己定(洗必泰)等。必要时备速干手消毒剂。

（2）操作程序

① 洗手。用七步洗手法搓手后，用流水从上到下彻底冲洗双手，将皂沫全部冲净，必要时反复冲洗，最后用清洁小毛巾擦干双手。应注意使用正确的洗手方法，洗净手的各个部位。

② 刷手。即利用机械及化学作用去除手上污物及微生物的方法，是做好消毒隔离、预防交叉感染的重要措施。方法：取无菌刷蘸洗手液(或肥皂块)，先刷前臂，然后刷腕部、手背、手掌、指尖、指缝，特别要刷净甲沟、指间、腕部。同法刷对侧，流动水冲洗后，再重复刷一遍。每只手刷洗30秒，共刷洗2分钟。流动水冲洗时，应将手放低，水由肘部、前臂至手淋下，手要放在最低位，以免手部的水返流到手臂，并要避免打湿工作服。外科刷手时，刷手及流动水冲洗的顺序相反。如进行外科手术，刷手后还需用消毒液浸泡双手。刷手用的肥皂液应每日更换，手刷应每日消毒。

4. 使用无菌持物钳

无菌持物钳是用于夹取和传递无菌物品的器械，取用无菌物品必须使用无菌持物钳或无菌镊。

（1）准备工作

① 自身准备：着装整洁，洗手，戴口罩。

② 环境准备：操作环境符合无菌操作要求。

③ 物品准备：常用的持物钳(镊)有三叉钳、卵圆钳和长、短镊子等(见图8-4)。

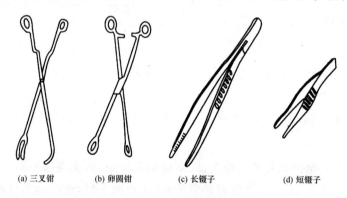

(a) 三叉钳　　(b) 卵圆钳　　(c) 长镊子　　(d) 短镊子

图8-4　各种无菌持物钳及镊子

执钳时，拇指与无名指分别插入两侧环内，中指置于无名指前，食指压在钳轴上。如此可以很牢稳地控制住持物钳，减少颤动(见图8-5)。

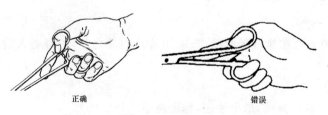

正确　　　　　　　　错误

图8-5　持钳法

镊的尖端细小,使用时灵巧方便。适用于夹取棉球、棉签、针头、注射器、缝针等小物品。正确的持镊法为拇指与食、中指相对合,捏住镊子的中段横纹处(见图 8-6)。

(2)操作程序

① 无菌持物钳(镊)应打开关节,浸泡在盛有消毒溶液的镊子罐内,消毒液面高度需超过持物钳轴节以上 2~3 cm 或镊子长度的 1/2 处。容器底部应垫无菌纱布,容器口上加盖。每个容器内只能放一把无菌持物钳或镊子。也可以使用无菌干镊子罐放置无菌持物钳(镊),每 4 小时更换一次。

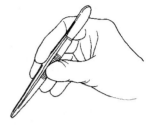

图 8-6　正确持镊法

② 取放持物钳(镊)时,手持持物钳上 1/3 处,将钳移至容器中央,使钳(镊)无菌尖端闭合,垂直向下。无菌持物钳(镊)下 2/3 部分不得触及液面以上的容器内壁或容器口缘,手指不可触摸浸泡部位。使用时保持尖端向下,不可倒转向上,以免消毒液倒流污染尖端(见图 8-7)。

③ 用毕应立即将无菌持物钳(镊)垂直放回容器内,避免触及容器口周围,浸泡时将轴节打开,使轴节与消毒液充分接触。

④ 无菌持物钳(镊)应就地使用。如取远处无菌物品时,无菌持物钳(镊)应连同容器移至无菌物品旁使用,防止无菌持物钳在空气中暴露过久污染。

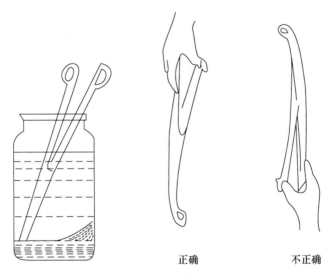

正确　　　　　　不正确

图 8-7　取放无菌持物钳法

(3)注意事项

① 无菌持物钳(镊)只能用于夹取无菌物品,不能触及非无菌物品。

② 无菌持物钳(镊)不能用于换药或替代消毒钳(镊),消毒皮肤,以防被污染。

③ 无菌持物钳(镊)不可夹取无菌油纱布,防止油粘于钳端而影响消毒效果。

④ 无菌持物钳(镊)一经污染或可疑污染时,不得放回容器内,应重新消毒灭菌。

⑤ 无菌持物钳(镊)和浸泡容器应定期消毒,每周清洁、消毒一次,并及时更换消毒液及纱布,保持无菌状态。

5. 使用有盖无菌容器

经灭菌处理的盛放无菌物品的器具称无菌容器。如无菌盒、贮槽、罐等。无菌容器用于存放无菌物品,应每周消毒灭菌一次,保持其无菌。无菌容器的使用方法见图8-8。

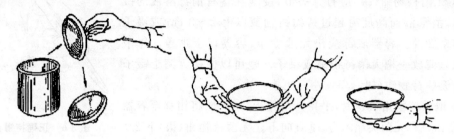

图8-8　无菌容器的使用

(1) 准备工作

① 自身准备:着装整洁,洗手,戴口罩。

② 环境准备:操作环境符合无菌操作要求。

③ 物品准备

● 无菌持物钳、盛放无菌物品的容器。常用的无菌容器有无菌盘、盒、罐及贮槽等。

● 无菌容器内盛放棉球、纱布、治疗碗等。

(2) 操作程序

① 打开前先核对检查,查对无菌容器的名称、有效期。

② 打开无菌容器时,应拿起盖子平移离开容器,无菌面朝上,置于稳妥处,或内面向下,拿在手中,不可触及容器的无菌面。

③ 从无菌容器内夹取无菌物品时,注意手不得触及容器边缘。

④ 用毕立即将容器盖反转,移至容器口上,小心盖严,避免容器内的无菌物品在空气中暴露过久,造成污染。

(3) 注意事项

① 手持无菌容器时应托住底部,手指不得触及容器的边缘和内面。

② 无菌容器一经打开,使用时间最长不得超过24小时。

③ 从无菌容器内取出的无菌物品,虽未经使用,也不得再放回无菌容器内。

④ 无菌容器应定期消毒、灭菌,一般有效期为7天。

6. 取用无菌溶液

取用无菌溶液,用于无菌操作中,使其保持无菌状态。

(1) 准备工作

① 自身准备。着装整洁,洗手,戴口罩。

② 环境准备。操作环境符合无菌操作要求。

③ 物品准备

● 无菌溶液、启瓶器、弯盘等;

● 盛放无菌溶液的容器。

（2）操作程序

① 取用无菌溶液时,应认真核对瓶签上的药名、浓度、剂量、有效期、使用方法,并检查容器是否密封完好,瓶体有无裂缝、瓶盖有无松动,药液有无沉淀、浑浊、絮状物、变质等,核对无误后方可使用。

② 擦净瓶外灰尘,经查对后用启瓶器启开铝盖,用拇指与食指或双手拇指将瓶塞边缘向上翻起,捏住瓶塞边缘,拉出瓶塞。注意手不可触及瓶口和瓶塞内面。

③ 一手食指和中指套住橡胶塞,并将其拉出瓶口,另一手拿起瓶子,标签面朝向掌心,先倒出少量溶液冲洗瓶口,再由原处倒出所需溶液量至无菌容器中(见图 8-9)。

④ 用毕立即将瓶塞塞入瓶中,消毒污染的瓶塞,盖好,注明开瓶日期及时间。

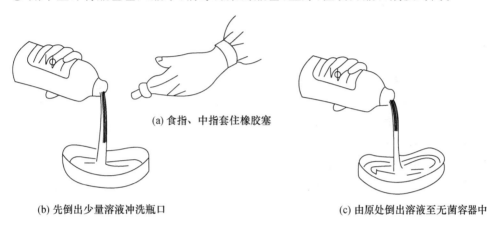

(a) 食指、中指套住橡胶塞

(b) 先倒出少量溶液冲洗瓶口　　　　　　　(c) 由原处倒出溶液至无菌容器中

图 8-9　取用无菌溶液法

（3）注意事项

① 检查溶液质量时,要倒转瓶体,对光进行检查。

② 不可将敷料直接放入无菌溶液瓶内蘸取溶液,以防污染剩余的无菌溶液。

③ 倾倒溶液时,瓶子离污物盘和无菌容器的高度要合适,不可使水珠溅出,标签不可浸湿。

④ 已倒出的液体,虽未用也不得再倒回瓶内。

⑤ 已打开未使用完的溶液有效期为 24 小时。

7．使用无菌包

无菌包应选用质厚、致密、未脱脂棉布制成的双层包布。包布内面为无菌面,外面为污染面。其内可存放器械、敷料以及各种技术操作用物,经高压灭菌处理后备用。

（1）准备工作

① 自身准备：着装整洁,洗手,戴口罩。

② 环境准备：操作环境符合无菌操作要求。

③ 物品准备：无菌持物钳、无菌物品等。

（2）操作程序

① 无菌包包扎法。将物品放置于双层包布中央,先把包布的下角盖在物品上,并将角尖端反折;然后盖好左右两角(角尖端向外翻折),同法将角尖端反折;最后将上角包好后扎紧,系好带子,在包外注明物品名称和灭菌日期(见图 8-10)。

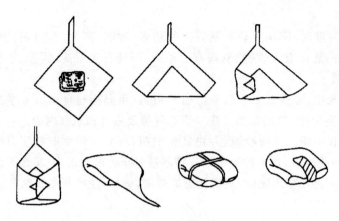

图 8-10　无菌包包扎法

② 无菌包打开法。取无菌包时,先查看名称、灭菌日期、灭菌标识,是否开启、干燥。将无菌包放在清洁干燥的平面上,解开系带卷放于包布角下,依次揭左右角,最后揭开内角,注意手不可触及包布内面。用无菌钳取出所需物品,放在事先已备好的无菌区域内。

取小包内全部物品时,可将包托在手上打开。解开系带挽结,一手托住无菌包,另一手依次打开包布四角,翻转塞入托包的手掌心内,准确地将包内物品全部放入无菌容器或无菌区域内(勿触碰容器口缘),盖好(见图 8-11)。

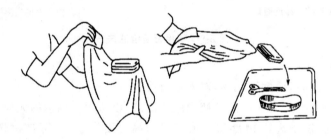

图 8-11　取用无菌物品法

(3) 注意事项

① 打开无菌包时应选择清洁、干燥处,防止潮湿环境造成污染。

② 如包内物品一次未用完,在未被污染情况下,可按原折痕包好,注明开包时间,有效期为 24 小时。

③ 无菌包的有效期为 7 天,如不慎污染包内物品、过期或受潮、破损则需要重新灭菌。

8. 铺无菌盘

无菌盘,是在进行无菌操作前,将无菌治疗巾铺在清洁干燥的治疗盘内,形成一个无菌区域,供短时间内存放无菌物品,以便进行无菌技术操作。

(1) 准备工作

① 自身准备:着装整洁,洗手,戴口罩。

② 环境准备:操作环境符合无菌操作要求。

③ 物品准备:清洁干燥的治疗盘,无菌持物钳、无菌物品及内有治疗包的无菌包等。

（2）操作程序

① 无菌治疗巾的折叠法：纵折法和横折法

● 纵折法。是指将治疗巾纵折成两次成4折，再横折两次，开口边向外（见图8-12）。

● 横折法。将双层棉布治疗巾横折2次，再向内对折，将开口边分别向外翻折对齐（见图8-13）。

② 铺无菌盘的方法：单层底铺无菌盘和双层底铺无菌盘

● 单层底铺无菌盘。打开无菌包，用无菌持物钳取一块治疗巾放在治疗盘内。双手持治疗巾两开口外角（见图8-14），呈双层展开，由远端向近端，双折铺于治疗盘内。两手捏住治疗巾上面一层向远端呈扇形折叠三层，开口边向外（见图8-15）。取所需无菌物品放入无菌区内，拉平扇形折叠层覆盖于物品上，使上下层边缘对齐，将开口向上翻折两次，两侧边缘向下翻折一次。

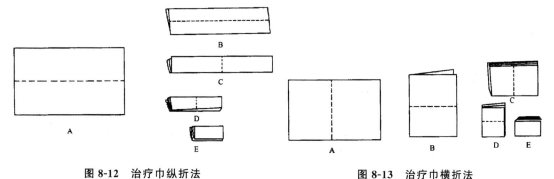

図 8-12　治疗巾纵折法　　　　图 8-13　治疗巾横折法

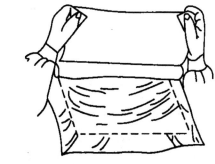

图 8-14　打开无菌巾　　　　　　　图 8-15　单层底铺巾

● 双层底铺无菌盘。取出无菌治疗巾，双手捏住无菌巾一边的外面两角，轻轻抖开，从远至近，3折成双层底，上层呈扇形折叠，开口边向外（见图8-16）。放入无菌物品，拉平扇形折叠层，盖于物品上，边缘对齐。

（3）注意事项

① 铺无菌盘的区域必须清洁干燥，覆

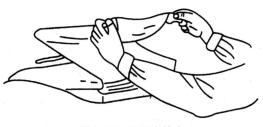

图 8-16　双层底铺巾

盖无菌治疗巾时,注意边缘对齐。

② 无菌治疗巾应避免潮湿。

③ 无菌面不可触及衣袖和其他非无菌物品。

④ 无菌盘不宜放置过久,有效期不超过 4 小时。

9. 戴脱无菌手套法

由于人体某些部位存在常居菌,用一般消毒方法很难使手术达到绝对无菌。在进行手术、穿刺、导尿和某些操作时,需要医务人员戴上无菌乳胶手套,保持手的无菌效果。因此,可以按照无菌技术操作的原则,戴脱无菌手套。

(1) 准备工作

① 自身准备:着装整洁,修剪指甲,取下手表,洗手,戴口罩。

② 环境准备:操作环境符合无菌操作要求。

③ 物品准备:无菌手套、无菌持物钳、弯盘等。

(2) 操作程序

① 戴无菌手套。戴无菌手套前,应先修剪指甲,洗净双手并擦干。核对手套号码及有效期,打开手套袋,取滑石粉涂抹双手,注意避开无菌区。手套可分别或同时取出。双手分别捏住袋口外层,打开,一手持手套翻折部分(手套内面),取出;另一手五指对准,小心戴上。将戴好手套的手指插入另一只手套的翻边内面(手套外面),取出,同法将另一手套戴好,戴手套时不可强拉。双手调整手套位置,最后将两手套翻折面套在工作衣袖外面。手套戴好后,双手置胸前,以免污染(见图 8-17)。

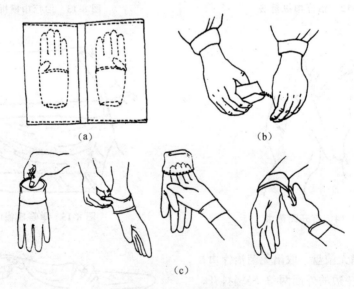

(a)　　　　　(b)

(c)

图 8-17　戴无菌手套法

② 脱无菌手套。脱手套时,应一手捏住另一只手套的外面自上而下翻转脱下,再将脱下手套的手插入另一手套内翻转脱下,不可用力强拉手套边缘或手指部分。将已脱下的手套放入消毒液内浸泡,洗手。操作中,确保手套外面已污染部分不接触到皮肤。

(3) 注意事项

① 注意手套外面为无菌区,未戴手套的手不可接触无菌手套的外面,已戴手套的手不

可触及未戴手套的手及手套内面(非无菌面),应保持其无菌。

② 如发现手套有破损或不慎污染,应立即更换。

③ 戴手套后,手臂不可下垂,应保持在腰部以上、肩部以下范围内活动。

任务训练

任务训练内容为无菌操作,单次操作时间 10 分钟。操作评分标准详见表 8-2 所示。

表 8-2　无菌操作评分标准

项　　目		总分	技术操作要求	评分等级				得分	备注
				A	B	C	D		
仪表		5	仪表端庄、服装整洁、戴口罩	5	4	3	2		
评估		6	操作环境清洁、宽敞,操作前半小时应停止卫生清扫、减少人员走动	3	2	1	0		
			操作台干燥、平坦(以上内容口述)	3	2	1	0		
操作前准备		6	环境清洁	2	1	0	0		
			备齐物品,放置合理	2	1	0	0		
			洗手	2	1	0	0		
操作过程	无菌钳使用	14	无菌持物钳持法正确,不污染、不倒置	6	4	2	1		
			取放时,无菌持物钳钳端闭合,不触及容器口边缘及液面以上内壁。使用方法正确	8	6	4	2		
	无菌包使用	12	检查无菌包	3	2	1	0		
			打开、包裹无菌包方法正确,无污染	5	4	3	1		
			取用无菌物品无污染	4	3	2	1		
	无菌容器使用	16	核对标签内容、检查药液(口述检查内容)	4	3	2	1		
			打开容器方法正确,无污染	2	0	0	0		
			取、放物品方法正确,不跨越无菌区,不触及无菌容器边缘	6	4	3	2		
			容器盖子用毕盖严,方法正确,不污染	2	1	0	0		
			注明开启时间(已打开的无菌溶液有效期为 24 小时)	2	0	0	0		
	无菌盘准备	9	取无菌治疗巾包,查看灭菌日期及标识,有无潮湿、破损	2	1	0	0		
			用无菌持物钳取一块无菌治疗巾放在治疗盘内,按原折痕将未用完的无菌包包好,注明开包日期、时间(未用完的无菌包有效期 24 小时)	2	1	0	0		
			取物、铺盘方法正确,无污染	3	2	1	0		
			注明无菌包的日期、时间。(铺好的无菌包有效期 4 小时)	2	1	0	0		
	无菌手套使用	18	查手套号码及灭菌日期	4	2	0	0		
			取、用滑石粉方法正确,无污染	2	0	0	0		
			取、戴手套方法正确,无污染	8	5	3	0		
			脱手套方法正确	2	1	0	0		
			脱下手套处理方法正确	2	1	0	0		
操作后		5	整理用物,用物处理正确	3	2	1	0		
			洗手,记录	2	0	0	0		
评　　价		9	操作熟练、连贯、规范、准确	2	1	0	0		
			遵守无菌原则,无污染	7	4	3	2		
总　　分		100							

任务三　隔离技术

案例导读

　　1906年夏天,纽约的银行家华伦带着全家去长岛消夏,雇佣1883年移民美国的爱尔兰人玛丽·马龙(1869—1938)做厨师。8月底,华伦的一个女儿感染了伤寒。接着,华伦夫人、两个女佣、园丁和另一个女儿相继感染。他们消夏的房子住了11个人,有6个人患病。房主深为焦虑,他想方设法找到了有处理伤寒疫情经验的工程专家索柏。索柏将目标锁定在玛丽身上。他详细调查了玛丽此前7年的工作经历,发现7年中玛丽换过7个工作地点,而每个工作地点都暴发过伤寒病,累计共有22个病例,其中1例死亡。经医院检验,玛丽被确诊为美国第一位伤寒病毒携带者,她本人对伤寒病毒有免疫力,却大量传播该病毒。后来,玛丽被送入纽约附近一个名为北边兄弟的小岛上的传染病房。

　　1915年,玛丽被解除隔离后5年,大家差不多都把她遗忘了。这时,纽约一家妇产医院暴发了伤寒病,25人被感染,2人死亡。卫生部门很快在这家医院的厨房里找到了玛丽,此时,她已经改名为"布朗夫人"。玛丽老老实实地回到了小岛上。医生对隔离中的玛丽使用了可以治疗伤寒病的所有药物,但伤寒病菌仍一直顽强地存在于她的体内。1932年,玛丽患中风半身不遂,6年后去世,之后的验尸结果发现,她胆囊中有许多活体伤寒杆菌。

知识链接

　　隔离(isolation):就是将传染源(传染患者及带菌者)、高度易感人群在传染期间安置在指定地点和特殊环境中,暂时避免和周围人群接触,以便消毒污染物,缩小污染范围,减少传染病传播机会的方法。

一、隔离的目的

　　隔离的目的是控制传染源,切断传染链中传染源、传播途径、易感人群之间的联系,防止病原微生物在患者、工作人员及媒介物中扩散。隔离是预防院内感染的重要措施之一,老年健康照护人员应对隔离工作有较强的意识,严格执行隔离操作原则,熟练掌握隔离操作技术,认真做好隔离工作。同时,加强教育使所有出入人员理解认识隔离的意义,并能自觉遵守各项隔离制度,积极配合执行各种隔离措施,确保老人、工作人员等相关人员的安全,制止传染病的传播。

二、隔离概述

1. 传染病隔离和保护性隔离

(1) 传染病隔离

传染病隔离是指将处于传染期的传染病患者、可疑传染病患者及病原携带者控制在特定区域,与一般人群暂时分离,缩小污染范围,减少传染病的传播机会,便于污染物集中消毒与处理。

(2)保护性隔离

保护性隔离是指将免疫功能极度低下、少数易感者放置在基本无菌的环境中,使其免受感染。

2. 隔离区域及隔离要求

(1)清洁区

清洁区(cleaning area)是指未被病原微生物污染的区域,如办公室、治疗室、更衣室、配膳室、库房、值班室及病区以外的区域。

隔离要求:患者及患者接触过的物品不得进入清洁区;工作人员接触患者后需消毒刷手,脱去隔离衣及鞋后方可进入清洁区。

(2)半污染区

半污染区(cleaning-contaminated area)是指有可能被病原微生物污染的区域,也称为潜在污染区。如入院处、医护办公室、检验室、消毒室及内走廊等。

隔离要求:患者用后的物品及医疗器械分类装放于固定位置,按规定进行处理;患者或穿隔离衣的工作人员通过走廊时,不得接触墙壁、家具等物品;各类检验标本应放在指定的存放盘和存放架上,检验后的标本及容器等严格按要求分别处理。

(3)污染区

污染区(contaminated area)是指直接或间接被病原微生物接触污染的区域,如患者的病室及其外走廊、处置室、污物间、厕所、浴室以及患者入院、出院处理室等。

隔离要求:污染区的物品未经消毒处理,不得带到其他地方;工作人员进入污染区时,应穿隔离衣,戴好口罩、帽子,必要时穿隔离鞋;离开前脱隔离衣、鞋,消毒双手。

3. 隔离单位

(1)以患者为单位

每一患者应有独立的环境与用具,与其他患者及不同病种间进行隔离,又称床边隔离。凡是未被确诊、发生混合感染或危重且具有高度传染性的患者、细菌培养分离出流行性或感染有多重性耐药菌的患者、卫生状况较差的易感患者均应住单独隔离室。

(2)以病室为单位

为了充分利用病房,同种传染病的患者安排在同一病室,但病原体不同者,应与其他病种的患者相隔离,分室收治。

三、隔离种类

隔离种类主要是根据美国疾病控制中心(CDC)推荐的分类隔离系统,以切断传播途径作为制定措施的主要依据。可在隔离室外或床头放置不同颜色的提示卡以表示不同性质的隔离。传染病除严格执行隔离制度外,还应在隔离期间按其病原体排出和传播的途径,采取不同的隔离措施。

1. 严密隔离

严密隔离(strict isolation),是指针对传染性强、死亡率高的传染病,需采取的一种严密隔离措施。适用于经飞沫、分泌物与排泄物直接或间接传染的烈性传染病,如白喉、鼠疫、霍乱、炭疽、狂犬病、传染性非典型性肺炎(SARS)、禽流感等。另外,其他一切传播途径不明的传染病,也应采取严密隔离。

严密隔离者应住单间(或与同种患者合住一室),不得离开病室,禁止探视与陪护,通向走廊的门窗应关闭,以防飞沫向外播散传染他人。空气、地面、物体表面应消毒1~2次/天;室外应挂有明显的严密隔离标志。接触此类患者前,工作人员必须戴好口罩和帽子,穿隔离衣和隔离鞋,必要时戴手套。患者的分泌物、呕吐物、排泄物及一切用过的物品,均应经严格消毒后废弃。出院或死亡后,病室及一切用具均须严格执行终末消毒1~3次,经检测合格后才能使用。隔离单位采用黄色隔离标志。

2. 呼吸道隔离

呼吸道隔离(respiratory isolation),是指为了防止感染性疾病通过空气中的飞沫传播而设计的隔离措施。适用于经呼吸道分泌物引起感染的传染性疾病,如流行性感冒、流脑、肺炎、肺结核、百日咳、白喉、麻疹、水痘、猩红热等。

患同种疾病的患者,可安置在同一病室,床位间距1m以上,通向走廊的门窗须关闭,出入应随手关门。工作人员进入隔离室接触患者前,应戴好口罩、帽子,必要时穿隔离衣、戴手套。患者接触过的用物,如痰盂、饮食用具等用后必须消毒;患者的口、鼻及呼吸道等分泌物,需用等量20%漂白粉溶液或生石灰混合搅拌,静置2小时后方可倒掉。如探视者进入隔离室,应戴口罩,与患者之间相隔距离1m以上;患者外出进行会诊或治疗时要戴口罩。隔离室内的空气,需用紫外线照射或用过氧乙酸喷雾消毒1次/日。隔离单位采用蓝色隔离标志。

3. 消化道隔离

消化道隔离(digestive isolation),是指针对患者的排泄物直接或间接污染食物或水源而引起传播的疾病所进行的隔离。适用于由患者的消化道分泌物及粪便传染的疾病,如伤寒、细菌性痢疾、甲型病毒性肝炎、病毒胃肠炎等。

不同病种最好能分室居住,如条件有限也可同室而居,但必须做好床边隔离,床间距保持1m以上。被隔离者活动范围仅限床边周围,不得互相接触或互用物品等,以防交叉感染。工作人员须按病种分别穿隔离衣,接触污染物时应戴手套。如探视者进入隔离室,应采取相应的隔离措施。每一位患者应有专用的餐具及便器,用后严格消毒(餐具消毒时应先冲洗干净,然后煮沸消毒30分钟;便器可用2%~3%漂白粉澄清液浸泡2小时);剩余的食物或排泄物,均应按规定消毒处理后才能倒掉。隔离室内的墙面、窗台、地面等,应消毒1~2次/天。隔离单位采用棕色隔离标志。

4. 接触隔离

接触隔离(contact isolation),是指针对传染性强、经接触传播但不必严密隔离的感染,所需采取的一种隔离措施。它适用于病原微生物经体表或患处排出(如伤口分泌物、皮肤脱屑等),通过直接或间接地接触皮肤或黏膜破损处,而引起的传染病,如破伤风、气性坏疽、炭疽、绿脓杆菌感染等。

被隔离者应住单间病室或隔离单位内,不可接触他人,关闭门窗。工作人员进入隔离室前必须戴好口罩、帽子,穿隔离衣,接触甲类传染病应按要求穿防护服。换药时要先换清洁伤口,再换污染伤口。换药后刷手2分钟,再用消毒液浸泡双手2分钟。工作人员手或皮肤有破损时,应避免接触患者,必要时应戴手套进行保护。接触患者伤口的一切用具均应包好后,进行高压蒸汽灭菌。污染的敷料应予焚烧,不可回收。患者接触过的一切污染品,如被单、衣物、换药器械等,均应严格灭菌后,才可进行清洁、消毒、灭菌处理。隔离单位采用橙色隔离标志。

5. 血液-体液隔离

血液-体液隔离(blood-body liquid isolation),适用于由血液传播的疾病如乙型肝炎、丙型肝炎、梅毒、获得性免疫缺陷综合征(艾滋病)、疟疾等。

同种病原体感染患者可同住一室,进行隔离。工作人员进入隔离室前必须戴口罩、帽子,若血液、体液可能污染工作服时,应穿隔离衣;接触血液、体液时,应戴手套;进行可能产生喷溅的操作时,应戴护目镜或防护面罩、穿防护服。工作中注意洗手,严防被针头等利器刺破。患者用过的针头和注射器,应放入防水、防刺破并有标记的容器内,送出焚烧或进行灭菌等无害化处理;被血液、体液污染的物品或敷料应装袋标记后,送出消毒或焚毁。隔离单位采用红色隔离标志。

6. 昆虫隔离

昆虫隔离(insect isolation),适用于以昆虫(如蚊、虱、螨虫等)为媒介而传播的疾病,如乙型脑炎、疟疾、流行性出血热、斑疹伤寒、回归热等。隔离单位应设有严密的防昆虫设备,如纱门、纱窗、蚊帐等。室内定期消毒,喷洒灭除相应昆虫的药物。由虱类传播的疾病,入隔离单位时必须彻底清洗、沐浴更衣、灭虱处理后,才能住进同种病室。

7. 保护性隔离

保护性隔离(protective isolation),是以保护易感人群作为制定措施的主要依据,而采取的隔离措施。适用于抵抗力低下或极易感染的患者,如大面积烧伤者、脏器移植及免疫功能低下的老人。保护性隔离者应住单间病室。空气应保持正压通风、定时换气,室内地面、用物、家具等应严格消毒,1次/天。工作人员进入隔离室时,须先清洗双手,穿戴口罩、帽子、手套及拖鞋,穿隔离衣(外面接触保护隔离者为清洁面,内面为污染面)。未经消毒处理的物品不能带入隔离区。探视者进入隔离室时应采取相应的隔离措施。

一般隔离的解除标准:传染性分泌物经3次培养结果均为阴性或已度过隔离期,医生开出医嘱后,方可解除隔离。

四、隔离技术

1. 穿、脱隔离衣

为保护患病老人和医护人员,防止病原微生物播散,避免交叉感染,在护理隔离老人时,需按规定穿脱隔离衣。隔离衣应干燥、清洁、无尘、无霉斑、裂孔、破洞等。

(1) 准备工作

① 自身准备。着装整齐,修剪指甲,取下手表,卷袖过肘,洗手,戴好口罩、帽子。

② 环境准备。环境清洁、宽敞,符合操作要求。

③ 物品准备。隔离衣、挂衣架、手刷及消毒液、浸泡消毒设备、污衣袋等。

(2) 操作程序

① 穿隔离衣(见图 8-18)

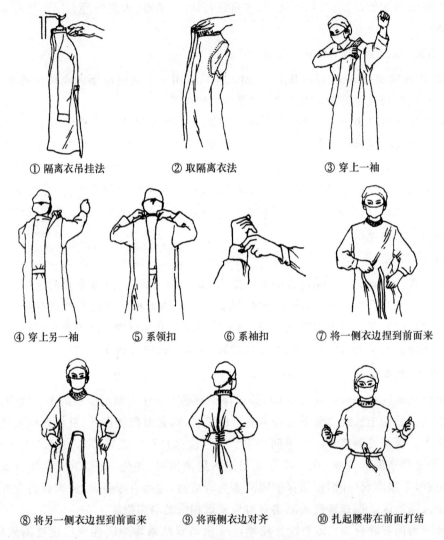

① 隔离衣吊挂法　　② 取隔离衣法　　③ 穿上一袖

④ 穿上另一袖　　⑤ 系领扣　　⑥ 系袖扣　　⑦ 将一侧衣边捏到前面来

⑧ 将另一侧衣边捏到前面来　　⑨ 将两侧衣边对齐　　⑩ 扎起腰带在前面打结

图 8-18　穿隔离衣法及步骤

● 取衣。手持衣领取下隔离衣,将清洁面朝向自己,污染面向外,衣领两端向外折齐,对齐肩缝,露出肩袖内口。

● 穿衣袖。一手持衣领,另一手伸入一侧袖内,举起手臂,将衣袖穿好;换手持衣领,依上法穿好另一袖。

- 系衣领。两手持衣领,由前向后理顺领边,由领子中央顺着边缘向后将领扣扣上。

- 扎袖口。扣好袖口或系上袖带,需要时用橡皮圈束紧袖口。

- 系腰带。解开腰带活结,将隔离衣一边(约在腰下 5 cm 处)逐渐向前拉,见到边缘则捏住;依同法捏住另一侧边缘。双手在背后将衣服边缘对齐,向一侧折叠;以手按住折叠处,另一手将腰带拉至背后,压住折叠处,将腰带在背后交叉,回到前面打一活结系好。

② 脱隔离衣(见图 8-19)

- 解开腰带,在前面打一活结。

- 解开袖口,在肘部将部分衣袖塞入袖内,消毒双手。

- 解开领口,一手伸入另一侧袖口内,拉下衣袖过手,用衣袖遮盖的手握住另一手隔离衣袖的外面,将袖子拉下,双手在袖内使袖子对齐,逐渐从袖管中退出至隔离衣肩部。

- 两手持领,将隔离衣两边对齐,挂在衣钩上。挂在半污染区,隔离衣的清洁面应向外;挂在污染区,则清洁面向内。不再穿的隔离衣,脱下后清洁面向外,卷好后置于污衣袋中。处理原则为先灭菌、后清洗。

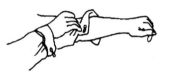

② 将衣袖向上拉,塞在上臂衣袖内

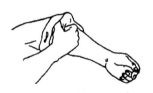

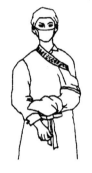

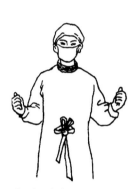

① 脱隔离衣,先松开腰带在前面打一活结

③ 刷手后,先解开衣领,再拉下衣袖(用清洁手拉袖口内的清洁面)

④ 将一只手放在袖内拉另一袖的污染面

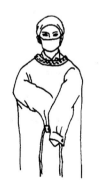

⑤ 解开腰带,脱隔离衣

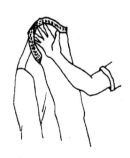

⑥ 一手撑着清洁面,使衣领直立

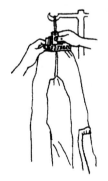

⑦ 提起衣领,将隔离衣折起,然后挂好

图 8-19　脱隔离衣法及步骤

③ 注意事项

● 隔离衣的长短应合适,须全部遮盖工作服。

● 隔离衣应每日更换,如有潮湿或污染,应立即更换。

● 穿隔离衣前,应备齐所用物品,确保各项操作集中执行。

● 穿隔离衣过程中,应避免衣领和清洁面污染,穿衣时后侧边缘必须对齐,折叠处不能松散。

● 穿好隔离衣后,双臂应保持在腰部以上,只限在规定区域内进行活动,不可进入清洁区和接触清洁物品。

● 消毒手时不能沾湿隔离衣,隔离衣也不可触及其他物品。

2. 避污纸的使用

避污纸即为清洁纸片,用于暂时接触污染物品或做简单隔离操作时。使用避污纸,可保持双手或用物不被污染,既省略消毒洗手程序,又达到避免交叉感染的目的。注意事项:

(1) 湿手时,不要使用避污纸。

(2) 一张避污纸,只能使用一次。

(3) 使用避污纸时,应从页面抓取,不可掀页撕取(见图 8-20)。

(4) 避污纸用后,应放进污物桶内,集中焚烧。

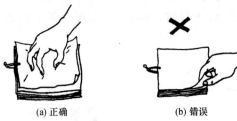

(a) 正确　　　　(b) 错误

图 8-20　取避污纸法

任务训练

任务训练内容为穿脱隔离衣,单次操作时间 10 分钟。操作评分标准详见表 8-3 所示。

表 8-3　穿脱隔离衣评分标准

项　　目	总分	技术操作要求	评分等级 A	B	C	D	得分	备注
仪表	5	仪表端庄、服装整洁、戴口罩	5	4	3	2		
评估	6	需隔离的环境条件(是否宽阔、清洁等)	2	1	0	0		
		物品设备齐全、合格	2	1	0	0		
		老人需要隔离的类型	2	1	0	0		
操作前准备	10	戴口罩,圆帽	2	1	0	0		
		取下手表,卷袖过肘	4	3	2	1		
		检查隔离衣(大小是否合适,挂放是否得当,是否破损、潮湿)	2	0	0	0		
		洗手	2	0	0	0		

（续表）

项　目		总分	技术操作要求	评分等级				得分	备注
				A	B	C	D		
操作过程	穿	38	手持衣领取下隔离衣,两手将衣领的两端向外折,使内面向着操作者,并露出袖子内口	4	3	2	1		
			将左臂入袖,举起手臂,使衣袖上抖,用左手持衣领,同法穿右臂衣袖	10	8	6	4		
			两手持领子中央,沿着领边向后将领扣扣好	4	3	2	1		
			扣袖扣	8	6	4	2		
			解开腰带,后襟对齐折叠	6	5	4	3		
			系腰带,不污染工作服	2	1	0	0		
	脱	28	解腰带、在前面打一活结	3	2	1	0		
			解开两袖扣,在肘部将部分袖子塞入工作服衣袖下,使两手露出	6	5	4	3		
			手消毒(口述范围、时间、方法)	6	5	4	3		
			解衣领	2	1	0	0		
			左手伸入右手袖口内拉下衣袖过手,再用衣袖遮住的右手在衣袖外面拉下左手衣袖过手,双手轮换握住袖子,手臂逐渐退出,双手退出	4	3	2	1		
			悬挂隔离衣	3	2	1	0		
操作后		6	整理用物	3	2	1	0		
			洗手,记录	3	2	1	0		
评　价		7	动作熟练、准确,无污染	4	3	2	1		
			顺序正确,无颠倒	3	2	1	0		
总　分		100							

项目九 生命体征评估及异常时的照护

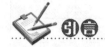 **引言**

生命体征是体温、脉搏、呼吸及血压的总称。生命体征是用来评价生命活动存在与否，及其质量的重要指标，也是判断患病老人病情轻重及危急程度的重要指征。正常情况下，生命体征在一定范围内相对稳定，变化较小，而在病理情况下，生命体征的变化较为敏感。照护员通过认真、仔细地了解老人生命体征的细微变化，可以为疾病的发生、发展、转归及预防、诊断、治疗提供重要依据。因此，老年健康照护人员掌握生命体征的评估方法与异常时的照护技能，是为老年人提供有效照护的重要保障。

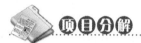 **项目分解**

生命体征评估及异常时的照护，包括体温、脉搏、呼吸、血压的评估及照护内容。因此，本项目从以上四个方面进行任务分解。

任务一 体温评估及异常体温的照护

▼ 案例导读

刘奶奶，65岁，因子女不在身边，无人照顾，近日入住某老年公寓。今日早8点，照护员小李进行晨间护理时发现刘奶奶仍未起床，精神倦怠。询问时刘奶奶自诉头痛、浑身发冷并伴有咳嗽症状。测生命体征：T 38.9℃、P 85 次/分、R 20 次/分、BP 85/130 mmHg。报告医生后，医生诊断为上呼吸道感染。

请思考：

（1）如果你是小李，你如何为刘奶奶测量体温？

（2）你将如何照护体温异常的刘奶奶？

▼ 知识链接

体温（temperature）包括体核温度和体表温度两部分，通常所说的体温指的是体核温度，即机体内部胸腔、腹腔等处的温度，高于体表温度。通常情况下，人的体温是恒定在某个范围的，恒定的体温是人体进行新陈代谢及一切生命活动的必要条件。

一、正常体温

体温是由糖、脂肪、蛋白质三大营养物质氧化分解而产生。机体内营养物质代谢释放出来的化学能，一半以上以热能的形式用于维持体温，其余的化学能经过能量转化与利用，最终也变成热能。体内的热能，一部分用于维持体温，另一部分经血液循环传导到机体表层并散发于体外。

1. 产热和散热

（1）产热过程

机体的总产热量主要包括基础代谢、食物特殊动力作用和肌肉活动所产生的热量。基础代谢是机体产热的基础，主要由三大营养物质代谢产生。其中对体温影响较大的产热器官是肝脏和骨骼肌。机体在安静状态下，主要由内脏产热；在各内脏中，肝的代谢最旺盛，产热量最多。而人在活动时，肌肉则成为主要的产热器官。人在寒冷环境中主要依靠寒战来增加产热量。当机体发生寒战时，代谢量可增加4～5倍，用以维持机体在寒冷环境中的体热平衡。

（2）散热过程

人体主要通过辐射、传导、对流、蒸发等方式将机体各组织器官产生的热量散发出去。当环境温度低于表层温度时，大部分热量随着血液循环由皮肤向外散发，小部分热量通过肺、肾和消化道等途径，随着呼吸、尿和粪便散出体外。当环境温度低于人体表层温度时，机体大部分热量可通过辐射、传导、对流方式散发，当环境温度不低于人体表层温度时，蒸发就成为人体主要的散热方式。

生理情况下，机体在体温调节机制的调控下，使产热过程和散热过程趋于平衡，维持正常的体温。如果机体的产热量大于散热量，体温就会升高；如果机体的散热量大于产热量，体温则会下降；当体温升高或者降低时，机体会通过增加产热、减少散热，或者增加散热、减少产热等方式进行调节，直到产热量与散热量重新取得平衡时才会使体温稳定在新的水平。

2. 体温的调节

体温调节分为行为性体温调节和自主性体温调节。行为性体温调节是指有意识的调节体热平衡的活动。即通过在不同的环境下采取不同的姿势和行为来调节体温。例如，人在寒冷的环境中原地踏步、跑动以取暖，属此种调节。自主性体温调节是在体温调节中枢的控制下，通过增减皮肤的血流量、发汗或者寒战等生理性反应，维持产热和散热的动态平衡，以保证体温的相对稳定。恒温动物，主要是以自主性体温调节为主，而行为性体温调节则是自主性体温调节的有效补充。如，人在严寒的环境中，如果衣着单薄，会发生肌肉寒战以增加产热，还会采取缩肩弓背、跺脚、跑步等行为御寒。

通常意义上的体温调节主要是指自主性体温调节。其中，下丘脑的体温调节中枢是控制系统，它发出的传出信息通过控制肝脏、骨骼肌、皮肤血管、汗腺等散热器官的活动而维持体热的平衡。如果内、外环境发生变化，机体的温度感受装置就会将这些变化信号反馈至下丘脑体温调节中枢，经过中枢的整合调控活动，再发出信号控制散热器官的活动，使机体重新达到体热平衡。

3. 正常体温范围

由于机体深部温度不易测量,我们常用口腔、腋窝和直肠三处测得的温度来代表体温。其中以直肠的温度最接近人体深部温度。而综合考虑其便利性及可操作性,腋下和口腔是最为常见的测量部位。不同的测量部位,其正常范围也不相同,见表9-1。

表 9-1　体温正常范围

部　　　位	平均温度	正常范围
直肠温度	37.5℃	36.5～37.7℃
口腔温度	37℃	36.3～37.2℃
腋窝温度	36.7℃	36.0～37.0℃

4. 体温的生理性变化

生理情况下,体温不是固定不变的,可随机体内、外因素的影响而发生波动,如年龄、昼夜节律、性别因素、情绪激动、运动或进餐等都可影响老人体温的变化。

(1) 运动。运动可增加产热,使体温上升。

(2) 进食。大量摄入蛋白质食物可使产热增加。

(3) 年龄。老年人体温偏低,但高龄老人体温可偏高。

(4) 情绪。当情绪激动时,体温可升高。

(5) 时间。24小时之内,凌晨4～6时体温最低,下午4～8时体温最高,体温波动范围在0.5℃左右。

(6) 性别。女性体温比男性略高。

(7) 环境。外界环境温度突然升高,可使体温暂时轻度上升。

二、体温评估

正常人的体温受体温调节中枢的调控,通过神经、体液因素对产热、散热的调节而保持恒定。照护员应根据老人的情况,选择适宜的体温计进行体温测量。

1. 体温计的种类及特点

(1) 水银体温计

水银体温计又称玻璃体温计,由一根带有刻度的玻璃管和真空毛细管构成,毛细管的末端膨大形成液泡,液泡内盛水银,当温度升高时,水银受热膨胀,沿毛细管上升,使管内水银柱的长度发生明显的变化,从而显示不同的体温读数。依据测量部位的不同,水银体温计又有肛温表、口温表和腋温表三种。口温表和腋温表的球部较为细长,有助于测温时扩大接触面积,肛温表的球部较为粗短,以防止插入肛门时折断或损伤黏膜。体温计的下部靠近液泡处的管颈是一个狭窄的曲颈,在测体温时,液泡内的水银,受热体积膨胀,水银可由颈部上升到管内某位置,当与体温达到热平衡时,水银柱高度恒定。当体温计离开人体后,外界气温较低,水银遇冷体积收缩,就在狭窄的曲颈部分断开,使已升入管内的水银仍维持在与人体接触时所达到的高度。

水银体温计有摄氏体温计和华氏体温计两种。人体温度的变化一般在35℃～42℃,或华氏94～108 ℉之间,所以摄氏体温计的刻度通常是35～42℃,在每1℃的范围又分为10小格,每小格0.1℃,并且在0.5℃和1℃的刻度处用较粗的线标记,在37℃处用红色线标记见图9-1。而华氏体温计的刻度为94～108 ℉,每2 ℉的范围又分为10小格,每小格0.2 ℉,见图9-2。

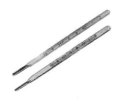

图 9-1　水银体温计

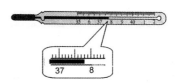

图 9-2 摄氏体温计的刻度

由于水银的稳定性好,且玻璃结构致密,不易受外界环境的影响,故水银体温计具有示值准确、稳定性高的特点,此外,水银温度计价格低廉、使用方便,不用外接电源,故使用非常广泛,是医疗机构、家庭自用的首要选择。但是,玻璃易破碎,存在水银污染的可能,此外,由于水银体温计的测量时间较长,且刻度较小,不易辨认,对于急症、危重症患者、视力下降老人的使用较为不便。

（2）电子体温计

电子体温计是近年来逐渐被广泛使用的一种电子产品,利用某些物质的物理参数,如电阻、电压、电流等,与环境温度之间存在的确定关系,将电子感温探头测得的温度直接由数字显示出来。常见电子体温计有硬质棒式、软质棒式和奶嘴式（见图9-3）,可以测量口温、肛温和腋下温度。

电子体温计读数直接准确,具有记忆功能,测量时间短,操作方便,且不含水银,无环境污染的危险,较易被人们接受。不足之处为其读数准确度受电子元件及供电因素的影响,稳定性较水银体温计差。另外,电子体温计的价格相较水银体温计要高。

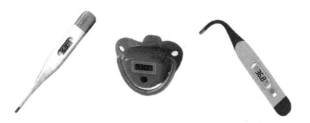

图 9-3　电子体温计(硬质棒式、奶嘴式、软质棒式)

（3）一次性体温计

一次性体温计又称片式体温计或点阵式体温计,由对热敏感的化学指示点薄片构成,测温时点状薄片随机体温度的变化而变色,显示所测的温度。一次性体温计可以测量口温和腋温,见图9-4。

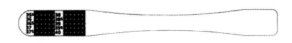

图 9-4　一次性体温计

一次性体温计体积小，携带方便，由于是一次性使用，故可以有效地预防交叉感染，且价格不高，容易被老人接受。

（4）其他

① 感温胶片。利用对体温敏感的材料，通过不同的颜色来显示当前的温度，不能显示具体的数值，只能用于测知体温是否在正常范围之内。使用时将感温胶片置于额头，一般在10～15秒即可读数。具有方便快捷，安全环保的优点。

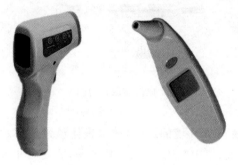

② 红外线测温仪。常用的有额温计和耳温计，见图9-5。利用远红外的感应功能，红外辐射能量转换为电能后进行电信号处理得到人体温度信息。常用于人群聚集且又需要快速测量体温的地方。

③ 报警体温计。能够实时监测体温，体温计的探头与报警器相连，当体温超过一定的温度范围时，它就会自动报警。常用于危重者。

图9-5　额温计，耳温计

2. 体温测量方法

（1）准备工作

① 自身准备：着装整洁，洗净并温暖双手，戴口罩。

② 环境准备：环境清洁、温暖、无对流风。

③ 物品准备：已消毒的体温计、消毒纱布、记录纸、笔、必要时备润滑剂及卫生纸。将体温计表面的酒精用消毒纱布擦干，甩至35℃左右备用。

（2）操作程序

首先向老人解释测量体温的目的、方法、注意事项及配合要点。老人保持稳定的情绪并选择合适的体位。

① 腋温测量法

如老人无特殊情况，一般可以选择测量腋下温度。腋下有创伤、手术或炎症；腋下出汗较多；肩关节受伤或消瘦不能夹紧体温计者，不适宜测量腋下体温。

● 征得老人同意后，协助老人解开衣扣，暴露腋下。

● 用消毒纱布擦干汗液，将体温计水银端放入老人腋窝深处，并贴紧皮肤，嘱老人屈臂过胸夹紧体温计，如老人不能自理，照护员应在床边扶持，见图9-6。盖好衣被，注意保暖。

● 10分钟后取出体温计，协助老人整理衣被，读数，将体温计浸泡于消毒容器中，洗手，记录。

② 口温测量法

昏迷、精神异常、口鼻手术、口腔疾患或呼吸困难的老人均不宜测量口腔温度。进食、饮水、面颊部进行冷热敷者，应30分钟后再测量口温。

● 征得老人同意后，嘱老人张口，舌抵上腭，将体温计的水银端斜放于舌下热窝（位于舌系带两

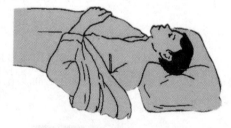

图9-6　腋温测量法

侧,左右各一,是口腔中温度最高的部位),嘱老人闭口用鼻呼吸,勿用牙咬体温计。

● 3分钟后取出体温计,协助老人漱口,将体温计用消毒纱布擦干、读数,将体温计浸泡于消毒容器中,洗手,记录。

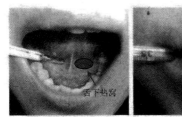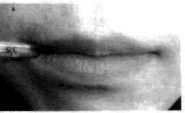

图 9-7　口温测量法

③ 肛温测量法

肛温测量适用于昏迷老人。直肠或肛门疾患、手术、腹泻、心肌梗死的老人禁忌测量肛温。坐浴、灌肠后应间隔30分钟才能进行肛温的测量。

● 征得老人同意后,帮助老人翻身侧卧,解开裤带,暴露臀部,两腿保持屈曲,润滑体温计水银端之后,将肛表水银端轻轻插入肛内约3~4 cm,用手扶持固定。注意保暖。

● 3分钟后取出,帮助老人擦净肛门,穿好衣裤,协助老人取舒适的卧位。

● 用消毒纱布将体温计从玻璃端向水银端旋转擦净,并用清水冲洗、读数,将体温计浸泡于消毒容器中,洗手,记录。

(3)注意事项

① 测量前后应清点体温计数量,并检查有无破损,水银柱是否在35℃以下。

② 测量前应向老人解释清楚测量的目的、方法及注意事项,以便取得老人的配合。

③ 对于危重病、躁动以及不能自理老人测量体温时应在床旁守护,以免发生意外。

④ 若测量体温前有运动、进食及情绪变化,或者做过冷热疗法等,应休息30分钟之后再进行测量。

⑤ 测量腋下温度时,应注意保暖,以免受凉;测量直肠温度时,注意保暖及遮挡。

⑥ 测量腋温时,体温计水银端应贴紧老人腋窝皮肤,以保证测量结果的准确性。

⑦ 体温计读数时,视线与体温计玻璃端相平,右手食指与拇指轻轻转动体温计,待水银柱与刻度相连接时,进行读数,并及时记录。

⑧ 体温计用完之后应及时消毒,并甩至35℃以下放入清洁容器内备用。甩表时应使用腕力,不要触及其他物品,以防碰碎。

⑨ 测量口腔温度时,如不慎将体温计水银端咬碎时,应立即清除口腔内的玻璃碎屑及汞,以免损伤老人唇舌、口腔、食道及胃肠黏膜;如不慎将水银吞下,可口服蛋清或牛奶,延缓汞的吸收。如病情允许,可进食纤维丰富的食物,促进汞的排出。

(4)体温计的消毒与检查

体温计使用完毕后应进行消毒,以防交叉感染。水银体温计一般用75%的酒精或500 mg/L有效氯消毒液进行消毒,75%酒精应每天更换,含氯消毒液每周更换两次,每日监测其有效浓度,浓度降低时应及时更换。具体消毒方法为:将使用后的体温计放入盛有消毒液的容器内浸泡30分钟后取出,用清水冲洗干净,消毒纱布擦干后放入清洁容器中备用。电子体温计消毒时仅消毒电子感温探头部分,消毒方法应根据电子体温计的材质而定。

体温计在使用过程中应定期进行检查,以保证其准确性。方法如下:将所有体温计甩至 35℃ 以下,然后同时放入已经测量好温度的 40℃ 以下的水中,3 分钟之后取出,检查水银计的读数,若误差在 0.2℃ 以上、玻璃管有裂痕或者水银柱自行下降的,则不能使用,检查合格的体温计用消毒纱布擦干水,放入清洁容器中备用。

三、体温异常老人的照护

1. 发热老人的照护

发热又称为体温过高,是指任何原因引起的产热增多、散热减少、体温调节障碍、致热源作用于体温调节中枢使调定点上移而引起的体温增高,超过正常范围,称为发热。

(1)发热原因

发热可分为致热源性发热和非致热源性发热。各种病原微生物、炎性渗出物、抗原抗体复合物、肿瘤坏死因子、白介素等引起的发热为致热源性发热;由于体温调节中枢受损、产热过多性疾病或者散热减少性疾病引起的发热为非致热源性发热,如颅脑外伤、甲亢、广泛性皮肤病等。

发热根据病因可分为感染性发热和非感染性发热,以感染性发热多见。各种病原体,如病毒、细菌、支原体、立克次体、螺旋体、真菌、寄生虫等引起的发热均为感染性发热。由于无菌性坏死物质的吸收、抗原抗体反应、内分泌与代谢疾病、机体散热减少及体温调节中枢受损引起的发热均为非感染性发热。

(2)发热过程

发热分为以下三个阶段。

① 体温上升期。此期的特点是产热大于散热,体温不断升高。老人可出现畏寒、皮肤苍白、无汗,有时可伴有寒战。

② 高热持续期。此期产热和散热过程在较高的水平上保持相对平衡。表现为发热、面色潮红、皮肤灼热、口唇干燥、呼吸浅促等。

③ 退热期。此期散热增加而产热趋于正常。表现为大量出汗和皮肤温度降低。体温下降时由于有大量出汗,丢失大量的液体,年老体弱及心血管疾患的老人易出现血压下降、脉搏细速及四肢湿冷等虚脱或休克的表现,应加以注意。

(3)发热程度

按照口腔温度的高低,可以将发热分为低热、中等热、高热以及超高热,具体如表 9-2 所示:

表 9-2 发热的程度

发热程度	体温范围
低热	不超过 38℃
中等热	38.0～38.9℃
高热	39.0～41℃
超高热	41℃ 以上

（4）热型

发热不同时间测得的体温数值绘制成体温曲线,体温曲线的不同形态称为热型。不同病因导致的发热,其热型也不相同。某些疾病有特定的热型,观察热型可以帮助诊断疾病。但目前由于抗生素的广泛使用,或者应用解热镇痛药等,热型可不典型。临床常见热型主要有:

① 稽留热。是指体温恒定地维持在39～40℃,持续数天或者数周,24小时波动不会超过1℃。常见于大叶性肺炎、伤寒等,见图9-8。

② 弛张热。体温常在39℃以上,昼夜波动幅度较大,通常会超过1℃,但最低温度仍在正常体温以上。常见于败血症、化脓性炎症,见图9-9。

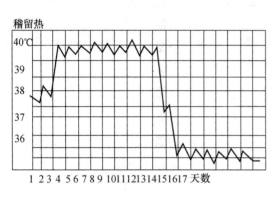

图9-8 稽留热

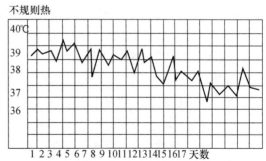

图9-9 弛张热

③ 间歇热。体温骤然升至39℃以上,持续数小时或者更长,又迅速降至正常水平,间歇数小时至数日又升高,如此反复交替出现,常见于疟疾,急性肾盂肾炎等,见图9-10。

④ 不规则热。发热无规律,持续时间不定。常见于流行性感冒、风湿热等,图9-11。

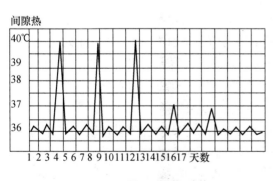

图9-10 间歇热

图9-11 不规则热

（5）发热老人的照护措施

体温过高,可增加氧的消耗,使心率加快(体温增加1℃脉搏增加10次),中枢神经系统抑制过程减弱,老人可出现头痛、头晕、烦躁不安等。由于脑细胞缺氧及毒素对脑细胞的刺激,体弱的老人会出现幻觉、谵妄。因此,老人高热时,应积极采取各种措施帮助老人降低体温。

① 休息。发热时能量消耗大,休息可以减少能量的消耗,促进机体康复。发热老人体质比较虚弱,高热时应卧床休息,低热时可适当减少活动量。休息时应为老人安置舒适的体位,保持室内温度适宜,安静无噪声,注意保持空气的流通。

② 降温。可选用药物降温或者物理降温。遵医嘱给予老人口服药物降温时,应注意药物的使用剂量及注意事项,并密切观察老人服药后的反应,尤其对于体弱及合并心血管疾病者应防止体温下降时发生虚脱或休克。物理降温有冷毛巾、冰袋、温水擦浴等方法,具体操作方法及注意事项详见冷热疗法项目部分。

③ 病情观察

● 密切观察老人是否有寒战、出汗、淋巴结肿大、皮疹等伴随症状。

● 观察引起发热的原因及诱因有无解除,是否有受寒史、不洁饮食、过度疲劳的情况出现。

● 密切观察服用的药物及服药后的反应,如皮疹、胃肠道反应等,并比较服药前后体温的变化情况。给予降温措施后30分钟应测量体温一次。

● 观察老人的生命体征,定时测量体温。高热时应每4小时测量一次,待体温恢复正常3天之后,改为每日1～2次。注意呼吸、脉搏和血压的变化,并观察液体的出入量及饮食的摄取量。

④ 口腔护理。高热时,由于唾液分泌减少,口腔黏膜干燥,身体抵抗力下降,有利于口腔细菌的生长繁殖,容易引发口腔感染。发热老人应在晨起、餐后及睡前进行口腔护理,以保持口腔的清洁。

⑤ 皮肤护理。发热老人体温下降时会大量出汗,此时应随时擦干汗液,更换衣服和床单,保持皮肤的清洁和干燥,并注意防止受凉。对于长期持续发热的老人,应协助其经常变换体位,防止压疮的形成。

⑥ 饮食护理。发热病人应注意补充营养和水分。发热老人新陈代谢加快,能量消耗增大,但大多数老人发热时食欲下降,摄入减少,因此在饮食上应给予高热量、高蛋白、富含维生素、易消化的流质或半流质食物。如果病情许可,鼓励多饮水,以每日2500～3000 mL为宜。

⑦ 心理支持。应向老人耐心解释发热过程中出现的各种症状,耐心解答并处理老人的问题,消除老人紧张、焦虑、不安、害怕等不良情绪。高热时会有诸多身体上的不适感,应尽量满足老人的要求,缓解其病痛。

2. 体温过低老人的照护

体温过低是指各种原因引起的产热减少或者散热过多,导致机体温度低于正常范围。若体温低于35℃称为体温不升。体温过低常见于全身衰竭的危重老人。表现为四肢冰冷,皮肤苍白,血压降低,心率及呼吸减慢,甚至烦躁不安,嗜睡,严重者可出现昏迷。体温过低的常见原因有:产热减少,如重度营养不良、极度衰竭等;散热增多,如环境温度过低等;中枢神经系统功能不良,体温调节中枢受损,如颅脑损伤、脊髓受损、药物中毒等。

具体护理原则如下:

(1)保暖

设法提高环境温度(24～26℃为宜)。给予相应的保暖措施,如热水袋、电热毯、添加衣被等,以减少热量的散失。可以适当多饮热水,以提高体温。应用热水袋等保暖措施时,要严密监护,以免烫伤。

（2）观察

密切观察生命体征及病情变化,至少每小时测一次体温,直至体温恢复至正常范围且处于稳定状态。同时,也要关注呼吸、脉搏和血压的变化情况。

（3）配合医护人员

积极配合医护人员治疗原发病,祛除病因。

任务二　脉搏评估

案例导读

李爷爷,男,67岁,入住某养老机构两年余。本周医生查房时,李爷爷主诉心慌不适,医生检查后下医嘱:测量脉搏2次/天。

请思考:如果你是李爷爷的照护员,如何测量其脉搏?

知识链接

脉搏,即动脉搏动,在每个心动周期中,由于心脏的收缩和舒张,动脉管壁产生有节律的搏动,称为脉搏。正常情况下,心率和脉率是一致的。

一、脉搏评估

脉搏的评估包括脉率、脉律、脉搏的强弱三个方面。

1. 正常脉搏

（1）脉率指每分钟脉搏搏动的次数。健康成人在安静、清醒状态下脉率为60～100次/分。脉率可受年龄、性别、体型、活动、饮食、情绪变化等的影响。如,老年人脉率偏慢,女性稍快;运动时的脉率要高于休息时;饮用浓茶或者咖啡可以使脉率增快等。正常情况下,脉率和心率是一致的,脉率是心率的指示,当脉率微弱,难以测定时,应测量心率。

（2）脉律是指脉搏的节律性,它反映了左心室的收缩情况。正常脉律均匀规则、间隔时间相等、跳动力量均匀。

（3）评估脉搏时还应关注脉搏的强弱及动脉壁的情况,正常脉搏触诊时强弱均匀,动脉壁光滑、柔软,富有弹性。

2. 异常脉搏

常见的异常脉搏有脉率异常、节律异常、强弱异常及动脉壁异常四个方面。

（1）脉率异常

① 心动过速。成人安静清醒状态下脉率超过100次/分为心动过速。常见于发热、甲亢、心力衰竭、疼痛等。正常人也可出现一过性窦性心动过速。一般体温每升高1℃,成人心率约增加10次/分。

② 心动过缓。成人安静清醒状态下,脉率小于60次/分,称为心动过缓。常见于颅内压增高、房室传导阻滞、甲状腺功能减退等。服用某些药物,如地高辛、普萘洛尔等,也可引起心动过缓。

（2）脉律异常

① 间歇脉。间歇症是在一系列正常规则的脉搏中,出现一次提前而较弱的搏动,其后有一个较长的间歇(代偿性间歇)。常见于各种器质性心脏病。洋地黄中毒会出现期前收缩,正常人在过度疲劳、精神兴奋、体位改变时也偶尔会出现期前收缩。

② 脉搏短绌。在同一单位时间内,脉率少于心率。其特点为心律完全不规则,心率快慢不一,心音强弱不等。见于心房纤维颤动的老人。脉搏短绌越多,心律失常越严重,当病情好转时脉搏短绌可能消失。其发生机制是由于心肌收缩力强弱不等,有些心输出量少的收缩不能引起周围血管的搏动,因而,造成脉率低于心率。

（3）脉搏强弱的异常

① 洪脉。当心输出量增加,动脉充盈度和脉压较大时,脉搏大而有力,称为洪脉,见于高热、甲亢老人。

② 细脉。当心输出量减少,动脉充盈度降低,脉搏细弱无力,扪之如细丝,称细脉,又叫丝脉,见于大出血、休克老人。

（4）动脉管壁异常

动脉硬化时,管壁粗硬,失去弹性,用手触摸时,有紧张条索感。见于动脉硬化老人。

二、脉搏测量技术

1. 脉搏测量的部位

皮肤浅表处的大动脉均可作为测量脉搏的部位。常选桡动脉,其次为颞动脉、颈动脉、肱动脉、腘动脉等,见图9-12。

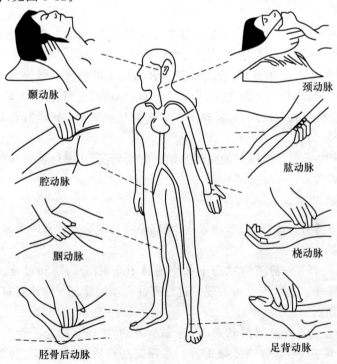

图 9-12 常用的脉搏测量部位

2．脉搏测量方法

（1）准备工作

① 自身准备：着装整洁，修剪指甲后洗手，戴口罩。

② 环境准备：环境清洁、温暖、安静，光线充足。

③ 用物准备：记录纸、笔、带有秒针的笔，必要时准备听诊器。

（2）操作程序

① 首先应评估老年人的精神、心理状态及合作程度，向老年人解释测量脉搏的目的、方法、注意事项及配合要点。

② 老人手腕伸展，手臂放于舒适的位置，照护员将食指、中指、无名指的指端以合适的压力（以能清楚测得脉搏搏动为宜）按压在桡动脉搏动处，正常脉搏测量 30 秒，乘以 2。若发现老人脉搏短绌，应由 2 名照护人员同时测量，一人听心率，另一人测脉率，由听心率者发出开始或停止的口令，计时 1 分钟。

③ 测量完成后，协助老人恢复合适的体位，洗手，记录，见图 9-13、图 9-14。

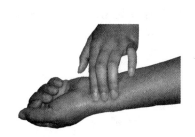

图 9-13　桡动脉脉搏测量

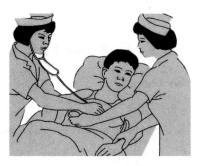

图 9-14　脉搏短绌测量方法

（3）注意事项

① 测量脉搏前，老人若有剧烈运动、情绪激动、紧张恐惧等情况，应休息 20～30 分钟后再测量。

② 测量脉搏时勿用拇指，因拇指小动脉搏动较为强烈，易与老人的脉搏相混淆，见图 9-15。

③ 测量脉搏时，一般应计数 30 秒。若有异常脉搏时应测量 1 分钟；脉搏细弱难以触及时，应测心率 1 分钟。

④ 如为偏瘫老人测量脉搏时，应选择健侧肢体。

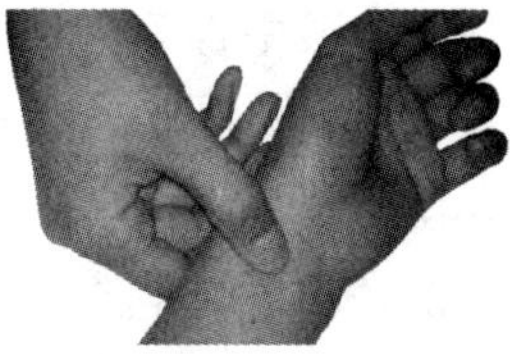

图 9-15　错误的脉搏测量方法

任务三　呼吸评估及照护技术

案例导读

　　赵奶奶，女，65 岁。20 年前着凉感冒之后遗留咳嗽、咳喘，冬天加重，夜间为甚。一周前因活动出汗后减衣受风，近几日出现咳嗽、痰量增多、痰液咳出困难、胸闷、憋喘、难以平卧。医生诊断为慢性支气管炎并发感染。

请思考：如果你是赵奶奶的照护员,应采取哪些措施促进其有效咳痰?

知识链接

呼吸是生物机体和外界进行气体交换的过程,是机体新陈代谢的重要环节。在呼吸过程中,机体不断地从外界环境中摄取氧气,并把自身产生的二氧化碳排出体外。呼吸是维持机体新陈代谢和生命活动所必需的基本生理过程之一,一旦呼吸停止,生命也将终止。

一、呼吸评估

健康人在静息状态下,呼吸稳定而有节律,正常成人安静时呼吸频率为 16～20 次/分,节律规则,呼吸运动均匀无声且不费力,见图 9-16。呼吸与脉搏的比例为 1：4。呼吸可受年龄、活动、情绪等因素的影响。老年人呼吸稍慢,活动和情绪激动时增快,休息和睡眠时较慢。此外,呼吸的节律还可受意识的支配。

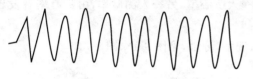

图 9-16　正常呼吸节律

应从呼吸频率、深度、节律、声音及形态等方面对老人的呼吸状况进行评估,常见的异常呼吸有以下几种类型。

1. 频率异常

(1) 呼吸过速。呼吸频率超过 24 次/分钟称为呼吸过速,也称气促。见于发热、疼痛、甲状腺功能亢进等。一般体温每升高 1℃,呼吸频率增加 3～4 次/分。

(2) 呼吸过缓。呼吸频率低于 12 次/分,称为呼吸过缓。见于颅内压增高、镇静剂过量。

2. 深度异常

(1) 深度呼吸。是一种深而规则的大呼吸,又称库斯莫尔呼吸,见于糖尿病酮症酸中毒和尿毒症酸中毒等。

(2) 浅快呼吸。是一种浅表而不规则的呼吸,见于呼吸肌麻痹、某些肺与胸膜疾病,也可见于濒死患者。

3. 节律异常

(1) 潮式呼吸。又称陈-施呼吸,指呼吸由浅慢逐渐加快加深,然后再由深快逐渐变浅变慢,之后呼吸暂停 30～40 秒,再开始重复以上呼吸过程,如此周而复始,呈潮水涨落样,见图 9-17。多见于神经系统疾病,如脑炎、脑膜炎、颅内压增高。

(2) 间断呼吸。又称毕-奥呼吸,表现为有规律的呼吸几次后,突然停止呼吸,间隔较短时间后,随即又开始呼吸,如此反复交替,见图 9-18。常在临终前发生。

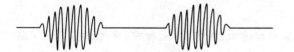

图 9-17　潮式呼吸

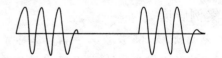

图 9-18　毕-奥呼吸

4．声音异常

(1) 蝉鸣样呼吸。常见于喉头水肿、喉头异物等。

(2) 鼾声呼吸。多见于昏迷患者。

5．形态异常

(1) 胸式呼吸减弱，腹式呼吸增强。多见于肺、胸膜或胸壁的疾病。

(2) 腹式呼吸减弱，胸式呼吸增强。多见于腹膜炎、大量腹水、腹腔内肿瘤等。

6．呼吸困难

呼吸困难也是老年人的常见症状。呼吸困难是指呼吸频率、节律和深度的异常，又称呼吸窘迫，是呼吸功能不全的一个重要症状。呼吸困难主要由于气体交换不足，机体缺氧所致。老年人自感空气不足、胸闷、呼吸费力、不能平卧，可表现烦躁、张口耸肩、口唇及指(趾)甲发绀、鼻翼扇动、端坐呼吸、辅助呼吸肌参与呼吸活动，造成呼吸频率、深度、节律的异常。呼吸困难可分为三种。

(1) 吸气性呼吸困难。特点是吸气显著困难，吸气时间延长，有明显的三凹症(吸气时胸骨上窝、锁骨上窝、肋间隙出现凹陷)。常见于气管阻塞、气管异物、喉头水肿等。

(2) 呼气性呼吸困难。特点是呼气费力，呼气时间延长。常见于支气管哮喘、阻塞性肺气肿等。

(3) 混合性呼吸困难。特点是吸气、呼气均感到吃力，呼吸频率增加。常见于重症肺炎、广泛性肺纤维化、大面积肺不张、大量胸腔积液等。

二、呼吸的测量方法

1．准备工作

(1) 自身准备：着装整洁，修剪指甲后洗手，戴口罩。

(2) 环境准备：环境清洁、温度适宜、安静，光线充足。

(3) 用物准备：记录纸、笔、带有秒针的表，必要时准备棉签。

2．操作程序

(1) 照护员首先应评估老年人的精神、心理状态及合作程度。

(2) 协助老人采取舒适的体位，将手放在老人的桡动脉处似测量脉搏状，眼睛观察老人胸部或者腹部的起伏，见图 9-19，一起一伏为一次呼吸，并注意观察其呼吸频率、深度、节律、声音、形态的变化及有无呼吸困难，计数老人呼吸次数，正常呼吸测 30 秒，乘以 2，异常呼吸者应测 1 分钟。

(3) 洗手，记录。

3．注意事项

(1) 呼吸测量前，老人若有剧烈运动、情绪激动、紧张恐惧等情况，应休息 20～30 分钟后再测量。

(2) 测量呼吸时，一般情况下应测量 30 秒，计数时乘以 2 即为呼吸次数。对于呼吸不规则的老人，要测量 1 分钟；危重者呼吸微弱不易察觉，可用少许棉花置于老人鼻孔前，观察棉花被吹动的次数，计时 1 分钟，见图 9-20。

(3) 呼吸可以受意识的支配,因此测量呼吸之前不必刻意向老人解释,在测量时尽量不使老人觉察,以免引起紧张,影响测量结果的准确性。

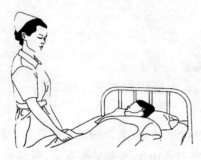

图 9-19 　呼吸的测量方法

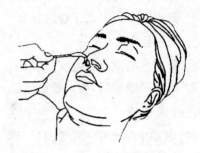

图 9-20 危重者呼吸测量法

三、异常呼吸的照护

(1) 舒适的环境。房间整洁,温度适宜,避免能够引起或诱发呼吸异常的因素,如:灰尘、螨虫等。开窗通风,保持室内空气流通。

(2) 卧位。协助老人采取有利于呼吸的坐位或卧位,以利于呼吸。

(3) 观察。重点观察老人的呼吸情况,呼吸的频率、深度、节律、声音、形态有无异常;有无咳嗽、咳痰、咯血、发绀、呼吸困难及胸痛。观察服药之后的症状有无缓解,有无不良反应。

(4) 用药护理。必要时遵医嘱协助护士给予老人口服药物、雾化吸入,遵医嘱给予氧气吸入、吸痰处理。

(5) 饮食护理。提供足够的营养和水分,选择易于咀嚼和吞咽的食物,避免过饱以及食用产气食物,以免膈肌上升影响呼吸。

(6) 心理支持。有针对性地做好老人的心理支持和疏导,消除其恐惧与不安。

(7) 健康教育。戒烟限酒,减少对呼吸道黏膜的刺激;指导老人进行呼吸肌训练,以帮助呼吸。

四、协助老人有效排痰

有效排痰可以排出呼吸道内的分泌物,对于保持呼吸道的通畅、促进呼吸功能、预防并发症具有重要作用。当老人呼吸道分泌物增多又不能进行有效排痰时,照护员应及时采取有效措施。

1. 协助有效排痰措施

(1) 痰液黏稠不易咳出时,可遵医嘱进行雾化吸入,促进气道湿化,利于排痰。雾化吸入技术详见给药项目。

(2) 协助老人翻身和采取肺部引流技术。在病情允许情况下,通过改变老人姿势,使患侧肺处于高位,将肺与支气管所存积的分泌物,借助重力的作用使其流入大气管,以利于排出。

(3) 对于神志清醒、能够配合、痰多黏稠的老人,应指导老人进行有效咳嗽,方法如下。

① 老人取坐位或者半卧位,屈膝,上身稍向前倾。双手抱膝或在胸部与膝盖间放置一个枕头并用两肋夹紧。

② 指导老人进行 4～5 次深呼吸。

③ 最后一次深呼吸的吸气末屏气 3～5 秒,身体前倾,腹肌收缩,进行 2～3 次短促而有力地爆破性咳嗽,张口将痰咳出,咳嗽过程中双臂施加压力,以帮助咳嗽。照护员可在老人咳嗽时,用双手稳定地按压胸壁下侧,有助于咳嗽。

④ 指导老人缩唇呼吸也可以引起咳嗽反射,有助于排痰。嘱老人闭口经鼻吸气,然后通过缩唇(吹口哨样)呼气,同时收缩腹部,以引起咳嗽反射。

(4) 对于长期卧床,痰多不能自行咳出的老人,可采取叩背排痰技术,详见"2. 叩背排痰技术"。

(5) 在病情许可的情况下,可以适当增加活动量,有助于老人痰液的松动排出。

(6) 对于病情危重、年老体弱、神志不清的老人,可遵医嘱采取吸痰技术。详见急救项目。

2. 叩背排痰技术

对于长期卧床,痰多不能自行咳出的老人,可采取叩背排痰技术,借助叩击力量,促使痰液的排出,以保证呼吸道通畅,预防并发症的发生。

(1) 准备工作

① 自身准备:着装整洁,修剪指甲后洗净并温暖双手,戴口罩。

② 用物准备:软枕、痰杯、漱口水、纸巾等。

③ 环境准备:环境清洁、温暖、安静、关闭门窗无对流风。

(2) 操作程序

① 评估老人的精神状态及合作程度,向老人解释叩背排痰的目的、方法、注意事项及配合要点。

② 协助老人采取坐位或采取翻身侧卧法协助老人采取侧卧位,面向照护员。

③ 暴露老人背部,叩击部位垫薄毛巾,照护员一手扶助老人,保持体位稳定,另一手手指弯曲并拢,使掌指关节屈曲 120°,掌侧呈杯状(见图 9-21),指腹与大小鱼际着落,利用腕关节力量从下至上,从外至内有节律地叩击。背部从第十肋间隙开始,向上叩击至肩部,避开脊柱和肾区,每个部位叩击 1～3 分钟,120～130 次/分钟,见图 9-22。

④ 操作过程中协助老人进行间歇性深呼吸并用力咳嗽,咳出痰液后协助擦净面部,清洁口腔。

⑤ 按照侧卧位方法用软枕支撑,使老人体位稳定。整理床单及用物,开窗通风,洗手,记录。

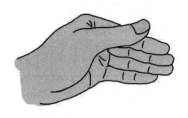

图 9-21　手指弯曲并拢呈杯状

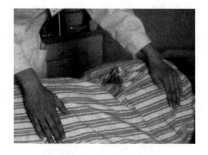

图 9-22　叩背排痰

（3）注意事项

① 操作前应温暖双手，以免过凉引起老人的不适感。

② 叩击宜在餐后 2 小时至餐前 30 分钟完成。

③ 叩背时，照护员手应弯曲呈杯状。

④ 叩背时由后背部的肺底向上叩击至肩下，每次叩击部位要与上次叩击部位有 1/3 的重叠，不可遗漏。叩击一侧之后再叩击另一侧，每侧叩击次数至少 3 遍。

⑤ 叩击力度适中，以老人不感疼痛为宜。过轻不能使痰液顺利排出，过重容易发生损伤。

⑥ 叩击时应注意位置准确，避开脊柱、肾区。

⑦ 有咯血、肺水肿、未经引流的气胸、肋骨骨折及病理性骨折史的老人禁用叩背排痰。

⑧ 排痰过程中，密切观察老人状况，如出现呼吸困难、发绀或其他不适症状，应立即停止操作。

⑨ 如果痰液黏稠不易咳出，可遵医嘱使用稀释痰液的方法，如雾化吸入等。

⑩ 叩背时应注意遮挡及保暖。

任务训练

（1）训练侧卧位叩背排痰技术，操作时间为 10～15 分钟，评分标准详见表 9-3 所示。

（2）训练体温、脉搏、呼吸测量技术，单项操作 10 分钟，评分标准详见 9-4 所示。

表 9-3　侧卧位叩背排痰技术评分标准

项目		总分	技术操作要求	评分等级				得分	备注
				A	B	C	D		
仪表		5	仪表端庄、服装整洁、戴口罩	5	4	3	2		
评估		10	老人健康及自理合作情况	3	2	1	0		
			礼貌称呼并向老人解释操作方法	4	3	2	1		
			与老人沟通语言恰当，态度和蔼	3	2	1	0		
操作前准备		6	洗手	2	0	0	0		
			备齐用物，放置妥当	2	1	0	0		
			环境清洁，关闭门窗	2	1	0	0		
操作过程	安全与舒适	7	翻身时注意老人保暖	3	2	1	0		
			治疗措施处置得当	2	1	0	0		
			体位舒适	2	1	0	0		
	翻身侧卧	18	移动老人身体至远侧（不推、不拉）	2	1	0	0		
			翻身时手臂着力部位正确	2	1	0	0		
			翻身移动方法正确（不拖、不拉、不推）	4	3	2	1		
			老人身体支撑方法、部位正确（胸前、背后、颈后、腿下部）	5	4	3	2		
			老人体位稳定、舒适	3	2	1	0		
			翻身后整理老人衣被	2	1	0	0		

(续表)

项　　　目	总分	技术操作要求	评分等级				得分	备注
			A	B	C	D		
叩背排痰	39	向老人解释叩背排痰目的、方法	2	1	0	0		
		将老人内衣整理平整	3	2	1	1		
		老人体位稳定、舒适	4	3	2	1		
		手掌呈环杯状叩背	4	3	2	1		
		叩背方向正确（由下而上）	4	3	2	1		
		叩背两肺区的部位正确（叩拍脊柱、肾区为D）	10	8	6	4		
		叩背方法正确	6	4	2	1		
		叩背用力适宜	4	3	2	1		
		叩背次数适当	2	1	0	0		
操作后	5	整理床单位	3	2	1	0		
		洗手、记录	2	0	0	0		
评　　价	10	老人舒适、安全	3	2	1			
		病床整洁美观	2	1	0			
		动作准确熟练	5	4	3	2		
总　　分	100							

表9-4　体温、脉搏、呼吸测量技术评分标准

项　　　目	总分	技术操作要求	评分等级				得分	备注
			A	B	C	D		
仪表	5	仪表端庄、服装整洁、戴口罩	5	4	3	2		
评估	10	老人病情、情绪、自理合作程度	3	2	1	0		
		礼貌称呼并向老人解释	4	3	2	1		
		与老人沟通语言恰当,态度和蔼	3	2	1	0		
操作前准备	8	洗净并温暖双手	2	0	0	0		
		备齐用物,放置妥当	2	1	0	0		
		清点、擦干体温计	2	0	0	0		
		将体温计甩至35℃以下	2	1	0	0		
操作过程	安全与舒适	8	老人体位舒适、安全	3	2	1	0		
		注意保暖	3	2	1	0		
		检查用物	2	1	0	0		
	测量腋温	25	核对并向老人解释	2	1	0	0		
		擦干腋下汗渍	3	2	1	0		
		协助老人松解衣扣	2	2	1	0		
		体温计水银端放置腋窝深处	3	2	1	0		
		指导老人曲臂过胸	2	1	0	0		
		测量时间准确（10分钟）	3	2	1	0		
		读数正确（手不能接触水银端）	8	6	4	0		
		体温计用后放置妥当	2	1	0	0		

(续表)

项　　目		总分	技术操作要求	评分等级				得分	备注
				A	B	C	D		
操作过程	测量脉搏	15	测量部位正确	2	0	0	0		
			老人体位、手臂放置正确、舒适	3	2	1	0		
			测量数值正确(误差大于4为B,大于6为C,大于8为D)	8	6	4	0		
			测量时间正确	2	0	0	0		
	测量呼吸	10	观察方法正确	2	1	0	0		
			测量数值正确(误差大于2为B,大于4为C,大于6为D)	6	4	2	0		
			测量时间正确	2	0	0	0		
操作后		10	整理床单,老人安置妥当	2	1	0	0		
			正确处理用物(体温计清点消毒)	4	3	2	1		
			记录数值正确	2	0	0	0		
			洗手	2	0	0	0		
评　　价		9	老人舒适、安全	3	2	1	0		
			动作轻稳,测量准确,记录及时	6	4	2	0		
总　　分		100							

任务四　血压评估及照护技术

案例导读

李爷爷,68岁,既往无高血压病史。今晨起床后,李爷爷感觉头晕、头痛,精神不振,食欲不佳,没有吃早饭就又躺回床上休息。李爷爷的居家照护员小高发现李爷爷不适后,向社区卫生服务站电话求助。社区医生上门后即测生命体征,发现李爷爷血压为160/90 mmHg,给予口服降压药物治疗,并下医嘱测量血压3次/天。

请思考:如果你是照护员小高,你将如何执行医嘱,为李爷爷测量血压?

知识链接

血液在血管内流动时对单位面积血管壁的侧压力称为血压。通常所说的血压指的是动脉血压。心室收缩时,动脉血压上升达到的最高值称为收缩压。心室舒张末期,动脉血压下降的最低值称为舒张压。收缩压与舒张压的差值称为脉压。血压的计量单位为毫米汞柱(mmHg)或千帕(kPa),二者的换算关系为:1 mmHg＝0.133 kPa;1 kPa＝7.5 mmHg。

一、血压评估

1. 血压正常值及生理性变化

正常成人安静状态下的血压范围比较稳定,以肱动脉为例,其正常范围为收缩压90～139 mmHg,舒张压60～89 mmHg,脉压30～40 mmHg。

血压可随年龄、性别、环境等的变化而产生变化。如：

（1）随着年龄的增长，血压随之上升；女性在更年期后，血压有不同程度的升高。

（2）一天之中，血压的水平不相同，通常清晨最低，傍晚最高。

（3）低温、睡眠不佳也会引起血压轻微上升。

（4）同一个体的身体不同部位，血压也有区别：一般右侧上肢比左侧上肢血压高10～20 mmHg，下肢血压高于上肢血压20～40 mmHg。

（5）此外，情绪激动、紧张、恐惧、运动后，血压均可升高。

2．异常血压

血压超过正常范围即为异常血压。常见的异常血压有以下几种。

（1）高血压

18岁以上成人血压≥140 mmHg和（或）舒张压≥90 mmHg。具体分级见表9-5。

表9-5　高血压的分级

分　　级		收缩压范围/mmHg	舒张压范围/mmHg
正常血压		90～139	60～89
高血压	1级	140～159	90～99
	2级	160～179	100～109
	3级	≥180	≥110
单纯收缩期高血压		≥140	＜90

（2）低血压

收缩压低于90 mmHg，舒张压低于60 mmHg称为低血压。常见于大量失血、休克、急性心力衰竭等。

（3）脉压异常

脉压增大，常见于主动脉硬化、主动脉瓣关闭不全、甲状腺功能亢进等；脉压减小常见于心包积液、缩窄性心包炎、末梢循环衰竭。

二、血压测量

1．血压计的种类

常用的血压计主要有水银血压计、表式血压计及电子血压计。

（1）水银血压计

水银血压计常用的有台式水银血压计（见图9-23）和立式水银血压计（见图9-24）两种。水银血压计的玻璃管面标有双刻度，一侧为0～300 mmHg，最小分度值为2 mmHg，一侧为0～40 kPa，最小分度值为0.5 kPa。其特点为测得数值准确可靠，但较笨重不易携带，且玻璃管部分易破裂。

（2）表式血压计

表式血压计又称无液血压计、弹簧式血压计。外形似表，呈圆盘状，正面盘上标有刻度及读数,盘中央有一指针,用以提示血压数值。特点是携带方便,但准确性不如水银血压计,见图9-25。

(3)电子血压计

电子血压计采用自动采样电脑控制数字运算,有自动放气程序。数秒钟内可得到收缩压、舒张压、脉搏数值。特点是操作方便,不用听诊器,省略放气系统,排除听觉不灵敏,噪音干扰等造成的误差,但准确性较差,见图9-26。

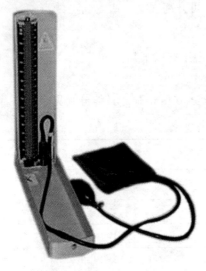

图9-23　台式水银血压计

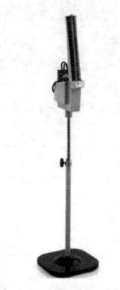

图9-24　立式水银血压计

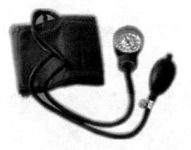

图9-25　表式血压计

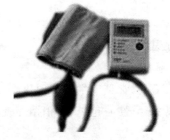

图9-26　电子血压计

2.血压的测量方法

(1)准备工作

① 自身准备:着装整洁,修剪指甲后洗净并温暖双手,戴口罩。

② 物品准备:血压计、听诊器、记录纸、笔。

准备物品时,应重点检查血压计,检查方法如下:打开血压计后,取出袖带并用手挤压,打开水银槽开关后,关闭气门充气,观察水银柱,如果水银柱不动,表示血压计漏气或水银量不足,放气后将血压计右倾45°,使水银彻底流回水银槽,关好水银槽开关,将袖带内余气排净并放回,整理血压计备用。还应检查听诊器,连接是否紧密,头端是否完好。

③ 环境准备：环境清洁、温度适宜、安静，光线充足。

（2）操作程序

① 评估老年人的精神、心理状态及合作程度，向老年人解释测量血压的目的、方法、注意事项及配合要点。

② 取得老人同意后，协助老人取舒适的体位，可以是坐位或仰卧位，将被测量的肢体置于测量体位，使被测肢体肱动脉与心脏处于同一水平位置，即：卧位时平腋中线，坐位时平第四肋软骨，若为偏瘫老人测量血压，应选择健侧上臂测量。

③ 协助老人将衣袖卷至肩部，暴露上臂（衣服袖口如果太紧，必要时脱袖），使手掌面向上，手肘伸直，上臂呈45°外展。

④ 放平血压计，打开血压计水银开关，驱尽袖带内空气，将袖带平整无褶地缠于老人上臂中部，使袖带下缘距肘窝2～3 cm，松紧以能插入一指为宜。

⑤ 戴好听诊器，用手触摸肱动脉搏动处，将听诊器的听件放于肱动脉搏动处，稍加压力固定。

⑥ 另一手关闭气囊气门并向袖带内充气，见图9-27。充气时应使水银柱平稳上升，高度以动脉波动音消失后再升高20～30 mmHg为宜。

⑦ 松开气门缓慢平稳地放气，使水银柱缓缓下降，速度以4 mmHg/秒为宜。

⑧ 放气的时候仔细聆听动脉搏动音，同时双眼平视血压计的水银柱所指示的刻度，当出现第一声动脉搏动音时，此时水银柱所指的刻度为收缩压；继续放气，搏动音继续存在并增大，当动脉搏动音减弱或者消失时，水银柱所指的刻度为舒张压。

⑨ 测量完毕取下袖带，协助老人穿好衣服，并恢复原来的舒适体位。

⑩ 整理袖带，排尽袖带内空气，放入盒内，将血压计盒向右倾斜45°并关闭水银槽开关，盖好血压计盒盖。

⑪ 整理用物，洗手，记录。

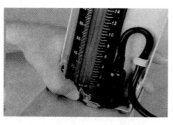

(a) 打开水银槽开关

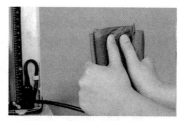

(b) 驱尽袖带内空气

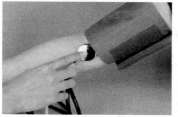

(c) 听诊器头端放于肱动脉搏动处

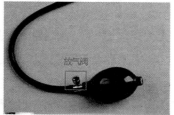

(d) 关闭气囊气门

图9-27　血压的测量

（3）注意事项

① 血压计应定期检测、校对。每次测量血压前应检查血压计,包括玻璃柱有无破损,水银有无泄漏,气囊、橡胶管有无老化、漏气,听诊器是否完好等。

② 如果老人需要长期检测血压,为保证数值的准确性和可比性,应做到四定:定时间、定部位、定体位、定血压计。

③ 为偏瘫、肢体外伤等老年人测血压应选择健侧肢体。

④ 排除影响血压的外在因素。如袖带的松紧(袖带过松测得血压值偏高,袖带过紧测得血压值偏低)、测量环境嘈杂等;如测量血压前老人有激烈活动、情绪激动、进食等,应休息20～30分钟再行测量。

⑤ 当发现血压听不清或异常时,应重复测量。先将袖带内气体驱尽,使汞柱降至"0"点,稍等片刻再行第二次测量,一般连续测2～3次,取其最低值。

⑥ 测量时应使水银柱"0"刻度与心脏处于同一水平线。若手臂高于心脏,测得的血压值偏低,反之则偏高。

⑦ 充气、放气应缓慢平稳,不可过快、过猛,防止水银外溢或读数误差。

⑧ 注意袖带的清洁卫生,传染病患者的血压计、听诊器专人固定使用,防止交叉感染。

三、异常血压的照护

血压异常的照护措施主要包括:

（1）密切观察老人血压变化及伴随症状,及时上报医生并协助处理。对于服用药物治疗的老人,应指导老人按时服药,观察药物的不良反应,注意有无并发症发生。

（2）如老人血压较高,应让其卧床休息,报告医生后遵医嘱给予降压药物。

（3）如老人血压过低,应迅速安置老人仰卧位,并报告医生。

（4）为老人提供清洁、安静、湿温度适宜、光线充足且通风的环境。

（5）保证老人休息及充足的睡眠时间,高血压老人应适当减少活动量。

（6）给予易消化、低脂、低胆固醇、高维生素的食物,多食用富含纤维素的食物,防止便秘。根据血压的高低限制盐的摄入,避免刺激辛辣食物。

（7）指导老人控制情绪,避免精神紧张、情绪激动、烦躁、愤怒等高血压的诱发因素出现。

（8）教育老人戒烟限酒,保持大便通畅,必要时遵医嘱给予通便剂。指导老人养成规律的生活习惯,学会观察有无高血压并发症的发生。

▶ 任务训练

训练血压测量技术,单次操作时间5分钟。操作评分标准详见表9-6所示。

表 9-6　血压测量技术操作评分标准

项　目		总分	技术操作要求	评分等级				得分	备注
				A	B	C	D		
仪表		5	仪表端庄、服装整洁、戴口罩	5	4	3	2		
评估		8	了解老人病情、体位、情绪、基础血压及治疗情况	5	4	3	2		
			与老人沟通语言恰当,态度和蔼	3	2	1	0		
操作前准备		6	备齐用物,放置妥当	2	1	0	0		
			检查血压计、听诊器方法正确	4	3	2	1		
操作过程	安全与舒适	10	环境安静、保暖	4	3	2	1		
			老人体位正确、舒适	2	1	0	0		
			情绪平稳	2	1	0	0		
	测量血压	52	核对后向老人解释	2	0	0	0		
			血压计放置合理	2	1	0	0		
			打开水银柱开关正确,汞柱降至"0"点	2	0	0	0		
			清除袖带内气体	2	0	0	0		
			整理橡胶管不扭曲	2	1	0	0		
			系袖带位置正确	6	4	2	1		
			袖带平整,松紧合适	6	4	2	1		
			听诊器使用方法正确	5	3	1	0		
			注气过程平稳,高度适宜	5	3	1	0		
			放气过程平稳	5	4	3	2		
			测量数值正确(误差大于4为B,大于6为C,大于10为D)	15	11	7	3		
操作后		10	取下袖带,先帮助老人整理衣袖	2	0	0	0		
			整理血压计(倾斜45°角关闭,袖带平整放入盒内)	4	3	2	1		
			记录数值正确	2	0	0	0		
			洗手	2	0	0	0		
评　价		9	老人舒适、安全	4	3	2	1		
			动作轻稳,测量准确	5	4	3	2		
总　分		100							

项目十　给　药

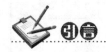
药物治疗是老年人预防疾病、治疗疾病、维护健康的重要措施之一。随着年龄的增长，老年人各脏器的组织结构和生理功能逐渐出现退行性改变，影响机体对药物的吸收、分布、代谢和排泄。同时，由于老年人常患有多种疾病，治疗中应用药物品种较多，发生药物不良反应的几率相应增高。因此，老年人的安全用药与照护显得日益重要。为了保证准确、安全而有效地给药，照护员必须了解常用药物的药理学知识、老人的用药史，掌握正确的给药方法和技术，准确评估老人用药后的疗效与反应等，指导其安全正确地接受药物治疗。

知识链接

在遵医嘱实施药疗时，老年健康照护人员必须掌握给药的基本知识，对老人进行全面的给药照护，以达到药物治疗的最佳效果。

一、药物的作用、种类及给药途径

1. 药物的作用

（1）预防疾病。药物作用于人体后，可以调节机体的免疫功能，达到提高机体抗病的能力，从而预防疾病。如乙肝疫苗、流行性脑脊髓膜炎疫苗、维生素 D、铁剂等。

（2）诊断疾病。在疾病的诊断中，常常需要使用一些药物以协助检查、明确诊断。如肾造影中的用药等。

（3）治疗疾病。药物的主要作用是治疗疾病，通过杀灭病原微生物、调节机体的生理功能等治疗疾病。如各类抗生素、降压药物、降糖药等。

2. 药物的种类

（1）内服药。如片剂、溶液、合剂、酊剂、散剂、胶囊、丸剂、糖浆剂等。

（2）外用药。如软膏、溶液、酊剂、粉剂、搽剂、洗剂、滴剂、栓剂、涂膜剂等。

（3）注射药。如溶液、油剂、混悬液、结晶、粉剂等。

（4）新型制剂粘贴。如敷片、植入慢溶药片、胰岛素泵等。

3. 给药途径

根据药物的性质和病情等因素可选择不同的给药途径，常用的给药途径包括：口服、舌下含服、注射（皮内、皮下、肌内、静脉、动脉）、吸入、直肠等方式。除动、静脉注射药液直接进入血液循环外,其他药物均有一个吸收过程,吸收顺序由快至慢依次为:静脉＞吸入＞舌下含服＞直肠＞肌内注射＞皮下注射＞口服＞皮肤。

二、药物的保管原则

药物一般存放在避光、阴凉、通风处。必须按药物性质于规定条件下贮存,关注有效期。有效期是指药品在规定的贮存条件下,能保持质量的期限。药品标签上注明的有效期的年月,是指可以使用到所标明月份的最后一天,次日即无效。

(1)老人居室内储存的药物数量不可过多,以免过期失效或变质。

(2)药瓶或药袋上要清楚地写明药名、每片药的剂量、药的用法、开药的日期、医院等。凡字迹不清或无标签的药都不能使用。

(3)药物要分类存放。内服药与外用药应分别放置,以免急用时拿错、误服而发生危险。

(4)药物要避光,放在干燥、阴凉、清洁、老人容易拿取的地方。

(5)根据各类药物不同性质,妥善保存

① 易挥发、潮解或风化的药物。必须装瓶、盖紧,密闭保存。如乙醇、碘酊、糖衣片、干酵母、复方新诺明、复方甘草片、阿司匹林、含碘片、各种维生素和胶囊等。

② 栓剂、水剂药和遇热容易变质的药物。如胰岛素、眼药水等,应低温保存。看清楚外包装上的贮存方法。如提示药物在冷处保管,则温度控制在2～10℃;在阴凉暗处保管,温度应控制在20℃以下;在室温下保管,不需冷藏,放置于室内即可。

③ 易氧化和遇光变质的药物。如维生素C、氨茶碱、盐酸肾上腺素、可的松等,应装在有色瓶中,或在垫上黑纸的纸盒里保存,放于阴凉处。

④ 易过期的药物。如各种抗生素、胰岛素应定期检查,按有效期时限的先后,有计划地使用,避免浪费。

(6)药物应固定放在照护员和老人都知道的地方。每天早晨可将老人全天的药量分别放在几个药杯或药盒内,以防忘记服用或误服。

(7)药物如有沉淀、浑浊、异味、变色、潮解、霉变或标签脱落、难以辨认等现象,应立即停止使用。

(8)贵重药、麻醉药、剧毒药。这类药物应有明显标记,加锁保管,专人负责专本登记,列入交班内容。

三、给药原则

(1)遵医嘱给药。给药是一项非独立的护理操作,所以在给药中,必须严格按照医嘱进行,不得擅自更改。同时,照护员对于有疑问的用药应该及时指出,核对清楚后方可用药,切不可盲目执行,也不可擅自更改。

(2)给药前了解所用的药物的作用、性质、剂量、用药时间、副作用等。

(3)用药前了解老人的疾病,目前的治疗方案。

(4)安全、准确地用药

① 严格按准确的剂量、准确的方法、在准确的时间内给予药物。为此,需切实做到"三

查,七对,一注意"制度。

- 三查。指操作前、操作中、操作后均需进行查对。
- 七对。核对床号、姓名、药名、药物浓度、剂量、用法和用药时间。
- 一注意。注意用药后的反应并及时记录。

② 选择正确、合适的用药方法和用药途径。

③ 良好、妥善的药物保管和准确的药物配制。

④ 对易致过敏反应的药物,用药前需确定做过敏试验,结果为阴性方可使用。

四、药物不良反应

药物不良反应是指在常用量情况下,由于药物或药物相互作用而发生意外、与防治目的无关的不利或有害反应,包括药物副作用、毒性作用、变态反应、继发反应等。常见的有皮疹、恶心、呕吐、腹泻、口干、心率加快等。这些反应给老人带来不适或痛苦,但一般比较轻,多数是可以恢复的功能性变化,也有的老人因使用药物的剂量过大或时间过长而发生药物的毒性反应,如肝、肾功能的损害等。因此,药物必须合理使用,不可随意滥用。

1. 老年人常见药物不良反应

(1) 胃肠道症状。恶心、呕吐、腹泻、口干、腹胀等。

(2) 体位性低血压。体位性低血压又称直立性低血压,老年人因为体位的突然改变而产生头晕。使用降压药、利尿剂、血管扩张药时,尤其易发生体位性低血压,因此,在使用这些药时应特别注意。

(3) 精神症状。老年人中枢神经系统对某些药物的敏感性增高,可引起精神错乱、抑郁和痴呆等。

(4) 耳毒性。年老体弱者应用氨基糖苷类抗生素和多粘菌素可产生眩晕、头痛、恶心、共济失调、耳鸣甚至耳聋等症状。

(5) 尿潴留。老年人伴有前列腺增生,在使用抗抑郁药、利尿药时,可引起或者加重尿潴留,使用时应注意。

老年人由于其生理的特殊性,药物不良反应发生率高。因此,老年人用药后,要密切观察是否出现药物的不良反应。一旦发现老年人服药后出现皮疹、恶心、呕吐、腹泻、口干、心率加快等不良反应时,应及时报告医生,遵医嘱及时采取停药等处理措施。

2. 药物过敏反应

过敏反应又叫变态反应,发生机理是药物作为一种抗原进入机体后,有些个体体内会产生特异性抗体,使细胞致敏。当再次使用同类药物时,抗原与抗体在细胞上作用,引起过敏反应。其特点是仅发生于少数过敏体质的人,如使用青霉素治疗的人很多,但只有少数人对它过敏。这种反应与用药剂量无关。为了防止发生过敏反应,在使用某些致敏性高的药物前,须详细询问用药史、过敏史和家族史,并做药物过敏试验。皮肤过敏试验结果是阴性时才可用药。但也有少数人会出现假阴性反应,还有少数人在皮肤试验期间就发生严重的过敏反应,所以在做过敏试验时就应做好急救准备。

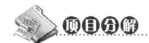

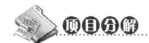项目分解

按照国家职业标准的要求,养老护理员需要遵医嘱进行的给药,根据给药途径不同包括口服给药、吸入给药、外用给药及伤口换药。因此,本项目将从以上几个方面进行项目分解。

任务一 口 服 给 药

▼案例导读

武奶奶,66岁,有2年糖尿病和1年高血压病史,病情一直控制的比较稳定。近来,因家中有人生病,忙于照顾病人,时有忘记服药,武奶奶就在服药时把漏服的药一起服下,她认为这样服药的总量就不少了。可是监测血糖和血压时,血糖值和血压值均不正常。

请思考:如果你是武奶奶的照护员,应如何帮助她正确服药?

▼知识链接

口服给药是最常用、最方便的给药方法,经济和相对安全。药物经口服后被胃肠道吸收入血循环,可起到局部治疗和全身治疗的作用。给药前应了解老人年龄、意识状态、活动能力及能否自理服药等。还要评估老人的吞咽能力,有无口腔或食管疾患以及是否有恶心、呕吐,服药是否合作,有无不遵医嘱行为,是否具备所服药物的有关知识。

一、口服给药操作法

1. 准备工作

(1)自身准备:着装整洁,修剪指甲后洗净并温暖双手,戴口罩。

(2)用物准备:温开水、药、小毛巾或纸巾、服药本、小水壶等。

(3)环境准备:备药环境清洁、安静且有足够照明。

(4)药物准备:根据医嘱备药。

2. 操作程序

(1)将备好的用物及药物拿至老人床旁,礼貌地核对、解释(药物服用方法、目的、注意事项等)。

(2)核对医嘱,依照服药本上床号、姓名,药名、剂量、浓度、方法、时间再次核对。查看药物有效期。

(3)协助老人坐起,保持舒适体位。

(4)倒温开水或使用饮水管,让老人先喝一口水,再将药杯递给老人,协助其服药,服药后喝水100 mL左右,待老人将药物咽下,协助老人擦净口周围后方可离开。

① 服用固体药,如片剂时,若药片大难以下咽,可将药片研碎后协助服药。

② 服用液体药物时用量杯量取(图10-1),先检查药液有无变质,将药液摇匀,一手持量杯,拇指放于所需刻度,举起量杯使视线与所需刻度在同一水平上,另一手将药瓶瓶签朝上

（朝向掌心，避免药液沾污瓶签），倒药液至所需刻度处。将药液倒入药杯，用冷开水冲洗量杯并倒入药杯，一起服用。用纱布擦净瓶口，将药瓶放好。

③ 服用油剂或者药液不足 1 mL 时用滴管吸取。在药杯内先倒入少量冷开水（以免药液黏附杯内，影响剂量），以 15 滴为 1 mL 计算，用滴管吸取所需药量。滴管尖与药液水平面成 45°角，将药液滴入药杯内（如需同时服用几种药液应将药液分别置于不同的药杯内），计量准确后再服用。

④ 服用冲剂时，将药粉用温开水冲调后再服用。

⑤ 服用中药丸时，可根据老人情况将药丸分成若干小丸，以便老人服用。

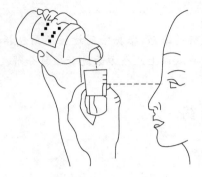

图 10-1　量取药液的方法

（5）服药完毕，再次核对所服用药物，确认无误后整理物品并清洗干净。

（6）协助老人取舒适体位，洗手，记录。

3. 注意事项

老人在服药的过程中，照护员要随时注意观察用药的效果和不良反应。

（1）仔细核对医嘱和检查药物的质量

仔细检查药物的名称、剂量、服药时间、有效期。对标签不清、变色、发霉、粘连、有异味等或超过有效期的药严禁服用。

（2）按时服药

为了保持药物在体内维持时间的连续性和有效的血浓度，必须要按时服药。健胃及增进食欲的药物宜在饭前服，对胃黏膜有刺激性的药在饭后服。

① 一日三次。如服抗生素类需要一日三次的药物，服药时间可在早 7～8 点，下午 15～16 点，晚上 22 点左右。

② 饭前或空腹。医嘱饭前或空腹服用的药物，要在没吃饭或吃饭前 30 分钟服用。一般促进食欲的药应在饭前服，如多潘立酮等。

③ 饭后。医嘱饭后服用的药物，应在吃饭后 30 分钟服用。帮助消化的药或对胃有刺激的药应饭后服用，如阿司匹林等。

（3）服药的剂量要准确

药物的剂量与疗效和毒性有密切的关系，所以服药剂量要严格遵医嘱执行。不能因老人自己感觉好转或没有效果就自行减少剂量或加大剂量，如果老人认为药物效果不明显或已经好转，应坦率地告知医生，由医生决定药物或剂量的更换。也不可以因为忘记服药而将几次药量一次服进，这是很危险的。取药时先要洗净双手，遵医嘱取出应服用的剂量，放入小杯或小勺内再服用。取水剂要使用量杯，并将计量刻度对准视线；服油剂或滴剂时应在小杯或小勺内放入少量凉开水后，再将药滴入小杯内服用，以便保证所服药量的准确性。

（4）服药的姿势要正确

一般服药的姿势采取站立位、坐位或半卧位。平卧位服药容易发生误咽呛咳，并使药物进入胃内的速度减慢，影响药物的吸收。对卧床的老人也尽可能地协助其坐位或半卧位服药，服药后 10～15 分钟再躺下。

（5）服药时要多喝水

任何药物都要溶解于水中才容易吸收产生药效。服药前需先饮一口水以湿润口腔，服药中还需多喝水（不少于100 mL），以防药物在胃内形成高浓度而刺激胃黏膜，尤其是不要将药片干吞咽下，这样可将药片黏附在食管壁上或滞留在食管狭窄处。药物在食管存留时间过长，可刺激或腐蚀食道黏膜造成损伤。服药应用温开水，不要用茶水、咖啡、牛奶或酒类服药。服磺胺药、解热药更要注意多喝水，以防因尿量少而致磺胺结晶析出，引起肾小管阻塞，损害肾脏功能。服发汗药后多喝水是为了增强药物的疗效。

（6）遵医嘱增加或停用某种药物，应及时告诉老人。如老人对服药提出疑问，应重新核查。

（7）危重老人应喂服，鼻饲老人应将药物研碎溶解后，从胃管灌入。

（8）服用特殊药物的注意事项

① 服用铁剂、酸类的药对牙齿有损害，要用吸管服用，服后要漱口以免损害牙齿。

② 强心甙类药物每次发药前必须测量老人的心率、心律、脉率。脉率低于60次/分或心律不齐时，应暂停服用，并告知医生。

③ 止咳剂及口内溶化的药片，一般服用15分钟后才可饮水。若同时服多种药，保护性止咳剂及口内溶化的药片最后服。舌下含片应放于舌下待其融化。

④ 催眠药睡前服，驱虫药空腹或半空腹服。

⑤ 缓释片、肠溶片、胶囊吞服时不能嚼碎。

⑥ 对老人难以咽下的片剂可将药研细后加水调成糊状服用，不可将大片的药片掰成两半吃，这样容易造成食道损伤，尤其是肝硬化的老人。另外，也不可将粉状的药物直接倒入口腔后用水冲服，以免药粉在食道发生阻塞。

二、老人错服口服药的紧急处理

老人因种种原因服错药后，应保持镇静，不要慌张。首先要弄清错服的是什么药，以便采取相应的急救措施。

（1）误服解热镇痛药、维生素类药、助消化药，只需观察，不必采取特殊处理措施。

（2）误服的如是大量安眠药、止痛药，可用手指、筷子等刺激咽喉，引起呕吐，使药物尽快排出体外，并尽早送医院治疗。

（3）误服外用药、剧毒药、农药、毒鼠药就必须采取紧急措施。要尽快催吐，用筷子或勺把刺激老人的咽喉部使其呕吐，以减少毒物的吸收，要尽快将病人送往医院，并带上错服药瓶、药袋等，供医生参考。

（4）误服碘酒，应迅速服用一些米汤、面汤或其他含淀粉的流质，然后催吐。淀粉与碘结合后能生成一种蓝黑色的化合物，错服后要反复喝，反复吐，直到吐出物不再呈蓝黑色，这就表明胃中的碘已基本吐尽。

三、煎中药的方法

1. 选择器具

传统认为以砂锅、陶器最好。搪瓷器皿也可代用，但禁用铁器、铝锅之类。

2. 每次加水量

入煎前先用清水浸泡药物 30 分钟,使之软化、渗透,第一煎加水量应以超过药表面约 3 cm 为宜,第二煎水量酌减,用水则以浸没药面即可,滋补性中药应酌情多加水。

3. 煎药的时间

第一煎:药煮沸后煎 20 分钟。

第二煎:药煮沸后煎 15 分钟,药的品质坚硬者可酌情多煎 5～10 分钟,清热、发表的药煎的时间要短些。

如补肝肾之类药品,大多为不易出汁的根茎块,一般需文火久煎,否则没有煎透,浪费药材。石贝壳类药物如龙骨、牡蛎、磁石等一些特殊药品,如附子、生半夏、天南星等不易出汁和需要久煎才能减除原有毒性的,则必须按医嘱先煎 30 分钟或 1 个小时,然后再加其他药物同煎。一些含挥发油的芳香药物,久煎后容易丧失药效,应在其他药物将要煎好时,再放入煎煮。这些用法均根据处方和配药时标明的"先煎"、"后煎"办理。

4. 煎药的次数和量

(1) 一般每付中药需煎两次,每次煎约 150 mL(一茶杯),将两次煎的药量混合在一起共 300 mL,分成两份,早晚各服一次。

(2) 滋补药可煎三次,混合在一起分成两份,早晚各服一次。

(3) 如果老人服药困难,药汁可在煎药的过程中适量浓缩。便于服用。

▼ 任务训练

协助老年人服用不同类型口服药物,操作程序及注意事项详见知识链接部分。

任务二 吸入给药

▼ 案例导读

王奶奶,63 岁,10 年慢性阻塞性肺疾病史。王奶奶近日患上呼吸道感染,今晨突然说不出话,声音嘶哑,医生诊断为急性喉炎,医嘱:地塞米松 2 mg,超声雾化吸入。

请思考:如果你是王奶奶的照护员,你应该如何给药?

▼ 知识链接

吸入给药法是指利用雾化装置将药液分散成细小的雾滴以气雾状喷出,使其悬浮在空气中经鼻或口吸入,进入支气管和肺泡,以达到预防和治疗疾病的目的。吸入药物除了对呼吸道局部产生作用外,还可通过肺组织吸收而产生全身性疗效。由于雾化吸入用药具有奏效快、药物用量较小而不良反应较轻的优点,应用日渐广泛。使用的雾化器有多种,以下介绍超声雾化吸入、氧气雾化吸入两种常用的雾化吸入法。

一、超声雾化吸入法

超声雾化吸入法是应用超声波声能将药液变成细微的气雾,随着吸气而进入呼吸道,达到治疗呼吸道疾病目的的方法。其特点是产生的雾滴小而均匀（直径 5 μm 以下），药液可以随深而慢的吸气到达终末支气管和肺泡，起到治疗作用。此外，超声雾化吸入器（见图 10-2）可随时调节雾量的大小，同时因雾化器的电子部件产热而能对药液轻度加热，使老人吸入温暖、舒适的气雾。

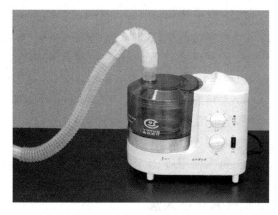

图 10-2 超声雾化吸入器

1. 目的

（1）治疗呼吸道感染。通过吸入抗感染、祛痰或解除支气管痉挛的药物，治疗急、慢性呼吸道炎症等疾病。

（2）改善通气功能。解除支气管痉挛，使气道通畅。

（3）预防呼吸道感染。常用于呼吸道烧伤及胸科手术前后。

（4）湿化呼吸道。配合人工呼吸器使呼吸道湿化。

2. 常用药物

（1）控制呼吸道感染，消除炎症。常用的抗生素有硫酸庆大霉素、卡那霉素等。

（2）解除支气管痉挛。常用氨茶碱或沙丁胺醇等药物。

（3）稀释痰液，有助排痰。常用 α-糜蛋白酶。

（4）减轻呼吸道黏膜水肿。常用地塞米松。

3. 准备工作

（1）自身准备：衣帽整洁，洗手，戴口罩。

（2）环境准备：清洁、安静，光线、温湿度适宜。

（3）用物准备：超声雾化吸入器 1 套、冷蒸馏水、药液、治疗巾或者小毛巾 1 块、纸巾、水温计等，按需要备电源插座。

检查超声雾化吸入器性能、连接各部件，水槽内加入冷蒸馏水约 250 mL，要浸没雾化罐底部透声膜，雾化罐内加入配制好的药液（药液量一般 30～50 mL），把雾化罐置于水槽中，将水槽盖盖紧。

（4）药物准备：按医嘱备药。

4. 操作程序

（1）携用物到老人床旁，核对并解释操作目的和指导使用方法，协助其取合适体位（坐位或者侧卧位），老人颌下、胸前铺纸巾或者小毛巾。

（2）接通电源，先打开电源开关，指示灯亮，预热 3～5 分钟后，再开雾化开关，药液呈雾状从管内喷出后，调节雾量，调定时间。

（3）协助老人将口含嘴放在口中或将面罩放置好，指导其紧闭口唇深吸气，每次治疗时间为 15～20 分钟。

（4）治疗毕，取下口含嘴或面罩，先关雾化开关，再关电源开关，以免电子元件损坏。

（5）帮助老人擦干面部，取舒适体位，整理床单位。

（6）清理用物，将螺纹管、口含嘴浸泡于消毒液内 1 小时，再洗净晾干备用，防止交叉

感染。

（7）洗手，观察并记录治疗效果与反应。

5．注意事项

（1）操作过程中，随时观察老人的反应，如老人感觉不适应及时停止。

（2）水槽及雾化罐内切忌加温水或热水，应保持有足够冷蒸馏水，槽内水温勿超过60℃，以免损坏机件。调换冷蒸馏水时，要关闭机器进行。

（3）水槽底部的晶体换能器和雾化罐底部的透声膜薄而质脆，易破损。在操作及清洗过程中，不可用力过猛，动作要轻，防止损坏。

（4）若要连续使用，中间间隔30分钟。

（5）每次使用后，应将雾化罐、口含嘴和螺纹管消毒、备用。

二、氧气雾化吸入法

氧气雾化吸入法是利用高速氧气气流使药液形成雾状，随吸气进入呼吸道，达到消炎、减轻支气管痉挛、稀释痰液、减轻咳嗽的目的。

1．准备

（1）自身准备：衣帽整洁，洗手，戴口罩。

（2）环境准备：清洁、安静，光线、温湿度适宜。因要使用氧气，室内应避免火源。

（3）用物准备：氧气雾化吸入器（见图10-3），氧气装置1套，弯盘、纸巾等。

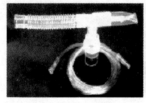 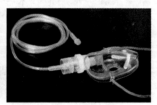

(a) 吸嘴式　　　　　　　　(b) 面罩式

图 10-3　氧气雾化吸入器

（4）药液按医嘱准备。

2．操作程序

（1）按医嘱备药，稀释至5 mL，注入雾化器。

（2）备齐用物携至老人床旁，核对解释，取得其配合，协助其取舒适体位并漱口。

（3）将雾化吸入器接在氧气筒的橡胶管口，调节氧流量达6～8 L/分钟，湿化瓶内勿放水，否则水易入雾化器内而使药液被稀释。

（4）老人手持雾化器，把吸嘴放入口中（或戴好面罩）。用口深吸气，用鼻呼气，如此反复进行，一般需10～15分钟，直至药液吸完。

（5）吸毕，取下雾化器，再关闭氧气开关。

（6）协助老人清洁口腔，整理床单位，并取舒适体位。

（7）清理用物，将雾化器浸泡于消毒液中1小时，然后清洗、晾干，归还原处，备用，防止交叉感染。

（8）洗手，记录。

3．注意事项

（1）正确使用供氧装置，注意用氧安全，操作中严禁接触烟火和易燃品。

（3）观察老人痰液排除是否困难，如痰液仍未咳出，应予以拍背助痰排出，必要时使用吸痰器吸痰。

任务训练

本部分任务训练内容为超声雾化吸入给药，单次操作时间10分钟。操作评分标准详见表10-1所示。

表 10-1 超声雾化吸入技术操作评分标准

项 目		总分	技术操作要求	评分等级				得分	备注
				A	B	C	D		
仪表		5	仪表端庄、服装整洁、戴口罩	5	4	3	2		
评估		10	了解病情、意识状态、合作程度	3	2	1	0		
			解释操作方法及配合指导	4	3	2	1		
			与老年人沟通语言、内容恰当，认真倾听	3	2	1	0		
操作前准备		9	按需要备齐用物	2	1	0	0		
			物品放置合理	3	2	1	0		
			根据医嘱配制药液准备	4	3	2	1		
操作过程	安全与舒适	10	环境安排合理	2	1	0	0		
			老人体位适宜	4	3	2	1		
			注意安全，认真核对	4	3	2	1		
	操作中	48	检查机器各部件，并衔接正确（用力恰当、紧密）	4	3	2	1		
			水槽内加冷水适量（浸没雾化罐底部透声膜）	6	5	4	3		
			再次核对，加药液方法正确（保持药液无菌）	6	5	4	3		
			接通电源，正确开启各部件开关	4	3	2	1		
			面罩或口含嘴放置部位适当	6	5	4	3		
			调节雾量准确（根据病情定雾量）	6	5	4	3		
			指导老人用口深吸气、鼻呼气	8	6	4	2		
			吸入时间适宜（15～20分钟）	6	5	4	3		
			停止吸入后擦干老人颜面部	2	1	0	0		
操作后		8	协助老人取舒适卧位、整理床单位	2	1	0	0		
			正确处理用物	4	3	2	1		
			洗手、记录	2	1	0	0		
评 价		10	动作轻稳、准确、安全、步骤正确	5	4	3	2		
			老人感觉舒适	5	4	3	2		
总 分		100							

任务三　常用外用给药法

案例导读

李奶奶,70岁,近两天眼睛红肿、怕光、流泪、有异物感和针刺样感觉,医生诊断急性结膜炎。医嘱:妥布霉素眼药水滴眼1次/4小时。

请思考:作为李奶奶的照护员,你如何为李奶奶滴眼药?

知识链接

滴药法是指将药液滴入某些体腔,如眼、耳、鼻等处,以达到局部或全身的治疗作用,或做某些诊断检查。

一、滴眼药法

用滴管或眼药滴瓶将药液滴入结膜囊,以达到杀菌、收敛、消炎、麻醉、散瞳等治疗或诊断作用。

1. 准备工作

(1) 自身准备:衣帽整洁、剪指甲后洗净并温暖双手。

(2) 环境准备:清洁安静,光线明亮。

(3) 用物准备:遵医嘱准备眼药水或者眼药膏(检查眼药水有效期,有无变色、浑浊、沉淀等,确认合格方可使用)、消毒棉球或棉签(可用纸巾代替)等。

2. 操作程序

(1) 备齐用物携至老人处,再次查对床号、姓名,解释操作目的及过程。

(2) 协助老人取仰卧位或坐位,头略后仰,照护员站于老人身旁或身前。

(3) 用干棉球或棉签拭去眼部分泌物,嘱老人眼向上看。一般先滴右眼后滴左眼,以免滴错。若左眼病变轻,则先左后右,以免交叉感染。

(4) 眼部用药

① 滴眼药法(见图10-4)

● 操作者左手拇指将老人下眼睑轻轻向下牵拉,暴露结膜下穹隆部,右手持滴管或滴瓶,手掌跟部轻轻置于老人前额上(以免滴瓶晃动,刺伤老人眼睛),滴管距离眼睑大约1～2 cm(滴瓶距眼不可过远,以免药液滴下时压力过大;不可过近,以免滴管触及老人眼睛而被污染),将药液1～2滴滴入结膜下穹隆中央的结膜囊内(药滴不可直接滴于角膜上,因角膜感觉最敏感)。

● 轻轻提起上睑,覆盖眼球,嘱老人闭目并转动眼球2～3分钟,使药液均匀扩散于眼球表面。

● 用干棉签拭干流出的药液,并用干棉球紧压泪囊区2～3分钟,以免药液经泪道流入泪囊和鼻腔后,经黏膜吸收而引起全身不良反应。

② 涂眼药膏法(见图 10-5)

● 操作者左手拇指将老人下眼睑轻轻向下牵拉,右手持药膏瓶将眼药膏挤入下穹隆部约 1 cm 左右长度,最后以旋转方式离断膏体。

● 嘱老人闭眼休息片刻。

● 若眼药水与药膏同用,先滴眼药水后涂药膏。若数种药物同用,必须间隔 2～3 分钟。先滴刺激性弱的药物,后滴刺激性强的药物。

(5) 为老人擦净面部,协助老人取舒适卧位,整理用物,洗手,记录。

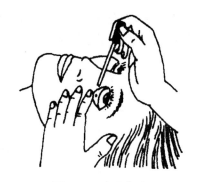

图 10-4　滴眼药法

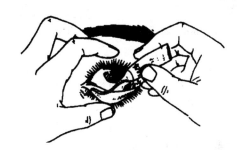

图 10-5　涂眼药膏法

3. 注意事项

(1) 操作中动作轻柔,防止药瓶晃动,刺伤老人眼睛或引起不适。

(2) 注意无菌操作,药液滴瓶与眼睛距离不可过近,以免滴管触及老人眼睛而污染。

二、滴耳药法

将滴耳剂滴入耳道,以达到清洁、消炎的目的。应了解老人的耳部疾患与用药目的。

1. 准备工作

(1) 自身准备:衣帽整洁、剪指甲后洗净并温暖双手。

(2) 环境准备:清洁安静,光线明亮。

(3) 用物准备:含药液的耳药滴瓶(检查滴耳药水的有效期,有无变色、浑浊、沉淀等,确认合格方可使用)、消毒棉签、小棉球,必要时备 3% 过氧化氢、吸引器、消毒吸引器头。

2. 操作程序

(1) 洗净双手,按医嘱准备药液,防止交叉感染。

(2) 备齐用物携至老人处,再次查对床号、姓名,解释操作目的及过程。

(3) 协助老人取侧卧位或坐位,头偏向健侧,患耳向上。

(4) 用小棉签清洁外耳道,或吸净耳道内分泌物,以利药液发挥作用。

(5) 照护员一手持干棉球,向后上方轻提老人耳郭,使耳道变直,便于药液流入耳内。另一手持滴管,掌跟轻轻固定于耳郭旁,将药液自外耳孔顺外耳道壁缓慢滴入 3～5 滴,再用手指按压耳屏数次后,用干棉球塞入外耳道口。注意避免滴管触及外耳道,污染滴管及药液。勿将药液直接滴在耳膜上(见图 10-6)。

（6）嘱老人保持原体位 1～2 分钟,使药液充分发挥作用,干棉球拭去外流药液。

（7）观察老人有无出现迷路反应,如眩晕、眼球震颤等。迷路反应与药液过凉有关,应注意避免。

（8）协助老人取舒适体位,整理床单位,清理用物,洗手、记录。

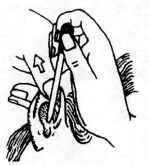

图 10-6 滴耳药法

三、滴鼻药法

通过鼻腔滴入药物,治疗上颌窦、额窦炎,或滴入血管收缩剂,减少鼻腔分泌物,减轻鼻塞症状。应了解老人鼻部疾患与用药目的。

1.准备工作

（1）自身准备:衣帽整洁、剪指甲后洗净并温暖双手。

（2）环境准备:清洁安静,光线明亮。

（3）用物准备:含药液的滴鼻药瓶(检查药水有效期,有无变色、浑浊、沉淀等,确认合格方可使用)、干棉球或纸巾。

2.操作程序

（1）洗净双手,按医嘱准备药液,防止交叉感染。

（2）备齐用物携至老人处,再次查对床号、姓名,解释操作目的及过程,取得配合。

（3）帮助老人先排出鼻腔内分泌物,清洁鼻腔,解开衣领。

（4）协助老人取坐位,头向后仰,或取垂头仰卧位(肩下垫枕,头垂直后仰或头垂悬于床缘)。如治疗上颌窦、额窦炎时,则取头后仰并向患侧倾斜。

（5）照护员一手扶持老人头部并轻推鼻尖,使鼻孔扩张,另一手持滴瓶距鼻孔1～2 cm滴入药液 3～5 滴,轻捏鼻翼,使药液分布均匀。滴管不可触及鼻孔,以免污染(见图10-7)。

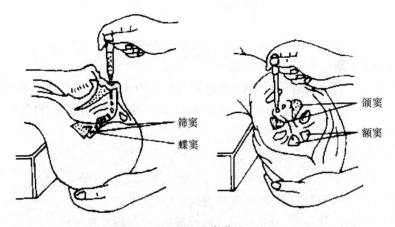

筛窦
蝶窦
颌窦
额窦

图 10-7 滴鼻药法

（6）嘱老人保持原体位 3～5 分钟,用纸巾擦去外流药液。

（7）观察老人反应。血管收缩剂不能连续使用 3 天以上,否则可出现反跳性充血,使黏膜充血加剧。

(8) 协助老人取舒适体位,整理床单位,清理用物,洗手、记录。

▼ 任务训练

本部分任务训练内容包括:给予老年人滴眼药、滴鼻药、滴耳药物。具体操作程序及注意事项详见知识链接部分。

任务四 伤 口 换 药

▼ 案例导读

李爷爷,82岁,一个月前在卫生间跌倒导致股骨颈骨折,被迫卧床。上周李爷爷的儿子发现其骶尾部破溃,请求医生上门诊治。医生查体发现,李爷爷骶尾部有 3 cm×3 cm 压疮,水泡已破溃。医生对压疮局部进行处理后下医嘱:翻身 1 次/小时,伤口换药 1 次/日。

请思考:作为李爷爷的照护员,你如何为其骶尾部压疮伤口进行换药?

▼ 知识链接

伤口换药(简称换药)又称更换敷料,给伤口换上清洁的敷料,并对伤口内的分泌物、异物、坏死组织进行适当的处理,有利于伤口的愈合。它包括检查伤口、清洁伤口、清除脓液、分泌物及坏死组织,覆盖敷料,是处理伤口和创面的必要措施。

一、目的

(1) 观察伤口或创面情况,并给予及时适当的处理。

(2) 清理伤口,清除异物、分泌物和坏死组织,保持伤口引流通畅。伤口局部用药时,可使炎症局限,促进肉芽组织及上皮生长,促进伤口愈合。

二、换药室要求

(1) 保持室内外的清洁,室内光线充足,空气清新、温湿度适宜。每日定时通风,桌面、地面、物品用湿式清洁法打扫,每日用紫外线杀菌灯对空气进行消毒。

(2) 应有严格的管理制度,进入室内,应衣帽整洁,严格执行无菌技术操作规程。

(3) 换药所用的物品必须严格灭菌。一次性无菌物品必须是包装完整、密封,并在有效期内的合格品。

三、换药室常备药液

(1) 生理盐水。0.9%生理盐水是一种最常用的药物,无刺激性,用于清洗伤口、一般换药、敷盖新鲜的肉芽创面等。高渗盐水,一般为10%浓度盐水,多用于肉芽水肿创面,能消退水肿,但可引起伤口疼痛。

（2）酒精。常用制剂为 70％～75％溶液，以 70％浓度作用最强。常单独或与碘酊结合用于皮肤消毒。

（3）碘伏。用于冲洗、清洁化脓伤口内的分泌物。

（4）3％过氧化氢。用于冲洗、清洁污染重或较深的创口。

（5）苯扎溴铵（新洁尔灭）。常用 0.1％～0.5％浓度用于手部、皮肤、黏膜的消毒及深部伤口的冲洗。注意勿与肥皂、洗涤剂合用，以免降低其灭菌效力。

（6）攸锁，又称漂白粉、硼酸溶液。一般用于脓液和坏死组织较多伤口的湿敷，有防腐、除臭、溶解坏死组织的作用。

（7）雷夫奴尔 0.1％～0.2％水溶液。用于皮肤、黏膜感染的洗涤和湿敷。

四、常用引流物类型

使用引流物可排除脓液、渗液或积血，以免蓄积导致感染扩散，可促使炎症消散，促进伤口愈合。

（1）纱布引流条。常用的有盐水纱布引流条和凡士林纱布引流条。前者适合于需要湿敷的伤口。凡士林纱布引流条对伤口无刺激，适合于新鲜切开排脓或不宜缝合的伤口，可压迫止血，防止因伤口壁与敷料的粘连或肉芽长入敷料导致换药时疼痛。还有浸有抗生素引流条用于较浅的感染伤口。

（2）橡胶引流片/管橡胶引流片。适用于浅小的脓腔，亦适用渗血的伤口，防止血肿或皮下淤血。橡胶引流管适用于深部脓腔的引流及冲洗伤口深部。

五、不同伤口处理方法

1. 无污染伤口

用碘酒、酒精或碘伏棉球清洁、消毒伤口外皮肤，消毒顺序为从创缘向外周呈离心式消毒。

2. 有脓液或脓腔的伤口

可用生理盐水或碘伏、攸锁清洗化脓伤口内的分泌物后，伤口内置引流物。

3. 不同肉芽组织创面处理

（1）正常的肉芽组织。其颜色鲜红，呈细粒状，分布均匀，碰之易出血并有痛感，无分泌物。此种肉芽组织可选用生理盐水纱布、呋喃西林纱布或凡士林纱布外敷。

（2）肉芽组织生长过盛。这种肉牙组织往往超出创缘平面，影响创面愈合，可用刮匙刮去肉芽或以硝酸银烧灼肉芽，再敷以盐水纱条或油纱条。

（3）水肿的肉芽组织。其颜色淡红，表面光滑发亮，水肿，分泌物多，可选用高渗盐水或 20％～30％硫酸镁纱布外敷。

（4）陈旧性肉芽。其色暗，表面常覆盖一层脂状分泌物，触之不易渗血，无生长趋势。此种肉芽组织可能是由于伤口处理不当、局部血循环不良所致，应设法改善局部血循环如红外线灯烤，去除不健康的、陈旧的肉芽，创面可用 0.1％雷伏奴尔纱布、呋喃西林纱布外敷。

4. 慢性溃疡、压疮

去除病因，防止局部受压，促进血循环，改善全身情况，局部可选用 3％过氧化氢（双氧水)清洗,0.1%雷夫奴尔纱布,呋喃西林纱布湿敷等。

六、伤口换药法

1. 准备工作

(1)自身准备:洗手,戴口罩。

(2)环境准备:换药前半小时内不要扫地,避免室内尘土飞扬;光线充足,适当遮蔽。

(3)物品准备:换药碗或弯盘2只(1只放无菌敷料,另1只放酒精棉球、盐水棉球数个,分别置于弯盘两侧,不能混合放置),无菌镊子2把,弯盘1个(放污染敷料),胶布、治疗巾、剪刀、棉签等。按创口需要加用纱布、油纱布、纱布条、引流药、外用药等。

2. 操作程序

(1)将备好用物携至老人床前,向老人解释换药的目的和方法,取得老人理解和配合。

(2)帮助老人取舒适体位。如果伤口在骶尾部,协助老人取侧卧位,胸前、膝间放软枕,支撑老人身体。

(3)掀开部分被褥,充分暴露伤口部位,伤口部位下铺治疗巾,放置弯盘。

(4)用手取外层敷料(勿用镊子),再用镊子取下内层敷料及外引流物,内面向上放于弯盘内。与伤口黏着的最里层敷料应用镊子揭去,先用盐水湿润以免损伤肉芽组织或引起创面出血。揭除敷料的方向与伤口纵轴方向平行,以减少疼痛。接触敷料的镊子与接触伤口的镊子要分开。

(5)用碘伏或酒精消毒伤口周围的皮肤两次。使用两把镊子,一把镊子接触伤口,另一把镊子接触敷料作为传递。消毒伤口先由创缘向外擦洗,勿使酒精流入创口引起疼痛和损伤组织。化脓创口,由外向创缘擦拭。再用生理盐水棉球清洗伤口内分泌物,然后按不同伤口,敷以药物纱布或适当安放引流物。

(6)无菌敷料覆盖伤口,胶布粘贴固定,胶布粘贴方向应与肢体或躯体长轴垂直,不能贴成放射状,也可使用绷带包扎。

(7)换药后协助老人取舒适体位,整理床单位。

(8)用物先浸泡消毒,再清洗消毒灭菌。污敷料置入医疗垃圾袋中。

(9)洗手,开窗通风。

3. 注意事项

(1)换药前应了解老人伤口情况,有无感染,有无引流物,伤口的大小,老人的身体状况、耐受程度等,以便采取相应的措施。

(2)不得用擦洗过创面周围皮肤的棉球清洁创面。

(3)换药严格执行无菌操作。

(4)严格防止将纱布、棉球遗留在伤口内。

(5)消除老人心理恐惧,换药操作应稳、准、轻。

任务训练

本部分任务训练内容为骶尾部压疮伤口换药,操作评分标准详见表10-2所示。

表 10-2 骶尾部压疮伤口换药技术操作评分标准

项　　目		总分	技术操作要求	评分等级				得分	备注
				A	B	C	D		
仪表		5	仪表端庄、服装整洁、戴口罩	5	4	3	2		
评估		10	了解压疮部位、压疮分期、有无感染	3	2	1	0		
			了解身体状况、耐受程度	3	2	1	0		
			向老人解释时,语言、内容恰当,态度真诚	4	3	2	1		
操作前准备		8	物品齐全、放置合理	5	4	2	0		
			环境安排合理(关闭门窗,放平床,光线充足)	1	0	0	0		
			在治疗室内打开无菌换药包、备无菌物品	2	1	0	0		
操作过程	安全与舒适	10	老年人体位舒适、保暖、安全	3	2	1	0		
			协助老人翻身方法正确,暴露骶尾部(伤口)	4	3	2	1		
			松被角,暴露伤口,下铺治疗巾,放置弯盘	3	2	1	0		
	换药操作	47	揭开外层辅料方法正确	5	4	2	0		
			用盐水湿润、揭开内层辅料方法正确	10	8	6	4		
			用"两把镊子"操作,消毒伤口周围皮肤两次	15	12	9	6		
			消毒皮肤方向正确	7	5	3	1		
			无菌敷料覆盖方法正确	5	4	2	0		
			胶布固定方法正确	5	4	2	0		
操作后		10	老人取舒适卧位、整理床铺	2	1	0	0		
			整理用物,正确处理	6	4	2	0		
			洗手、记录换药情况	2	1	0	0		
评价		10	严格遵守无菌技术操作规程	5	4	3	2		
			换药操作熟练、平稳、轻巧	5	4	3	2		
总　　分		100							

项目十一　冷　热　疗　法

 引言

　　冷热疗法是利用低于或高于人体温度的物质作用于局部或全身,通过神经传导引起皮肤和内脏器官血管的收缩和舒张,改变机体各系统体液循环和新陈代谢,达到止血、止痛、消炎、退热、保温、减轻症状等治疗目的,是常用的一种物理治疗方法。老年照护人员应熟悉冷热疗法生理效应,正确应用冷热疗法,防止不良反应发生,确保老人安全,达到治疗目的。

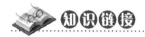 知识链接

一、冷热疗法的生理效应和继发效应

　　1. 生理效应

　　冷热疗法可以使机体发生一系列的生理变化,产生相应的生理效应。用热时,皮肤血管扩张,血液流速增快、白细胞吞噬能力增强、血液黏滞度降低。热能增加局部组织的新陈代谢、感染废物的生成,加速炎症过程限,还可使肌肉松弛,解除肌肉痉挛、提高痛阈从而能暂时解除疼痛。而在软组织损伤早期(48小时内),用冷可有助于控制出血、减轻水肿与疼痛。

　　2. 继发效应

　　用冷或用热超过一定时间,将产生与生理效应相反的作用,这种现象称为继发效应。继发反应是机体避免长时间用冷或用热对组织的损伤而引起的防御反应。持续用冷超过1小时后,即出现10～15分钟的小动脉扩张;持续用热超过1小时后,扩张的小动脉会发生收缩。因此,冷、热疗法应有适当的时间,以20～30分钟为宜,如需反复使用,中间必须给予1小时的休息时间,让组织有一个复原过程,防止产生继发效应而抵消应有的生理效应。

二、影响冷热疗法的因素

　　(1)方法。应用湿冷、湿热比干冷、干热疗法的效果好,但危险性也较高。因为水比空气导热性能强、渗透力大。所以同样的温度,湿冷、湿热的效果优于干冷、干热。

　　(2)部位。人体皮肤的薄厚分布不均。皮肤薄或经常不暴露的部位对于冷、热有明显的反应。血液循环情况也能影响冷热疗法的效果,血液循环良好的部位,可增强冷、热应用的效果。因此,为高热老人降温时,可将冰囊放置在皮肤薄且有大血管分布的腋下与腹沟处。

　　(3)时间。冷热应用有一定的时间要求,在一定时间内其效应是随着时间的增加而增

强,以达到最佳的治疗效果。但时间过长所产生的继发效应将抵消治疗作用,甚至还可引起不良反应的发生,如寒战、面色苍白、冻伤或烫伤等。

（4）面积。人体接受冷疗或热疗反应的强弱和面积的大小有关。应用冷疗、热疗的面积越大,机体的反应越强。但要注意冷疗或热疗面积越大,老人的耐受性就越差,且会引起全身反应。

（5）温度。冷热应用时的温度与体表的温度相差越大,机体对冷热刺激的反应越强。其次,环境温度也直接影响着治疗效果。如环境温度过低,则散热快,热效应降低;在干燥的冷环境中用冷,效果则会增强。

（6）个体差异。年龄、性别、身体状况、居住习惯等因素也会影响冷热治疗的效果。

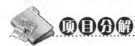 **项目分解**

冷热疗法是常用的照护技术。冷疗法包括使用冰袋、冰囊、冰帽、温水拭浴、乙醇拭浴、冰盐水灌肠等;热疗法包括热水袋、烤灯、湿热敷等方式。因此,本项目从冷疗法和热疗法两方面进行项目分解。

任务一　冷　疗　法

◤ 案例导读

王爷爷,64 岁,由于急性上呼吸道感染导致发热,体温达到 38.1℃,神志清醒。医嘱给予物理降温。

请思考:如果你是王爷爷的照护员,你应采取何种物理降温措施? 操作中应注意什么?

◤ 知识链接

冷疗法是用低于人体温度的物质,作用于机体的局部或全身,以达到止血、止痛、消炎和退热的治疗方法。

一、目的

（1）减轻疼痛。用冷可抑制组织细胞的活动,降低神经末梢敏感性,从而减轻疼痛;同时,用冷后血管收缩,渗出减少,因而减轻局部组织内的张力,也起到减轻疼痛的作用。如踝关节扭伤 48 小时内可用冷湿敷,以减轻踝关节软组织出血和疼痛。

（2）减轻局部充血或出血。用冷可使毛细血管收缩,降低血管通透性,减轻局部组织充血;用冷还可使血液黏稠度增加,促进血液凝固而控制出血。如鼻出血时,用冷可促进血液凝固而控制出血。

（3）控制炎症扩散。用冷后,局部血流减少,细菌的活动力和细胞代谢率降低,炎症早期应用冷疗法,可抑制化脓及炎症扩散。如鼻部软组织发炎早期,可采用鼻部冰敷以控制炎症扩散。

（4）降低体温。冷直接与皮肤接触，通过传导作用散热，降低体温，适用于高热、中暑的老人等。

二、禁忌证

（1）循环障碍

大面积组织受损、局部组织血液循环不良、感染性休克、微循环明显障碍、皮肤颜色青紫者不宜用冷。以防加重微循环障碍，导致组织坏死。

（2）组织损伤、破裂

因冷使血液循环障碍加重，增加组织损伤，且影响伤口愈合。特别是大范围组织损伤应禁止用冷。

（3）慢性炎症或深部化脓病灶

因冷可使局部血流减少，妨碍炎症吸收。

（4）水肿部位

冷会使血管收缩，血流减少，影响组织液的吸收，故在水肿部位禁忌用冷。

（5）冷过敏者

对冷过敏者应用冷疗可导致出现过敏症状，如荨麻疹、关节疼痛等，应禁忌实施冷疗。

（6）禁忌部位

① 枕后、耳郭、阴囊等处禁忌用冷，以防冻伤。

② 心前区禁忌用冷，以防反射性心率减慢、心房纤颤、心室纤颤及房室传导阻滞。

③ 腹部用冷易导致腹泻。

④ 足底禁忌用冷，以防反射性末梢血管收缩而影响散热，或引起一过性冠状动脉收缩。

三、冷疗方法

根据用冷面积及方式，冷疗法可分为局部冷疗法和全身冷疗法。常用局部冷疗法包括使用冰袋、冰囊、冰帽、化学制冷袋等；老人常用全身冷疗法包括温水拭浴、乙醇拭浴等。

1. 局部冷疗法

冰袋、冰囊的使用

使用冰袋、冰帽、冰囊（图 11-1～11-3）可以帮助老人减轻疼痛、降低体温、局部消肿、止血、阻止发炎或化脓。使用前应评估老人的年龄、病情、体温、意识状况、活动能力及治疗情况，局部皮肤状况，如颜色、温度、有无硬结、淤血等，有无感觉障碍及对冷过敏等。

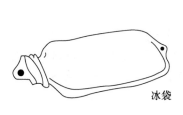

图 11-1　冰袋

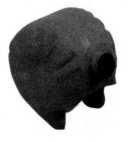

图 11-2　冰帽

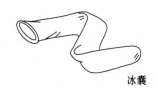

图 11-3　冰囊

① 准备工作
- 自身准备：衣帽整洁、洗手。
- 环境准备：环境整洁，温度适宜，关闭门窗。
- 用物准备：冰袋（冰帽、冰囊）及布套、帆布袋、冰块、木槌、盆及冷水、毛巾、勺等。

② 操作程序
- 将冰块放入帆布袋内，用木槌敲成核桃大小，放入盆中用冷水冲去棱角。
- 用勺将冰块装入冰袋（冰囊）至 1/2～2/3 满，排气后卡紧袋口，擦干冰袋（冰囊）外壁水迹。
- 倒提冰袋（冰囊），检查无漏水后装入布套内备用。
- 携冰袋至老人床旁，向老人和家属解释用冰袋的目的和方法。
- 将冰袋放至所需部位，在使用冰袋的过程中应注意观察局部皮肤变化，每 10 分钟查看一次局部皮肤颜色。
- 用冷 30 分钟后，撤掉冰袋，协助老人躺卧舒适，整理床单位。
- 将冰袋倒空，倒挂、晾于通风阴凉处；冰袋布套清洁后晾干备用。整理其他用物，清洁后放于原处备用。
- 洗手，记录用冷部位、时间、效果、反应。

③ 注意事项
- 如为高热老人降温，应在前额、头顶部和大血管分布处用冷。冰袋、冰帽可置于头部，冰囊一般用于身体皮肤薄而有大血管分布处，如颈部、腋下、腹股沟等。
- 密切观察老人用冷部位的血液循环情况，如出现皮肤苍白、青紫或有麻木感，需立即停止用冷。
- 随时观察冰袋有无漏水，当冰块融化后要及时更换。
- 为高热老人降温时，在冰袋使用后 30 分钟需要复测体温并做记录。当体温降至 39℃ 以下时，即可取下冰袋。

2. 全身冷疗法

温水拭浴或乙醇拭浴主要为体温在 39.5℃ 以上的老人降温。温水拭浴的水温要求在 32～34℃ 左右，老人感觉舒适，而且温水无刺激、不过敏，较乙醇擦浴更温和，已广泛使用。乙醇是一种挥发性液体，拭浴时在皮肤上迅速蒸发，吸收和带走机体大量的热，并刺激皮肤血管扩张，因此散热效果较强，但体感不舒适，对血液病、乙醇过敏及年老体弱的老人禁忌使用。使用前应评估老人的年龄、病情、体温、意识状况、活动能力、治疗情况、皮肤状况以及有无乙醇过敏史。

（1）准备工作
① 自身准备：衣帽整洁、洗手、无长指甲。
② 环境准备：环境整洁、温度适宜，关闭门窗，必要时用屏风遮挡。
③ 用物准备：盆内盛 32～34℃ 左右温水（2/3 满），小毛巾 2 块，大浴巾，热水袋（内装 50℃ 热水，装入布套中），冰袋（内装冰块，装入布套中），酌情备衣裤、大单、便器及屏风。如为乙醇拭浴，另备 30℃ 25%～35% 的乙醇 200～300 mL。

（2）操作步骤
① 备齐用物携至床旁，核对并向老人和家属解释温水拭浴的目的和方法，取得合作。

② 协助老人排尿(需要时)、关门窗、屏风遮挡。

③ 松开床尾盖被,协助老人脱去上衣,松解裤带。

④ 置冰袋于老人头部,以助降温并防止擦浴时表皮血管收缩,血液集中到头部,引起充血。

⑤ 放热水袋于足底,使老人舒适,促进下肢血管扩张,加速全身血液循环,有利于散热。

⑥ 暴露擦拭部位,将大浴巾垫于擦拭部位下,以浸湿的小毛巾包裹手掌、挤至半干,首先以离心方向擦拭两侧上肢,边擦边按摩,用大毛巾擦干皮肤,以同法擦拭另一侧上肢。然后协助老人侧卧,擦拭腰背部及臀部。穿好上衣,协助老人取仰卧位,脱裤,擦拭两侧下肢。

⑦ 擦拭的过程中注意观察老人病情,每个部位擦拭完毕后用大毛巾擦干皮肤。

⑧ 撤掉热水袋,协助老人穿好衣裤,躺卧舒适,整理床单位,清理用物,洗手记录。

(3)注意事项

① 擦浴过程中,注意观察老人全身情况,如出现寒战、面色苍白、脉搏或呼吸异常时,需立即停止擦浴。

② 擦拭腋下、掌心、腹股沟、肘窝等部位时,应稍用力,擦拭时间适当延长,以更好地达到降温的目的。

◤任务训练

本部分任务训练内容为温水擦浴,单次操作时间为15分钟。操作评分标准详见表11-1所示。

表 11-1　温水擦浴操作评分标准

项　　目		总分	技术操作要求	评分等级				得分	备注
				A	B	C	D		
仪表		5	仪表端庄、服装整洁、戴口罩	5	4	3	2		
评估		10	了解年龄、病情、体温、意识状况及治疗情况	3	2	1	0		
			检查皮肤状况	3	2	1	0		
			向老人解释时,语言、内容恰当,态度真诚	4	3	2	1		
操作前准备		5	物品齐全、放置合理	2	1	0	0		
			环境安排合理(关闭门窗,放平床)	1	0	0	0		
			让老人了解温水拭浴的目的、方法、注意事项及配合要点	2	1	0	0		
操作过程	安全与舒适	10	老人体位舒适、保暖、安全	3	2	1	0		
			松被角,必要时协助排尿	4	3	2	1		
			协助老人取仰卧位,脱去上衣,松解裤带	3	2	1	0		

(续表)

项 目		总分	技术操作要求	评分等级				得分	备注
				A	B	C	D		
操作过程	擦浴操作	55	置冰袋于头部,放热水袋于足底	5	4	2	0		
			暴露拭浴部位,将大浴巾垫于拭浴部位下,将浸湿的小毛巾拧至半干,缠在手上成手套状	5	3	1	0		
			擦拭颈外侧,肩,上臂外侧,前臂外侧,手背	7	5	3	1		
			擦拭侧胸,腋窝,上臂内侧,手心	7	5	3	1		
			老人侧卧,从颈下肩部,臀部擦拭	7	5	3	1		
			擦拭髋关节,大腿外侧,足背	8	6	4	2		
			擦拭腹股沟,大腿内侧,内踝	5	3	2	1		
			擦拭臀下,大腿后侧,腘窝,足跟	5	3	2	1		
			拭浴毕,撤掉热水袋	3	2	1	0		
操作后		5	老人取舒适卧位、整理床铺	2	1	0	0		
			整理用物,正确处理	1	0	0	0		
			洗手、记录	2	1	0	0		
评 价		10	老人舒适、安全	5	3	2	1		
			动作轻稳、熟练	5	3	2	1		
总 分		100							

任务二 热 疗 法

▶案例导读

李爷爷,73岁,常常膝盖疼痛。近两天下雪,气温下降,李爷爷觉得两膝疼痛,上下楼梯时疼痛尤为明显。医生诊断为老年性骨关节病。

请思考:可以用热水袋局部热敷为李爷爷减轻疼痛吗?应如何操作?

▶知识链接

热疗法是用高于人体温度的物质,作用于机体的局部或全身,以达到促进血液循环、消炎、解痉和舒适的治疗方法。

一、目的

(1)减轻疼痛。用热疗可降低感觉神经的兴奋性,以提高疼痛阈值;又可改善血液循环,加速组织胺等致痛物质的排出,消除水肿,解除对局部神经末梢的压力,因而减轻疼痛;

同时热疗可使肌肉松弛、增强肌肉组织伸展性,增加关节的活动范围,减少肌肉痉挛和关节强直。以上作用均可解除或减轻疼痛。

(2)减轻深部组织充血。用热使体表血管扩张,使平时大量呈闭锁状态的动静脉吻合支开放,皮肤血流量增加,由于全身循环血量的重新分布,深部组织血流量减少,从而减轻深部组织充血。

(3)促进炎症消退。用热可使局部血管扩张,促进组织血液循环,增强新陈代谢和白细胞的吞噬功能。在炎症早期用热,可促进炎性渗出物的吸收和消散;在炎症后期用热,可促使白细胞释放出蛋白溶解酶,以溶解坏死组织,有助于坏死组织的清除与组织修复。如踝关节扭伤出血48小时后可应用热湿敷,以促进踝关节软组织淤血的吸收和消散。

(4)保暖热疗可使局部血管扩张,促进血液循环,并将热带至全身,使体温升高,使老人感到舒适。

二、禁忌证

(1)软组织扭伤、挫伤初期。凡扭伤、挫伤后24～48小时内禁忌用热疗,因用热可促进血液循环,加重皮下出血、肿胀和疼痛。

(2)未经确诊的急性腹痛。热疗虽能减轻疼痛,但易掩盖病情真相,同时热疗会促进炎症过程,有引发腹膜炎的危险。

(3)鼻周围三角区感染。因该处血管分布丰富,面部静脉无静脉瓣,且与颅内海绵窦相通,用热会使血管扩张而导致炎症扩散至脑部,后果严重。

(4)各种脏器出血。热疗可使局部血管扩张,增加脏器的血流量和血管的通透性而加重出血。

(5)恶性肿瘤病变部位。治疗部位有恶性肿瘤时不可实施热疗法。因热会加速细胞活动、分裂及生长,从而加重病情。局部有非炎性水肿者也不能用热疗。

(6)金属移植物。治疗部位有金属移植物者禁忌用热。因为金属是热的良导体,用热易造成烫伤。

三、热疗方法

热疗法包括干热疗法和湿热疗法。因为湿热的穿透力强,有明显的温度刺激作用,所以湿热较干热局部效果强。在使用湿热疗法时,温度须比应用干热疗法时低。

1. 干热疗法

(1)热水袋的使用

使用热水袋(见图11-4)是为了保暖、解除肌肉强直、解痉、减轻疼痛。使用前应了解老人年龄、病情、意识状况、活动能力、治疗情况、局部皮肤状况(颜色、温度、有无硬结、淤血及开放伤口等),有无感觉障碍及对热的耐受情况等。

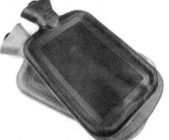

图11-4 热水袋

① 准备工作

- 自身准备：衣帽整洁、洗手。
- 环境准备：环境整洁、温度适宜，关闭门窗。
- 用物准备：热水袋及布套、水温计、量杯、热水（50℃）、毛巾。

② 操作程序

- 测量、调节水温至 50℃。
- 放平热水袋，去掉塞子，一手持热水袋袋口的边缘，另一手灌入热水至 1/2～2/3 满，边灌边提高热水袋口端以防热水外溢，逐渐放平热水袋，排尽袋内空气，见热水达到袋口旋紧塞子。
- 擦干热水袋外壁水迹，倒提热水袋检查无漏水后装入布套内。
- 将热水袋放至所需部位。
- 用热 30 分钟后，撤掉热水袋。
- 将热水袋倒空，倒挂晾干后吹气旋紧塞子，以防热水袋的两层橡胶粘连，布套消毒清洁后晾干备用。整理用物，记录用热时间、效果。

③ 注意事项

- 老年人使用热水袋时，水温应在 50℃ 以内。对于肢体麻痹、昏迷老人等，使用热水袋还应在热水袋套外用大毛巾进行包裹，或将热水袋放在两层毛毯之间，使热水袋不直接接触老人皮肤，以免发生烫伤。
- 注意观察用热部位的皮肤状况，如发现皮肤潮红，应立即停止使用，并在局部涂凡士林保护皮肤。
- 如需保持热水袋的一定温度，应根据情况及时更换热水。

（2）烤灯的使用

使用烤灯是为了消炎、解痉、镇痛，促进创面干燥结痂，促进肉芽组织的生长、利于伤口愈合。使用前应了解老人的年龄、意识状况、病情，局部皮肤情况，有无感觉障碍等，治疗情况、活动能力及合作程度。

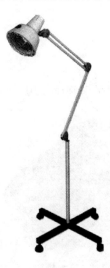

① 准备工作

- 自身准备：衣帽整洁、洗手。
- 环境准备：温度适宜，关闭门窗，必要时用屏风遮挡。
- 用物准备：鹅颈灯或红外线灯，必要时备屏风。

② 操作程序

- 暴露治疗部位，协助老人取舒适卧位。
- 移动烤灯灯头至治疗部位上方或侧方，调节灯距为 30～50 cm，温热适宜，以防烫伤。
- 照射前胸、面颈时，让老人戴有色眼镜或用纱布遮盖，保护眼睛。
- 每次照射 20～30 分钟，在照射的过程中随时观察老人有无过热、心慌、头昏感觉及皮肤反应。皮肤出现桃红色均匀红斑为合适剂量，若出现紫红色应停止照射，并涂凡士林保护皮肤。
- 照射完毕，关闭开关。协助老人穿好衣服，嘱老人在室内休息

图 11-5　烤灯

15分钟后方可外出,防止感冒。

●　洗手,记录烤灯照射部位、时间、效果、反应。

2.湿热疗法

(1)热湿敷

热湿敷主要目的为:解除肌肉痉挛,减轻疼痛;促进局部血液循环、解除局部肿胀,促进伤口愈合等。使用前应了解老人的年龄、意识状况、病情、局部皮肤状况、有无感觉障碍及对热的耐受情况、治疗情况、活动能力及合作程度等。

①准备工作

●　自身准备:衣帽整洁、洗手。

●　环境准备:温度适宜,关闭门窗,必要时用屏风遮挡。

●　用物准备:小锅或小水盆内盛温水(水温50～60℃)、敷布2块(大小视热敷的面积而定)、长把镊子2把、水温计、无菌棉垫、小橡胶单及治疗巾(或毛巾)、凡士林、毛巾、纱布、棉签、弯盘。酌情备热水瓶或热源、热水袋、屏风,有伤口者需备换药用物。

②操作程序

●　携用物至床旁,核对并向老人进行解释。

●　暴露患处,垫橡胶单和治疗巾于热敷部位下,受敷部位涂凡士林(范围大于热敷部位),上盖一层纱布。

●　将敷布浸入热水中,双手各持一把镊子将浸在热水中的敷布拧至不滴水(见图11-6),抖开敷布后用手腕掌侧皮肤试温,应无烫感,敷在患处。可在敷布上加棉垫及热水袋,再用大毛巾包裹,以维持热敷温度。

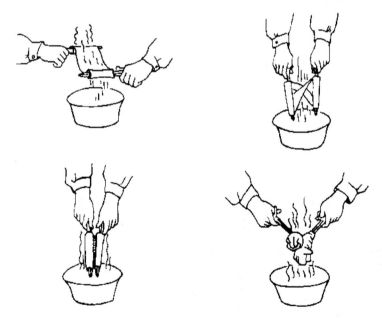

图 11-6　热湿敷拧敷布方法

●　每3～5分钟更换一次敷布,热湿敷15～20分钟,如果老人感到烫热,可揭开敷布一角散热。

●　撤掉敷布和纱布,擦去凡士林,协助老人取舒适卧位。

● 清理用物,洗手,记录热湿敷部位、时间、效果、反应。

③ 注意事项

● 如热敷部位有伤口或疮面,须按无菌技术操作处理。必要时,进行换药治疗。

● 热湿敷过程中注意局部皮肤状况,尤其危重老人使用时须严防烫伤。

● 面部热敷后 30 分钟方可外出,以防感冒。

(2) 热水坐浴

热水坐浴的主要目的为:清洁肛门、会阴区域,预防伤口感染,促进伤口的愈合及舒适;刺激尿潴留老人排尿;减轻局部充血、痉挛及疼痛。用于会阴、肛门、外生殖器疾患及盆腔充血、水肿、炎症及疼痛。使用前应了解老人的年龄、病情、意识状况、治疗情况、局部皮肤状况、有无感觉障碍、活动能力及合作程度等。

① 准备工作

● 自身准备:衣帽整洁、洗手。

● 环境准备:温度适宜,关闭门窗,必要时用屏风遮挡。

● 用物准备:坐浴椅上置无菌坐浴盆,内盛 40~45℃ 热水(根据医嘱加药)1/2 满、无菌纱布、水温计、毛巾,必要时备屏风。

② 操作程序

● 协助老人排空大、小便,洗净双手,携备齐用物至老人床旁,如有伤口,应备无菌浴盆及药液。

● 浴盆置于坐浴椅上,药液、水倒入盆内 1/2 满,调节水温至 40~45℃。

● 协助老人褪裤至膝盖部,暴露臀部。先协助老人试水温,适应后方可坐入水中,应将臀部全部泡入水中,持续 15~20 分钟,过程中随时调整水温至老人感觉舒适。

● 坐浴完毕擦干臀部,协助老人穿好衣裤,卧床休息。

● 整理用物,坐浴盆清洁、消毒后放原处备用。

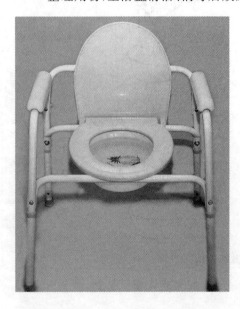

图 11-7 热水坐浴椅

● 洗手,记录坐浴时间、效果、反应。

③ 注意事项

● 药液按医嘱配制,若为高锰酸钾,其浓度为 1:5000。

● 坐浴过程中,随时观察老人有无异常,如有乏力、头晕等不适,应立即停止坐浴,扶助老人卧床休息。

● 注意老人安全。因热水有镇静、催眠作用,照护员要在旁陪伴,防止老人跌倒。

● 女性老年人患有阴道出血、盆腔器官急性炎症时,不宜坐浴,以免引起感染。

● 坐浴过程中,检查热水的温度及老人的皮肤变化,随时调节水温。

● 热水坐浴后,观察老人治疗局部的炎症和疼痛有无减轻。必要时,行换药治疗。

任务训练

本部分任务训练内容包括热水袋的使用和湿热敷操作。热水袋的使用单次操作时间为 5 分钟,湿热敷单次操作时间为 10 分钟。两项任务的操作评分标准详见表 11-2、表 11-3 所示。

表 11-2 热水袋使用操作评分标准

项 目		总分	技术操作要求	评分等级				得分	备注
				A	B	C	D		
仪表		5	仪表端庄、服装整洁、戴口罩	5	4	3	2		
评估		10	病情、意识状态、局部组织循环情况	3	2	1	0		
			用热目的、自理和合作程度、心理状态	4	3	2	1		
			向老年人解释时,语言、内容恰当,态度真诚	3	2	1	0		
操作前准备		5	按需要备齐物品	2	1	0	0		
			物品放置合理	3	2	1	0		
操作过程	安全与舒适	10	老人体位舒适、安全	6	5	4	3		
			注意保护老人自尊的心理需要	4	3	2	1		
	操作中	48	水温测量方法正确	8	6	4	2		
			水装入袋内、水量适宜	4	3	2	1		
			排出袋内气体	4	3	2	1		
			加盖检查是否漏气、漏水	6	5	4	3		
			擦干热水袋	4	3	2	1		
			套布套	6	5	4	3		
			将热水袋放入适宜位置	8	6	4	2		
			及时、正确观察老人用热反应	4	3	2	1		
			询问老人感受	4	3	2	1		
操作后		12	协助老年人取舒适卧位	4	3	2	1		
			整理床单位	4	3	2	1		
			用物处置正确	4	3	2	1		
评价		10	动作轻稳、准确、安全、节力	3	2	1	0		
			床单整洁、衣服平整、舒适	3	2	1	0		
			关心老人、观察病情及老人反应及时	4	3	2	1		
总 分		100							

表 11-3 湿热敷技术操作评分标准

项　　目		总分	技术操作要求	评分等级				得分	备注
				A	B	C	D		
仪表		5	仪表端庄、服装整洁、戴口罩	5	4	3	2		
评估		10	病情、意识状态、局部组织循环及有无损伤	4	3	2	1		
			用热目的、自理和合作程度、心理状态	3	2	1	0		
			向老年人解释时,语言、内容恰当,态度真诚	3	2	1	0		
操作前准备		5	洗手,戴口罩	2	1	0	0		
			用物齐全,放置合理	3	2	1	0		
操作过程	安全与舒适	10	老人体位舒适、安全	4	3	2	1		
			查对、解释认真,操作过程注意安全	6	5	4	3		
	热敷	50	暴露患处、垫油布治疗巾	4	3	2	1		
			局部涂凡士林、盖纱布	4	3	2	1		
			敷布放于患处,温度及湿度合适	10	8	6	4		
			保持敷布时间适宜	8	6	4	2		
			更换敷布时间、方法适宜	8	6	4	2		
			随时观察局部皮肤反应(是否发红、是否有不适反应)	6	4	2	0		
			处理局部反应方法正确(调节水温,揭开敷布一角散热)	6	4	2	0		
			热敷结束取下敷布、擦干局部	4	3	2	1		
操作后		10	协助老人取舒适体位,整理床单位	4	3	2	1		
			整理用物(敷布清洗消毒),洗手,记录	6	5	4	3		
评　价		10	动作轻稳、准确、节力	5	4	3	2		
			老人安全、舒适	5	4	3	2		
总　　分		100							

项目十二　紧急救护技术

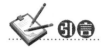引言

老年人由于其生理心理特点,易发生各种危及生命的紧急情况。如老年人常有心脑血管病变,易发生心跳呼吸骤停;老年人吞咽反射功能差,咀嚼能力弱,易发生噎食,阻塞气道可致窒息;老年人神经反射减弱,反应不灵敏,视力减退,视物不清,记忆力下降,对新事物接受能力差,易发生摔伤、烧烫伤等意外。老年健康照护人员必须掌握老年人发生上述紧急情况时的救护技术,及早做出正确判断,并采取相应措施,以达到挽救老年人生命,减轻伤残的目的。

知识链接

发生意外情况的最初几分钟、十几分钟是抢救危急重症老人的黄金时刻。急救措施及时、正确,生命有可能被挽救;反之,会造成病情加重甚至生命丧失。因此,在事发现场,作为"第一目击者"的老年健康照护人员为老人提供及时、有效的救护具有重要意义。

一、救护现场评估

在救护现场,应首先评估环境的安全性、引起老人意外的原因、是否有生命危险等因素。救护过程中,应确保环境安全。如对触电者现场救护,必须切断电源后才能采取救护措施。此外,还应注意个人防护用品的使用,如呼吸膜、手套、口罩等,保障照护人员自身安全。对老年人进行评估过程中,应首先确认并立即处理威胁生命的情况,检查意识、气道、呼吸、循环体征、瞳孔反应等,再对老人的头部、颈部、胸腹部、骨盆、脊柱、四肢进行检查,确认有无开放性损伤、活动性出血、骨折畸形、触痛、肿胀等体征。还要注意观察老人的整体情况,如表情淡漠、四肢湿冷、呼吸急促、肢体不能活动等变化为危重的表现。经过快速环境评估和判断后,需要立即求救,应及时向专业急救机构或担负院外急救任务的医疗部门等报告。使用呼救电话,必须用最精炼、准确、清楚的语言说明老人目前的情况及严重程度、所在的准确地点等信息。注意不要先放电话,要等待对方先挂断电话。

二、救护原则

无论是在老人家庭还是在养老机构内,发现危重或受伤老人后,健康照护人员在救护过程中要遵守以下原则。

(1)首先保持镇定,沉着大胆,细心负责,理智科学地判断。

(2)评估现场,确保自身与老人的安全。

（3）分清轻重缓急，先救命，后治伤，果断实施救护措施。

（4）及时呼救，充分利用可支配的人力、物力协助救护。

（5）可能的情况下，尽量采取措施，减轻老人的痛苦。

老年人易发生的可能危及其生命的紧急情况包括心跳呼吸骤停、创伤、噎食、摔伤、烧烫伤等意外事件。因此，本项目从心肺复苏技术、气道梗死急救技术、创伤救护技术、常见意外伤害处理、维持呼吸功能及呼吸道通畅的护理措施等方面进行项目分解。

任务一　心肺复苏技术

◤ 案例导读

李奶奶，65岁，有12年高血压病史，病情稳定，两个月前经入院评估后入住某养老公寓单人房间。某日晚上10点，养老护理员小王巡视房间时，发现李奶奶躺倒在床旁，呼之不应，心跳呼吸停止。小王立即呼叫机构内应急系统，启动紧急预案，及时为老人实施心肺复苏技术并呼叫救护车将其转诊至医疗机构。

请思考：如果李奶奶在家时发生上述情况，你该如何处理？

◤ 知识链接

心肺复苏（Cardiopuemonary Resuscitation，CPR）是自20世纪60年代至今，全球最为推崇也是普及最为广泛的急救技术。在紧急救护中，抢救心跳、呼吸骤停者是最为迫切重要的。心肺复苏，就是针对骤停的心跳和呼吸采取的"救命技术"。

一、救护的"生命链"

危及生命的急症、意外伤害等，如心源性猝死，能否得到现场及时有效的救护与生命攸关。"生命链（Chain of Survival）"是1992年才在国际上出现的一个急救专用名词，很快被社会、专家和公众接受。是以现场"第一目击者"为开始，至专业急救人员到达进行抢救的一个系列组成的"链"。2010年心肺复苏指南提出，生命链包括五个互相联系的环节序列，即：立即识别心脏骤停并启动急救系统；尽早进行心肺复苏，着重于胸外按压；快速除颤；有效的高级生命支持；综合的心脏骤停后治疗。生命链中的所有环节救护进行得越及时、充分，效果就越好。

图 12-1　生命链

第一个环节为立即识别心脏骤停并启动急救系统。包括对老人发病时的症状进行识别，给急救医疗服务体系或医疗机构拨打电话。急救系统获得呼救电话后立即做出反应，由调度部门通知救护系统派出急救力量，迅速赶赴现场。第二个环节是尽早进行心肺复苏，着重于胸外按压。心跳呼吸骤停后立即进行心肺复苏。由"第一目击者"立即实施的心肺复苏是在专业急救人员到达现场进行心脏电除颤、高级生命支持前最有效的救护措施。第三个环节是快速除颤。早期心脏电除颤是最容易促进生存的环节。美国心脏学会《心肺复苏与心血管急救指南》指出，心搏骤停发生概率相对较高的公共区域（如机场、赌场、体育场馆等）均应学习、装备、认证使用自动体外除颤

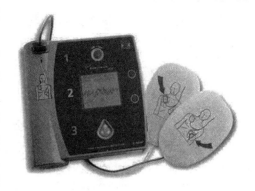

图 12-2　自动体外除颤器

器（Automated External Defibrillator，AED），提高心搏骤停者的生存率。自动体外除颤器的结构及使用方法，比在医院中使用的心脏除颤器简便得多，经过较短时间培训即可掌握使用，为在现场采用早期心脏电除颤提供了重要的保障。第四个环节为有效的高级生命支持。在现场经过早期的"基础生命支持"（Basic Life Support，RLS），专业救护人员赶到后越早采用其他的急救技术、药物等实施"高级生命支持"（Advanced Life Support，ALS），对存活就越有利。第五个环节为综合的心脏骤停后治疗。由于心脏骤停后，许多器官受到损伤，复苏后的救治仍然非常重要，因此"完整的心搏骤停后的综合处理"作为生命链的第五个环节加入 2010 年的心肺复苏指南中。老年健康照护人员要重点掌握心肺复苏技术。

二、心肺复苏概述

心肺复苏是针对心跳、呼吸骤停者采取的行之有效的急救措施。各种意外事故，如脑卒中、严重心脏疾病、气道阻塞、溺水、吸入烟雾、药物过量、电击伤、严重创伤等均会导致心跳呼吸骤停。人体是没有氧气储备的。心跳呼吸骤停使全身重要脏器发生缺血缺氧，尤其是大脑。脑组织缺血缺氧 3 秒钟出现头晕、恶心，10～20 秒钟出现晕厥、抽搐，30～45 秒钟后出现昏迷，60 秒钟后呼吸停止，4～6 分钟后脑组织即发生损伤，超过 10 分钟即发生不可逆的损害。心跳呼吸骤停后，4 分钟内实施复苏者 50% 可生还，4～6 分钟开始复苏者 10% 可生还，6 分钟后开始复苏者存活率仅为 4%，10 分钟后开始复苏者存活率几乎为 0。因此，心跳呼吸骤停后的 4～6 分钟为救命的"黄金时刻"。在畅通气道的前提下及时进行有效的人工呼吸、胸外心脏按压，供给重要脏器血液和氧气，使心肺功能和大脑功能得以恢复，挽救生命，避免和减少"植物人"的形成。因此，CPR 必须争分夺秒尽早实施。

三、心肺复苏操作程序

心肺复苏的操作程序包括以下关键步骤：判断反应；立即呼救；摆放救护体位；"CAB"步骤，即：胸外按压（人工循环）（circulation，C）、打开气道（airway，A）和人工呼吸

(breathing,B)。

1. 判断反应

发现老人倒地后,应快速判断老人意识,是否有反应。应首先在老人双耳侧大声呼唤"喂!您怎么啦?醒醒,醒醒!",再轻轻拍打其双侧肩部,注意掌握"轻拍重喊"的原则。如老人对呼唤、轻拍均无反应,可判断其意识丧失。在2010年新出台的心肺复苏指南中,将成人基础生命支持流程进行了简化(见图12-3),在成人无反应且没有呼吸或不能正常呼吸(仅仅是喘息)时启动急救系统、实施心肺复苏。通过采用"CAB"的新程序,从胸外按压开始,整个流程去除了人工呼吸步骤中"看、听和感觉呼吸"的判断呼吸内容。因此,按照2010年的心肺复苏指南,此阶段需要迅速判断老人呼吸状况,判断是否无呼吸或不能正常呼吸(仅仅是喘息)。照护者应在10秒钟之内,判断老人有无呼吸。具体方法为,将耳朵贴近老人的口鼻附近,听有无呼吸声,用眼看胸部或上腹部有无起伏动作,用面颊感觉有无呼吸气流。如果无起伏,没有气流呼出,即可判断为呼吸停止。

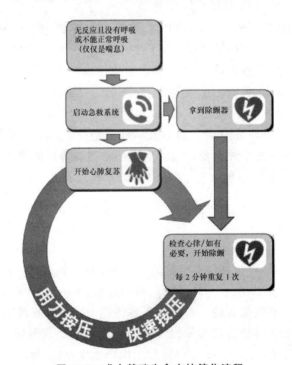

图 12-3　成人基础生命支持简化流程

2. 立即呼救

老人意识丧失即为危险状态,故必须立即呼救。事发现场在养老机构者,应立即按下呼叫器,寻求他人协助并呼叫机构应急系统,启动紧急预案。在老人家里发生者,如有第三者在场也应积极寻求其协助救护,并拨打当地急救电话(中国统一急救电话为120),启动急救医疗服务系统。拨打急救电话时要准确提供以下信息:老人所处的具体位置、电话、一般情况、已经采取的措施等。

3. 摆放救护体位

对于心跳呼吸骤停的老人,急救时应首先将其翻转为心肺复苏体位(仰卧位),为有效的心肺复苏做好准备。老人应仰卧在坚硬的平面上,如硬地板或木板床上。注意不要随意移动老人,以免造成伤害,如不要用力拖动、拉起老人,不要搬动和摇动头颈部外伤者。将老人由俯卧位转换成仰卧位时,救护员应一只手托住老人后头颈部,另一手插入老人对侧腋下,保证老人身体以脊柱为轴心进行整体翻转,切勿使身体扭曲(见图12-4)。如果老人没有意识但是有呼吸和循环,为了防止呼吸道被舌后坠或黏液和呕吐物阻塞引起窒息,应将老人摆放为侧卧位,利于黏液及呕吐物等从口中流出,保持呼吸道通畅,避免窒息发生。摆放好老人的体位后,救护员应两腿自然分开与肩同宽,跪或站在老人一侧,左、右脚分别置于颈部和腰部,利于实施心肺复苏操作。

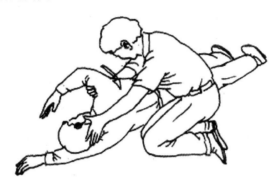

图 12-4 整体翻转的方法

4. "CAB"步骤

"CAB"步骤,即 C:人工循环(circulation);A:打开气道(airway)和 B:人工呼吸(breathing)。

2010 年新版的心肺复苏指南将本步骤由"ABC"修改为"CAB",强调胸外心脏按压的重要性,并建议未经过心肺复苏培训或经过培训但不熟练的普通施救者仅做单纯胸外按压的CPR,弱化人工呼吸的作用。

(1)人工循环

救护员首先解开老人的衣领、领带以及拉链,判断其是否为心搏骤停。检查成人心脏是否跳动最简易可靠的方法是检查颈动脉搏动。判断方法为,将食指和中指横放颈部中央,向气管一侧轻按滑动 2~3 cm,下滑到气管与颈侧肌肉之间的沟内轻轻按压颈动脉(见图12-5),判断是否有颈动脉搏动,时间应少于 10 秒。注意检查颈动脉不能用力压迫,以免刺激颈动脉窦使迷走神经兴奋,反射性引起心跳停止,并且不能同时触摸双侧颈动脉,以防阻断脑部血液供应。如颈动脉无搏动,应立即实施有效的胸外按压。非医务人员在成人无反应且没有呼吸或不能正常呼吸(仅仅是喘息)时,无须检查循环情

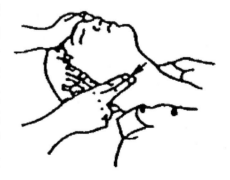

图 12-5 检查颈动脉博动

况即可实施胸外按压。

① 胸外按压部位、操作

● 按压位置在两乳头连线中点(胸骨中下 1/3 处)(见图 12-6)。

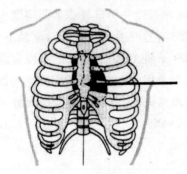

● 救护员(位于老人右侧)右手中指放置在老人近侧肋弓下缘,中指沿肋弓向上滑到双侧肋弓的交汇点,中指定位于此处,食指紧贴中指,左手手掌跟部贴于右手的食指并平放,紧贴老人的胸部,使手掌跟部的横轴与胸骨的长轴重合(见图 12-7)。

● 右手放在左手手背上,双手掌根重叠,十指相扣,手指翘起离开胸壁。

● 救护员上半身前倾,双肩位于双手的正上方,两臂伸直(肘关节伸直),以髋关节为轴,借助上半身的体重和肩臂部肌肉的力量进行操作,垂直向下用力按压 30 次,按压放松后掌根也不要离开胸壁(见图 12-8)。

图 12-6 胸外按压部位

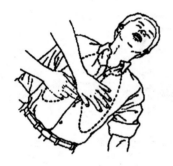

图 12-7 胸外按压定位

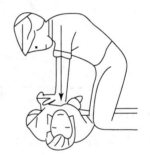

图 12-8 垂直按压

● 2010 年心肺复苏指南要求,胸外按压深度至少 5 cm,按压频率至少 100 次/分钟,强调高质量的心肺复苏(以足够的速率和深度进行按压,并保证每次按压后胸部回弹,尽可能避免按压中断及过度通气)。

② 胸外按压注意事项

胸外心脏按压的位置必须准确,否则人工循环无效,并容易损伤其他脏器。按压的力度要适宜,过大过猛容易使胸骨骨折,引起气胸、血胸;按压力度过轻,胸腔压力小,不足以推动血液循环。

(2) 打开气道

昏迷者常因舌后坠而堵塞气道,所以打开气道是人工呼吸前至关重要的一步,其目的是保障气体自由出入(见图 12-9、图 12-10)。救护员应迅速清除老人口鼻内的痰液、呕吐物等异物,再将气道打开。

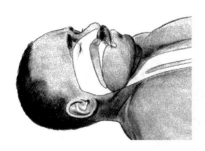

图 12-9　开放气道前舌后坠

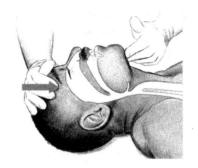

图 12-10　打开气道后舌后坠解除

打开气道的方法常用的有以下两种。

① 仰头举颏法。仰头举颏法是最常用的打开气道方法,非专业急救人员用此方法打开气道。老人仰卧,救护员用一手的小鱼际部位放置在老人前额上,手掌向后下方施力,使头呈后仰位。另一手食指、中指放置在老人下颏部的下颌骨下方,将下颌骨上提,使下颌角与耳垂的连线与地面垂直。注意手指不要压向颏下软组织深处,以免阻塞气道。见图 12-11。

② 托颌法。托颌法是专业急救人员抢救疑有头颈部损伤老人的首选安全方法。老人仰卧,救护员位于老人头侧,肘部放置在老人头部两侧,用双手握紧下颌角,从两侧用力向上托起下颌,一面使头后仰,一面将下颌骨前移,即可打开气道。见图 12-12。

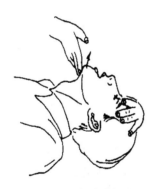

图 12-11　仰头举颏法

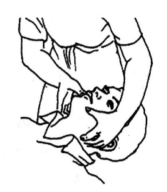

图 12-12　托颌法

(3) 人工呼吸

开放气道后,立即执行人工呼吸。人工呼吸包括口对口、口对鼻、口对口鼻、口对呼吸面罩、简易呼吸器(见图 12-13)等方法。使用口对口、口对鼻、口对口鼻等方法进行人工呼吸时,救护员应使用一次性呼吸膜,注意做好自身防护。2010 年版的《2010 心肺复苏及心血管急救指南》中,建议未经过心肺复苏培训或经过培训但不熟练的普通施救者仅做单纯胸外按压的 CPR,弱化了人工呼吸的作用。

下面重点介绍一下口对口人工呼吸。

① 用仰头举颏法保持气道持续开放,救护员用放在前额上的手的拇指和食指捏紧老人的鼻翼使其紧闭,防止气体从鼻孔逸出。

② 救护员吸一口气,用双唇包绕老人口唇四周,再缓慢持续吹气,每次吹气持续 1 秒

钟,同时观察老人有无胸部隆起(见图 12-14)。

　　③ 吹气完毕,放松捏紧鼻翼的手指,侧头吸入新鲜空气并观察胸部有无下降,听、感觉老人的呼吸情况(见图12-15)。

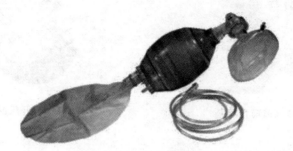

图 12-13　简易呼吸器

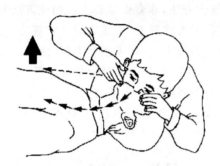

图 12-14　口对口人工呼吸(吹气)

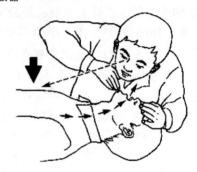

图12-15　口对口人工呼吸(吹气毕)

　　④ 连续吹气 2 次,人工呼吸期间确保气道开放。

　　⑤ 每 5～6 秒吹气一次,每分钟 10～12 次。

　　⑥ 口对口吹气量不宜过大,每次通气量 500～600 mL,胸廓产生起伏即可,避免深吸气,以免引起急性胃扩张。

　　⑦ 吹气过程要注意观察老人气道是否通畅,胸廓是否隆起对于口不能张开、口部严重损伤、牙关紧闭的老人,应采用口对鼻呼吸。用举颏的手将老人双唇紧闭,吸气后用双唇包绕老人鼻部并吹气,其余基本方法与口对口人工呼吸相同。

　　当只有一个救护员进行心肺复苏操作时,胸外按压与人工呼吸之比为 30∶2,即:每做 30 次胸外心脏按压,进行 2 次人工呼吸。有两个救护员同时给老人进行心肺复苏时,一个人做胸外心脏按压,另一个人做人工呼吸,胸外按压与人工呼吸之比仍为 30∶2。两人密切配合,每 2 分钟可交换一次,交换操作时中断时间不能超过 5 秒钟。

　　复苏有效时,可见老人有眼球活动,自主呼吸逐渐恢复,触摸到颈动脉搏动,口唇、甲床色泽转红,甚至手、脚抽搐,观察瞳孔时,双侧瞳孔缩小,并有对光反射。如果老人已经恢复自主呼吸和心跳,或有专业急救人员接替抢救,或者医务人员确定被救者已经死亡,可考虑停止心肺复苏。《2010 心肺复苏及心血管急救指南》规定,对于发生院外心脏骤停且仅接受了基础生命支持的成人,制定了"终止基础生命支持的复苏规则",在满足下列所有条件的情况下可在使用救护车转移之前终止基础生命支持:

　　① 急救医务人员或第一旁观者没有目击到心脏骤停。

② 完成三轮心肺复苏和 AED 分析后没有恢复自主循环。

③ 未给予 AED 电击。

四、自动体外除颤器的使用

"生命链"的第三环节是快速除颤。大多数成人突发非创伤性心搏骤停的原因是心室纤颤。除颤时间的早晚是决定能否存活的关键。每延迟一分钟除颤,室颤后猝死的生存率将以 10% 递减。若能在现场及早使用自动体外除颤器(Automated External Defibrillator,AED)实施除颤,会大大提高心搏骤停抢救的成功率。因此,近年来 AED 成为国际上最为推荐、重视的急救器械,在发达国家被广泛用于消防车、救护车、巡警车、公众建筑、运动场、剧院和飞机场等公共场所。非专业急救人员如警察、消防人员、保安人员、服务人员,乃至普通民众,经过十几分钟的简单培训,就能按照 AED 语音提示进行正规操作。

《2010 心肺复苏及心血管急救指南》指出,如果任何施救者目睹发生院外心脏骤停且现场有 AED,施救者应从胸外按压开始心肺复苏,并尽快使用 AED,旨在支持尽早进行心肺复苏和早期除颤,特别是在现场有 AED 的情况下。AED 通过两个置于胸部的电极片,自动感知心脏节律,判断是否需要进行电击除颤,并提示救护员何时按电击按钮实施电除颤。救护员将两个有吸力的除颤电极与 AED 连接,电极片上通常有粘贴位置指示图。然后,将一个电极片置于裸露胸部的右侧锁骨之下,另一个置于左侧乳头的外下侧,电极片必须与皮肤黏贴接触严密完好(见图 12-16)。电极片固定后,启动心律分析按钮,AED 即进行心律分析,一般需要 10 秒钟左右。经分析后确认需要除颤,AED 发出充电信号,自动充电完毕后再发出指令按动除颤放电键,完成一次除颤。实施电击时,救护者应避免与被救人员的身体接触。完成单次电击除颤后应立即进行心肺复苏。

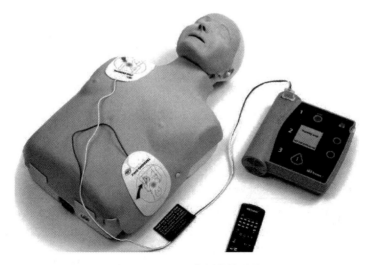

图 12-16　AED 电极片的放置

任务训练

任务训练内容为成人徒手心肺复苏技术,单次操作时间 10 分钟。操作评分标准详见表

12-1 所示。

表 12-1　成人徒手心肺复苏技术操作评分标准（单人操作）

项　目	总分	技术操作要求	评分等级 A	评分等级 B	评分等级 C	评分等级 D	得分	备注
仪表	5	仪表端庄、服装整洁、戴口罩	5	4	3	2		
评估	8	判断意识方法正确（呼唤、轻拍）	2	1	0	0		
		判断呼吸方法正确，5～10秒	2	1	0	0		
		呼救，记录时间正确	2	1	0	0		
		判断颈动脉搏动方法正确，5～10秒	2	1	0	0		
操作过程 胸外按压	40	摆放复苏体位（仰卧在硬地板或木板床上）	4	0	0	0		
		去枕，解开老人衣领、腰带、暴露胸部	3	2	1	0		
		操作者体位正确（跪或站，左、右脚分置于老人颈部和腰部）	3	2	1	0		
		定位方法及按压部位正确（胸骨体中下1/3交界处）	10	6	2	0		
		按压方法正确（掌根重叠、手指翘起，手臂与胸骨垂直）	10	8	6	4		
		按压频率：100次/分以上	5	3	1	0		
		按压深度：胸骨下陷5 cm以上	5	3	1	0		
开放气道	13	老人头偏向一侧，清除其口、鼻腔分泌物，取下义齿	5	3	1	0		
		仰头举颏法打开气道（下颌角与耳垂的连线与地面垂直）	8	6	4	2		
人工呼吸	24	用仰头颏法保持气道持续开放	5	3	1	0		
		用放在前额上手的拇指和食指捏紧老人的鼻翼使其紧闭	2	0	0	0		
		口对口吹气方法正确（完全包绕、不漏气）	3	2	1	0		
		通气有效（吹气时间>1秒钟，吹气时胸部隆起）	5	3	1	0		
		吹气频率10～12次/分	2	1	0	0		
		操作时观察胸部起伏情况	2	1	0	0		
		按压/通气比例为30：2	5	0	0	0		
评价	10	心脏按压开始，人工呼吸结束，操作5个周期，持续2分钟	5	3	1	0		
		判断复苏是否有效：是否有呼吸音，是否有颈动脉搏动	3	2	1	0		
		口述：配合专业医护人员给予进一步生命支持	2	0	0	0		
总　　分	100							

任务二 气道梗死急救技术

▼ 案例导读

王大爷,68岁,无慢性疾病,平时酷爱玩扑克牌。某日傍晚,几位牌友晚餐后一起到王大爷家中约其一起玩牌。王大爷和王大妈刚刚从公园散步回家,还没有来得及做晚饭。王大爷不好意思让几位牌友久等,就让王大妈把中午的剩饭拿出来吃。因为赶着玩牌,所以王大爷大口吞食冷包子。突然,王大爷不能说话,手按颈部和胸前,面色青紫,不能呼吸,昏迷倒地。王大妈误以为王大爷突发冠心病,赶紧拨打120。救护车赶到王大爷家中时,王大爷已经无生命迹象。

请思考:王大爷发生了什么情况?如果你在场,会如何处理?

▼ 知识链接

老年人咀嚼能力弱,吞咽反射功能差,容易发生气道梗死,俗称噎食。气道梗死是老年人猝死的常见原因之一。常因进食时说话,尤其在吃大块硬质食物如排骨、硬面饼等时,速度太快,食物过干,咀嚼不全,吞咽过猛,以致食物被卡在气道造成呼吸道阻塞而窒息。阻塞气管的食物常见的有肉类、地瓜、汤圆、包子、葡萄、果冻、花生等。异物进入呼吸道后,大多数停留于气管,小异物嵌顿在支气管。在美国每年约有4000多人因噎食猝死,排在猝死病因的第六位。其中,至少有1/3的噎食病人被误诊为"餐馆冠心病",延误了抢救时机。气道梗死能否抢救成功,关键在于是否能及时被识别诊断,能否分秒必争地进行就地抢救。

一、气道梗死表现

异物可以引起气道部分或完全梗死,表现为突然的剧烈呛咳、反射性呕吐、声音嘶哑、呼吸困难、紫绀等。

1. 特殊表现

由于异物吸入气道时,老人感到极度不适,常常不由自主地将手呈"V"字状紧贴于颈前喉部,目光恐惧(见图12-17)。

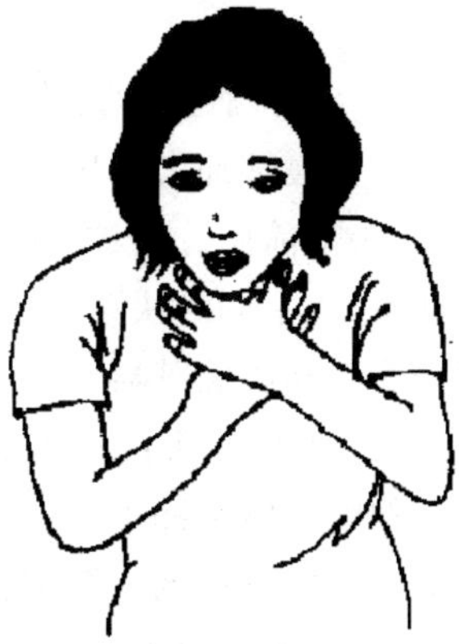

2. 气道不完全阻塞

气道不完全阻塞表现为面色青紫,皮肤、甲床和口腔黏膜发绀,常伴有咳嗽、喘气或咳嗽微弱无力、呼吸困难等现象。张口吸气时,可以听到异物冲击性的高调声音。

3. 气道完全阻塞

气道完全阻塞是因较大的异物堵住喉部、气道处,表现为面色灰暗、青紫、不能说话、不能咳嗽、不能呼吸,昏迷倒地,窒

图 12-17 气道梗死的特殊表现

息,很快呼吸停止。

二、气道梗死急救

气道异物梗死发病突然,病情严重,短时间危及生命。急救措施应是能在事发现场使用,不借助医疗设备、简单易行的方法,能够立即将异物排出,畅通气道。对于气道梗死的急救,在现场主要采用美国医生亨利·海默立克发明的"海氏急救法"。1974 年,一位老人晚餐时鸡块卡在了喉部,呼吸困难濒临窒息,生命垂危。一位 70 岁的邻居,刚刚在报上读到了这个急救方法,现场采用此法进行抢救,即获成功。后来,又有一位 6 岁儿童,用此法成功地抢救了一位 5 岁儿童的气管梗死。自此,海默立克医师声名大噪。随后,美国医学会以他的名字命名了这套方法,即"海氏急救法",并大力推广。在推广后的四年时间里,即1975—1979年间,"海氏急救法"挽救了 3000 多人的生命。

海氏手法是利用冲击腹部及膈肌下软组织,产生向上的压力,压迫两肺下部,从而驱使肺部残留气体形成一股气流,长驱直入气管,将堵塞气管、喉部的异物驱除。老人发生气道梗死后的具体急救方法如下。

1. 自救腹部冲击法

如果老人为不完全气道梗死,意识清醒,不能说话,并且无他人在场救助的情况下,可采取自救腹部冲击法。具体方法为:用自己的一手握空心拳,拳眼放置在腹部脐上两横指处,另一手紧握此拳,双手同时快速向内、向上冲击 5 次,每次冲击动作要明显分开。还可选择将上腹部压在坚硬物体上,如桌角、椅背、栏杆等处,连续向内向上冲击(见图 12-18)。重复操作若干次,直至异物排出。

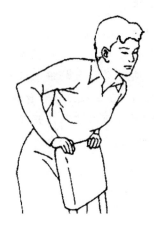

图 12-18 自救腹部冲击法

2. 互救腹部冲击法

互救腹部冲击法适用于不完全或完全气道梗死者。老人意识清晰时,可采用立位腹部冲击法,意识不清时采取仰卧位腹部冲击法救治,同时呼叫 EMS。

(1)立位腹部冲击法

立位腹部冲击法用于意识清醒的老人。救护员站在老人背后,双臂环绕其腰部,嘱老人弯腰、头部前倾。救护员一手握空心拳,拳眼顶住老人腹部正中线脐上两横指处,另一手紧握此拳,双手同时快速向内、向上冲击 5 次,每次冲击动作要明显分开。注意施力方向,防止损伤胸腔和腹腔脏器。老人要低头张口,以便异物排出。

(2)仰卧位腹部冲击法

仰卧位腹部冲击法用于意识不清的老人。老人仰卧,救护员骑跨在老人髋部两侧,一只手的掌根放置在老人腹部正中线、脐上两横指处,不要触及剑突。另一只手直接放在第一只手背上,两手掌根重叠,两手合力快速向内向上有节奏冲击老人腹部,连续 5 次,重复操作若干次。检查口腔,如果异物被冲出,迅速用手指将异物取出。检查呼吸心跳,如无,立即进行 CPR。

对于肥胖较为严重的老人,不宜采用腹部冲击法,可以采用胸部冲击的方法对气道梗死进行急救。立位冲击时,拳眼置于老人胸骨中部,注意避开肋骨缘及剑突;卧位胸部冲击时,冲击部位与胸外按压部位相同。

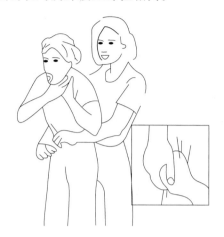

图 12-19 立位腹部冲击法

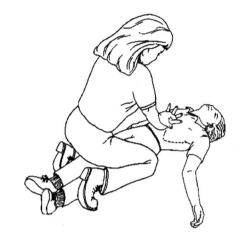

图 12-20 仰卧位腹部冲击法

预防胜于治疗。老人进食时,要做好预防气道梗死的措施。如将食物切细煮软,进食时老人尽可能采取坐位、头不要后仰、不要谈笑、不要吃得过急过快,不要同时吞咽流质和固体食物,口中含有食物时不要走路或游戏等。

◤ 任务训练

气道梗死急救任务模拟训练内容包括:模拟自救腹部冲击法(物品配置:有椅背的椅子一把)、模拟互救立位腹部冲击法、模拟互救仰卧位腹部冲击法。参照知识链接部分内容。

任务三 创伤救护技术

◤ 案例导读

赵奶奶,75 岁,认为自己还不算太老,能够照顾自己,也不想给儿女添麻烦,所以一直独自生活。一天早上,赵奶奶想要外出散步,出门前站着穿裤子时不慎摔倒。摔倒后右侧大腿有剧烈疼痛,不能站立,额头磕在鞋柜上流血不止。赵奶奶立即拨打社区照护中心的电话,请求帮助。

请思考:你作为赵奶奶的照护员,接到电话后应该如何处理?

◤ 知识链接

创伤是指各种致伤因素作用于机体,造成人体组织结构完整性损害或功能障碍。轻者造成体表损伤,引起疼痛或出血;重者导致功能障碍、残疾,甚至死亡。致伤因素包括机械因素,如交通事故、跌倒、锐器伤等;物理因素,如烧烫伤、电击伤等;化学因素,如酸碱、毒气等;

生物因素,如昆虫、毒蛇咬伤等。

调查显示,近年来老年人创伤的发生率呈增高趋势。导致老年人创伤最主要的因素为意外跌倒、交通事故和烧伤。老年人随着年龄的增长,出现平衡能力下降、下肢乏力、步态不稳、视觉减退、反应变慢等生理变化,加之药物产生的副作用等原因,致使老年人容易发生意外跌倒。而且,老年人骨骼因为骨质疏松变得脆弱,跌倒后骨折发生率较高。老年人在洗澡后,因站着穿裤子而导致跌倒,造成腿骨骨折的现象时有发生。另外,在现代社会中,老年人广泛地参与各类户外活动,但由于老年人行动较青年人迟缓,反应能力较差,躲避危险的能力有所下降,因此交通事故也是老年人常见的致伤因素之一。

创伤发生后,如得不到迅速、准确、有效、全面的初期急救处理,将会增加伤残率,甚至影响生命。除了抢救生命必需的心肺复苏以外,创伤现场救护中需要做的事情还包括:有效止血、伤口包扎、骨折固定和快速转运。

一、创伤现场救护程序和原则

1. 创伤现场救护程序

创伤现场救护需要快速、有的放矢、有条不紊地进行。救护员采取以下程序对创伤老人实施现场救护。

(1) 了解致伤因素,如交通伤、突发事件,判断危险是否已解除。

(2) 及时呼救,拨打急救电话。

(3) 观察救护环境,选择就近、安全、平坦的救护场地。

(4) 按正确的搬动方法使老人脱离危险环境,放置适宜救护体位。

(5) 迅速判断伤情。首先判断意识、呼吸、心跳是否正常,是否有大出血,然后依次判断头、脊柱、胸部、腹部、骨盆、四肢活动情况、受伤部位、伤口大小、出血多少、是否有骨折。如同时有多个伤病人,要做基础的检伤分类,分清轻伤、重伤。

(6) 有呼吸、心跳停止时,先抢救生命,立即进行心肺复苏。

(7) 有大血管损伤出血时立即止血。

(8) 包扎伤口。优先包扎头部、胸、腹部伤口,然后包扎四肢伤口。

(9) 有四肢瘫痪,考虑有颈椎骨折、脱位时,先固定颈部。

(10) 固定四肢。

(11) 安全、有监护地迅速转运至就近医院。

2. 创伤现场救护原则

创伤在突发情况下发生,救护时要根据现场条件和伤情采取不同的救护措施。但创伤现场救护过程中,均需要掌握以下原则:

(1) 树立整体意识,重点、全面了解伤情,避免遗漏,注意保护自身和老人的安全。

(2) 先抢救生命,判断是否有意识、呼吸、心跳。如呼吸、心搏骤停,先进行心肺复苏。

(3) 检查伤情,快速、有效止血。

(4) 优先包扎头部、胸部、腹部伤口以保护内脏,然后包扎四肢伤口。

(5) 先固定颈部,然后固定四肢。

（6）操作迅速、平稳，防止损伤加重。

（7）尽可能佩戴个人防护用品，戴医用手套或用几层纱布、干净布片、塑料袋等替代。

二、有效止血

出血是创伤的突出表现。任何开放性损伤，都伴随有出血。因此，有效止血是创伤现场救护的基本任务。成人的血液约占自身体重的 7%～8%。当血液丢失量占到血液总量的 5%时，机体可以通过代偿调节，没有明显症状；突然失血占到血液总量的 20%时，会出现烦躁不安、面色苍白、出冷汗、皮肤湿冷、脉搏细速等失血性休克的表现，会有生命危险。因此，对于外伤出血的老人，要及时有效地止血。

1. 出血类型

（1）根据受损的血管分类

① 动脉出血。动脉受损导致的出血，常表现为血液随心脏搏动从伤口呈喷射状涌出，血色鲜红，血流较急，一般出血量较大。

② 静脉出血。静脉受损导致的出血，表现为血液从伤口不停地流出，血色暗红，血流速度较动脉出血缓慢，出血量与血管大小有关。

③ 毛细血管出血。毛细血管受损导致的出血，表现为血液从伤口处渗出，血色鲜红，常找不到出血点，出血量较小，常可自行凝血。

（2）根据出血部位分类

① 皮下出血。皮下出血多因跌、撞、挤、挫伤等原因，造成皮下软组织内出血，形成血肿、淤斑，可短期自愈。

② 内出血。内出血是指深部组织和内脏损伤，血液流入组织内或体腔内，形成脏器血肿或积血，从外表看不见，只能根据全身或局部症状来判断，如面色苍白、呕血、便血、腹部疼痛等。内出血易被忽视，对健康和生命威胁大，要密切注意。

③ 外出血。外出血是指人体受到外伤后血管破裂，血液从伤口流出体外。体表可见出血情况，多由于外伤引起，容易辨认。

2. 止血方法

止血的方法有加压包扎止血、指压止血、止血带止血、填塞止血、屈肢加垫止血法等。止血带止血和填塞止血由专业医务人员操作。最常用的为加压包扎止血和指压止血法。

（1）加压包扎止血法

加压包扎止血法适用于小动脉、静脉和毛细血管止血。现场救护中可用敷料或洁净的毛巾、手绢、清洁的衣物等覆盖伤口，加压包扎达到止血目的。覆盖伤口的敷料要超过伤口至少 3 cm，要有足够厚度，如果敷料被血液浸湿，再加上另一敷料。包扎后抬高患肢（骨折除外）以利静脉回流。加压包扎止血法为安全可靠的常用止血方法。见图 12-21。

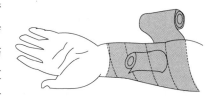

图 12-21 加压包扎止血法

（2）指压止血法

指压止血法（图12-22）是用手指压迫伤口近心端的动脉,阻断动脉血流,达到暂时止血的目的。适用于压迫位置表浅且靠近骨骼的动脉,用于出血量较多的伤口止血。采用指压止血法要注意准确掌握动脉压迫点,压迫力度要适中,以伤口不出血为准,压迫10～15分钟,并保持伤处肢体抬高。此种方法仅仅是短暂急救止血法。

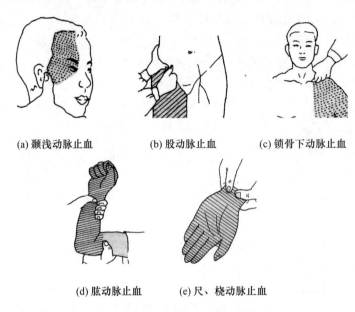

(a) 颞浅动脉止血　　(b) 股动脉止血　　(c) 锁骨下动脉止血

(d) 肱动脉止血　　(e) 尺、桡动脉止血

图 12-22　指压止血法

常用压迫位置及方法如下（见图12-22）。

① 头部（颞、额、顶部）出血。用拇指或食指压迫老人耳屏前方颧弓根部（耳前方正对下颌关节处）的颞浅动脉。

② 面部出血。在下颌角前1～2 cm处（下颌角前下凹处）,压迫面动脉。

③ 头颈部出血。在气管外侧与胸锁乳突肌前缘交界处,将伤侧颈动脉用力向后压于颈椎横突上。不可同时压迫两侧颈动脉,以免脑部缺血缺氧。

④ 头后部出血。在耳后的乳突下后区域,压迫枕动脉。

⑤ 肩部、腋窝出血。在锁骨上凹处摸到锁骨下动脉的搏动,将其向后下方压向第一肋骨。

⑥ 上臂出血。根据受伤部位选择压迫腋动脉或肱动脉。在腋窝中点用拇指将腋动脉压至肱骨头;在上臂中段内侧沟处用四指指腹将肱动脉压至肱骨干上。

⑦ 手掌、手背出血。用拇指在腕关节桡侧压迫桡动脉,同时在腕部尺侧压迫尺动脉。

⑧ 手指出血。用拇指、食指分别压迫手指根部两侧的指动脉。

⑨ 下肢出血。用两手拇指重叠压在腹股沟韧带中点偏内侧下方的股动脉上。注意要用力深压。

⑩ 足部出血。在踝关节下方,压迫足背部的动脉搏动处。

屈肢加垫止血法适用于肘关节或膝关节以下大出血,无骨关节损伤者。其方法为:用纱布垫或毛巾、衣物等折成条带状,将其垫放在肘窝或腘窝,然后屈曲肢体关节,用绷带或三角巾等缚紧。屈肢加垫止血法对于伴有骨折或疑有骨关节损伤者禁用。

在急救过程中,止血时要快速准确判断出血部位及出血量,决定采取何种止血方法。大血管损伤时需要几种方法联合使用。颈动脉和股动脉出血凶险,首先采用指压止血法,并及时拨打急救电话。

三、伤口包扎

包扎是外伤急救中常用的方法。包扎具有压迫止血、保护伤口、减少污染、固定骨折、减轻疼痛等作用。常用的包扎材料有纱布绷带、弹力绷带、三角巾、尼龙网套、胶条及就便取材如毛巾、头巾、衣服等。常用的包扎方法包括绷带包扎法及三角巾包扎法。

1. 绷带包扎法

应用绷带的目的是在敷料上维持直接压力,制止出血,协助固定敷料或夹板位置,防止肿胀、受伤骨与关节制动。在紧急情况下,绷带不够用时,可使用相似替代物,如领带、领巾、长筒袜等。因绷带使用时,是在伤口的最外层,不需特殊的无菌处理。常用绷带包扎法见图12-23。

(1)环形包扎法。通常用于包扎的起始和终了。用绷带作环形重叠缠绕,尾部用胶布固定或将尾部中间剪开分开两段打结固定。

(2)蛇形包扎法。先将绷带以环形法缠绕两周固定,再以绷带宽度为间隔,斜形上缠,最后以两周环形法固定。适用于需由一处迅速将绷带延伸至另一处时,或做简单的固定,多用于固定夹板。

(3)螺旋形包扎法。先将绷带作环形缠绕两周,然后以螺旋方式向上缠绕,每周以遮盖上周1/3~1/2为宜。用于四肢及躯干部位的包扎。

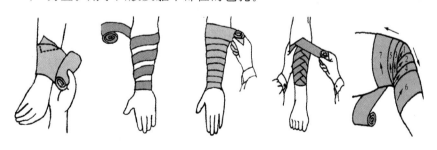

(a) 环形包扎　(b) 蛇形包扎　(c) 螺旋形包扎　(d) 螺旋反折包扎　(e) "8"字包扎

图 12-23　绷带包扎法

(4)螺旋反折包扎法。与螺旋形。包扎相近,在螺旋向上包扎过程中,每周均把绷带向下反折,遮盖其上周绷带1/3~1/2,反折位置相同,使之形成一条直线,注意不可在伤口部位或骨隆突处反折。用于前臂、小腿等直径不等部位的包扎。

(5)"8"字包扎法。在伤口上下方,将绷带由下向上,再由上而下,重复做"8"字旋转缠绕,下周应遮盖上周的1/3~1/2。多用于肩、肘、膝、足跟等关节部位。

（6）回返形包扎法。用于包扎头顶和残肢端。

2. 三角巾包扎法

三角巾包扎法适用于创面较大的伤口包扎。

（1）头部

将三角巾底边向上反折 3 cm 左右，以眉平齐平铺在前额，顶角拉向头后，三角巾的两个底角经两耳上方，拉到枕后交叉，压住顶角，然后再绕到前额，打结固定。见图 12-24。

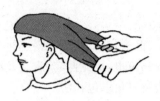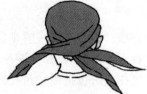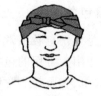

图 12-24　头部三角巾包扎法

（2）胸、背部

胸、背部单侧包扎时，将三角巾底边横放在胸部，平肘弯上 3cm，顶角包过伤侧肩部垂向背部，拉紧底边的两角向背部，与顶角打结在一起固定（见图 12-25）。双侧包扎时，将三角巾折成鱼尾状，并在底部反折一道边，横放于胸部，两角向上，分别于左右肩部拉至颈后打结，再将顶角绕至对侧腋下打结（见图 12-26）。背部包扎方式与胸部相同，位置相反。

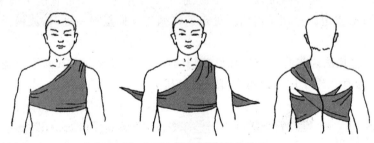

图 12-25　单侧胸部包扎法

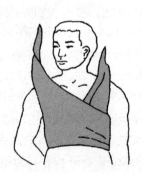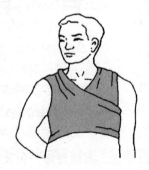

图 12-26　双侧胸部包扎法

（3）手、足包扎

将手平放于三角巾中央，手指对三角巾顶角，拉下顶角，盖住手部，然后拉两底角在手背部交叉,再绕回腕部,于掌侧或背侧打结(见图12-27)。足部包扎方法与手部相同。

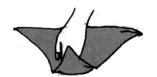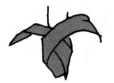

图 12-27　手部包扎法

使用绑带或三角巾包扎时,应注意以下事项:

① 包扎时,要保持肢体功能位。

② 不要对嵌有异物或骨折断端外露的伤口直接包扎。

③ 对于骨隆突处或凹陷处,加衬垫后再行包扎。

④ 包扎四肢时自远心端开始,保持指(趾)外露,经常检查肢体血运。

⑤ 包扎要松紧适宜,既要起到加压包扎的作用,也要保障有效的血液循环。

⑥ 打结部位不能直接在伤口上,可在伤口一侧或背面。

⑦ 使用绷带包扎时,绷带宽度要适宜,开始与终了时均用环形法环绕两周进行固定。

四、骨折固定

骨折固定的目的是为了限制骨折断端的活动,减轻疼痛,避免损伤血管、神经及周围脏器,且便于搬运。夹板是固定最常用的器材。紧急情况下,没有夹板,可以用木棍、健侧肢体等进行临时固定。夹板固定时要同时备用纱布、绷带、三角巾、毛巾等物品。

(1) 常见部位的骨折固定方法

① 肱骨骨折。用长、短两块夹板。长夹板放置在上臂后外侧,短夹板放置于前内侧,在骨折部位上下两端固定。将肘关节屈曲90°,再用三角巾将前臂悬吊固定于胸前。

② 前臂骨折。用两块夹板分别置于前臂内外侧,夹板长度以超过肘关节至腕关节长度为宜,协助老人屈肘90°,拇指自然向上,用绷带将夹板两端固定,再用三角巾悬吊于胸前,固定在胸前功能位(图12-28)。

③ 大腿骨折。夹板长度从足部至腰部,或使用夹板置于大腿内侧,长度从足部至大腿根部,然后用绷带或三角巾将夹板分段固定。

④ 小腿骨折。用长度从足跟至大腿两块同样长度的夹板,分别放置在腿的内、外侧,然后用绷带固定。紧急情况下,无夹板时,可将两腿伸平,将健侧与患侧共同固定达到制动目的。

(2) 骨折后局部表现为肿胀、畸形、活动受限,移动时疼痛,并有骨擦感。对骨折固定时,要掌握以下原则:

① 对疑似骨折者,当做骨折予以固定制动。

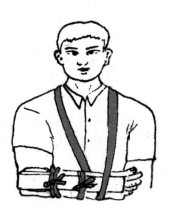

图 12-28　前臂骨折固定

231

② 开放性骨折,不可把刺出的骨折端还纳入伤口,以免感染。

③ 固定时,四肢尽量固定于功能位,上肢固定于屈肘位,下肢固定于伸直位。

④ 夹板不应与皮肤直接接触,应加衬垫。

⑤ 在关节、骨隆突处,用纱布、毛巾或衣物作衬垫。

⑥ 夹板长度要超过骨折处上、下两个关节。

⑦ 固定松紧要适宜,露出指(趾)末端,随时观察血运。

⑧ 固定的伤侧肢体要抬高、保暖、制动,并尽快转运。

五、快速转运

创伤或骨折经初步处理后,要迅速将老人转运至专业的医疗机构,使其获得专业治疗,防止损伤加重,最大限度地挽救生命,减轻伤残。担架是转运最常用的工具。搬运护送时要注意:先止血、包扎、固定后再搬运,不要无目的地移动老人,保持脊柱及肢体在一条轴线上,防止损伤加重,动作轻巧迅速,避免不必要的震动,随时注意伤情变化并及时处理。

正确的搬运方法能减少痛苦,防止损伤加重,错误的搬运方法则会加重损伤。因此,正确的搬运在现场救护中显得尤为重要。操作要点如下:

(1)根据伤情轻重及特点决定采取的搬运方法,如搀扶、背运、双人搬运、三人搬运等。

(2)疑有脊柱、骨盆、双下肢骨折时不能让老人试行站立。

(3)疑有肋骨骨折的老人不能采用背运的方法。

(4)伤势较重,有昏迷、内脏损伤、脊柱或骨盆骨折、双下肢骨折的老人应使用担架搬运。

(5)使用担架搬运时,使老人平躺在担架上,采取良好的安全固定措施后才可搬运。搬运中保持平稳,在坡路上或上下楼梯时尤其应该注意。

任务训练

任务训练内容为创伤救护技术,重点训练止血、包扎、固定技术。

(1)止血

练习指压止血法、加压包扎止血法。

(2)包扎

练习绷带包扎法、三角巾包扎法。

① 绷带包扎法包括:环形包扎、蛇形包扎、螺旋形包扎、螺旋反折包扎、"8"字包扎。

② 三角巾包扎法包括:头部包扎、胸/背部单/双侧包扎、手/足包扎。

(3)固定

重点练习肱骨骨折固定、前臂骨折固定、大腿骨折固定及小腿骨折固定。

前臂绷带包扎技术及前臂骨折固定技术操作评分标准详见表12-2、表12-3所示。

表 12-2 前臂绷带包扎技术操作评分标准

项 目		总分	技术操作要求	评分等级				得分	备注
				A	B	C	D		
仪表		5	仪表端庄、服装整洁、戴口罩	5	4	3	2		
评估		10	询问并查看伤情	4	3	2	1		
			礼貌称呼并向老人解释	3	2	1	0		
			沟通时语言恰当,态度和蔼	3	2	1	0		
操作前准备		12	备齐用物,选择绷带正确(3～4 列)	4	3	2	1		
			老人体位安置适宜(坐位或平卧位)	4	3	2	1		
			操作动作轻柔,减轻老人疼痛	4	3	2	1		
操作过程	前臂伤口包扎	53	暴露包扎部位	2	1	0	0		
			一手持绷带,一手托老人手臂方法正确	4	3	2	1		
			自远端开始包扎	2	0	0	0		
			开始包扎方法正确(环绕两周)	6	4	2	0		
			螺旋反折包扎方法正确(由远端至近端,松紧适宜,整洁美观,绷带落地者为 D)	16	12	9	6		
			包扎时每周应压住前 1 周的 1/3～1/2	8	6	4	2		
			包扎结束时环绕 2 周固定	6	4	2	0		
			包扎完毕用胶布粘贴或撕开绷带末端打结	3	2	1	0		
			打结部位在肢体外侧,避免在伤口及隆突处	4	3	2	1		
			悬吊抬高患肢	2	0	0	0		
操作后		8	整理老人衣物,安置体位,注意保暖	6	4	2	0		
			洗手	2	0	0	0		
评 价		12	用力均匀,动作熟练	6	4	2	0		
			包扎牢固,舒适,整洁美观	6	4	2	0		
总 分		100							

表 12-3 前臂骨折固定技术操作评分标准

项　　目	总分	技术操作要求	评分等级 A	B	C	D	得分	备注
仪表	5	仪表端庄、服装整洁、戴口罩	5	4	3	2		
操作前准备	14	评估老人伤情(口述骨折表现)	5	4	3	5		
		礼貌称呼并安慰老人	2	1	0	0		
		向老人合理解释	2	1	0	0		
		沟通语言恰当,态度和蔼	2	1	0	0		
		备齐用物,放置合理,洗手	3	2	1	0		
操作过程 前臂骨折固定	66	将老人安置在舒适体位	3	2	1	0		
		托扶老人上臂,使肘部屈曲90°角,拇指向上	8	4	0	0		
		绷带从患肢远端向近端缠绕两周	4	3	2	0		
		棉垫放置于患肢远端和近端两个关节的骨突部位	6	3	0	0		
		小夹板长度合适,一端超过手心,一端超过肘关节少许	6	2	0	0		
		小夹板放置在受伤前臂部位正确,分别在掌侧和尺侧	10	6	4	2		
		夹板外用绷带包扎两层	3	2	1	0		
		包扎松紧度适宜	10	8	6	4		
		包扎后手指端外露	10	0	0	0		
		固定牢固,外观平整、美观	3	2	1	0		
		用三角巾将前臂悬吊	3	2	1	0		
操作后	9	安排老人体位舒适	3	2	1	0		
		护送老人转运方法正确(口述转运方法)	3	2	1	0		
		整理用物,洗手	3	2	1	0		
评　　价	6	固定范围正确(超过骨折的上下两个关节)	3	2	1	0		
		包扎松紧适宜,衬垫放置正确,老人伤肢血液循环良好	3	2	1	0		
总　　分	100							

任务四　氧疗技术与吸痰技术

▼案例导读

　　林爷爷,66 岁,患肺气肿十余年,日常活动时即感觉气短。遵医嘱,林爷爷需要在家进行氧疗,持续低流量吸氧,2 L/分钟,每天吸氧时间需达到 15 小时以上。

　　请思考:如果你是林爷爷的居家照护员,你应该怎么做?

▼知识链接

　　氧疗技术与吸痰技术分别为维持呼吸功能及呼吸道通畅的急救护理措施。

一、氧疗技术

　　氧气是人体生命活动不可缺少的物质。当供应组织的氧气不足或组织利用氧的能力发生障碍时,机体的机能、代谢和形态结构发生异常变化,细胞内线粒体氧分压降低,形成无氧代谢,这种情况称为缺氧。人体内氧的储备量极少,而重要脏器的耗氧量大,因此人体对缺氧的耐受性差,尤其是脑细胞对缺氧最为敏感。氧疗是通过吸入高于空气中氧浓度的不同浓度氧气,使肺泡氧分压升高,进而提高动脉血氧分压,最终达到纠正组织缺氧的目的。

　　各种原因造成氧进入血液不足,表现为动脉血氧分压减低到 8.0 kPa 以下,血氧饱和度低于 90% 时,需要给予氧疗。另外,高热等引起耗氧量增加、血红蛋白数量减少引起血液性缺氧、组织器官血液灌注量减少引起循环性缺氧时,给予恰当的氧疗,也能够起到一定作用。

　　1. 氧疗的分类

　　(1)根据吸入氧流量的大小分类

　　① 低流量氧疗,吸入氧流量≤4 L/分。对于肺气肿等疾病,由于肺泡通气严重不足,导致低氧血症合并二氧化碳潴留。应在主要改善通气功能,排出二氧化碳的前提下,给予持续低流量吸氧。若单纯高浓度给氧,虽然纠正了低氧血症,但同时削弱了缺氧对周围化学感受器的刺激,反而导致二氧化碳进一步潴留。

　　② 高流量氧疗,吸入氧流量>4 L/分。高流量氧疗适用于单纯性低氧血症。对于肺换气障碍,肺泡通气与血流比例失调等引起的单纯性低氧血症,给予高流量、高浓度氧疗,可以纠正缺氧,且不会引起二氧化碳潴留,氧疗效果好。

　　(2)根据吸入氧浓度的高低分类

　　① 低浓度氧疗,吸入氧浓度低于 30%;

　　② 中浓度氧疗,吸入氧浓度为 30%~50%;

　　③ 高浓度氧疗,吸入氧浓度高于 50%。

　　吸入氧浓度可根据氧流量按公式计算得出:

$$吸入氧浓度(\%)=21+氧流量(L/min)\times 4$$

2. 氧疗的方法

氧疗的方法有多种,如鼻导管给氧法、鼻塞法、面罩法、氧气头罩法、氧气帐法、高压氧疗法等。其中,前三种方法多见,又以单、双侧鼻塞及双侧鼻导管最为常用。鼻塞法给氧的优点是刺激小、使用简便,缺点是张口呼吸或鼻腔有堵塞者氧疗效果较差,且吸入氧浓度不高。面罩法给氧的优点是经口、鼻吸入氧气,效果好,适用于病情较重者,给氧时必须有足够的氧流量。一次性吸氧管最常见的为插入双侧鼻前庭的双侧鼻导管,使用便利,易于固定,老人容易接受,使用较为普遍。单侧鼻导管给氧法是最基础的给氧方式,可通过鼻导管直接到达鼻咽部给氧,给氧效果较好,但由于其操作复杂,对老人刺激性较大,现已较少使用。常见的供氧装置包括氧气筒供氧、中心供氧、氧气枕、制氧机等。以氧气筒供氧为例说明氧疗的操作程序。

操作前准备用物,包括:氧气筒、吸氧装置一套(见图 12-29)、治疗盘、鼻导管/鼻塞、治疗碗(内装温开水)、弯盘、棉签、胶布、手电筒、扳手、记录单等。

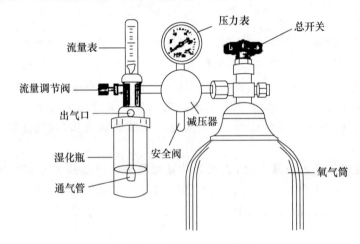

图 12-29 氧气筒与吸氧装置

(1) 吸氧

① 打开氧气筒总开关,使小量氧气从气门流出(吹尘),随即迅速关好开关。

② 将氧气表接于氧气筒的气门上用手初步旋紧,将表稍向后倾,再用扳手旋紧,使氧气表直立于氧气筒旁。

③ 湿化瓶内装 1/2 冷蒸馏水后连接氧气筒。

④ 打开总开关,再开流量表,检查氧气流出是否通畅,各连接处有无漏气,关闭流量表,待用。

⑤ 携物品至老人床旁,核对、解释,取得老人合作。

⑥ 手电筒检查并选择合适鼻孔,用棉签蘸温开水清洁、湿润鼻腔。

⑦ 连接鼻导管,将鼻导管末端置于盛有温开水的治疗碗内,湿润鼻导管前端,并检查鼻导管是否通畅(有气泡溢出)。

⑧ 打开流量表开关,遵医嘱调节流量。

⑨ 测量鼻导管插入长度,为鼻尖至耳垂的 2/3(鼻塞插入深度以塞入鼻前庭为宜)。

⑩ 将鼻导管轻轻插入鼻腔,固定在面颊部。

⑪ 记录吸氧开始时间、流量。

⑫ 随时观察用氧效果,并询问老人感受。

（2）停氧

① 停用氧气时,首先取下鼻导管。

② 关流量开关,关总开关。

③ 再开流量开关,放出余气,关流量开关。

④ 清洁老人面颊,恢复舒适体位。

⑤ 整理用物。

⑥ 洗手、记录停用氧气时间。

（3）注意事项

① 吸氧过程中随时观察缺氧状况有无改善,氧气装置是否通畅无漏气。

② 保持鼻导管通畅,持续吸氧者每天更换鼻导管1～2次（鼻塞保持清洁）,并换插另一侧鼻孔。

③ 连续吸氧者,应每天更换湿化瓶、蒸馏水及一次性吸痰管。

④ 用氧须注意安全,做到四防,防震、防火、防热、防油,氧气至少距离明火5米、暖气1米。

⑤ 氧气筒内的氧气不可用尽,当压力降至5 kg/cm² 时不可再用。

除氧气筒外,在硬件设施较好的护养型养老机构中,床单位通常会配置设备带,有中心供氧装置,操作简单,使用方便。在短暂转运老人途中,氧气枕也是一种较为常用的供氧装置。使用时要注意氧气枕不可充气太满,可让老人枕在氧气枕上压迫氧气流出。此外,制氧机由于其每小时吸氧成本较低,较氧气筒更为安全,因此在家庭长期氧疗中使用较多。

吸氧过程中,氧气流量、浓度和吸氧时间等应遵医嘱严格执行。如果氧疗使用不当将会导致副作用的发生。如持续吸入60%～80%的氧24小时以上,或100%的纯氧4～12小时后,可能出现胸骨后疼痛,咳嗽,呼吸无力,肺活量减少等氧中毒的表现。高浓度的氧气还可冲洗排出支撑肺泡扩张的氮气,从而导致肺不张。因此,应避免长时间吸入高浓度氧气,以免发生副作用。

二、吸痰技术

危重、昏迷及神志不清的老年人,由于咳嗽无力或咳嗽反射迟钝,导致痰液不能排出而阻塞呼吸道,出现呼吸困难,甚至窒息死亡。因此,及时采取措施吸出呼吸道分泌物,可保持呼吸道通畅,挽救老人生命。常见的吸痰方法有电动吸引器吸痰、中心吸引装置吸痰及注射器吸痰法。下面,以电动吸引器（见图12-30）吸痰为例介绍经口/鼻腔吸痰的方法。

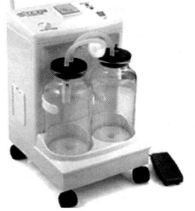

图 12-30　电动吸引器

1．操作前物品准备

包括：电动吸引器一台（操作前接上电源，打开开关，检查吸引器性能是否良好，连接是否正确，关上开关备用）、治疗盘、治疗碗（内盛无菌生理盐水）、无菌止血钳或镊子、弯盘、纱布、吸痰管数根，必要时备压舌板、开口器、电插板等。照护员要洗手，戴口罩。

2．操作程序

（1）核对并向老人解释后，评估老人意识状态、合作程度、口鼻腔情况、痰液性状等。

（2）摆放老人体位，使其舒适、安全，头偏向一侧，面向照护员，略向后仰。

（3）连接吸引器电源，连接吸痰管，打开吸引器开关。

（4）根据老人情况及痰液黏稠度调节负压至 40～53.3 kPa，用生理盐水试吸，检查导管是否通畅。

（5）一手反折吸痰管末端，以免负压吸附黏膜，引起损伤，另一手用无菌持物钳夹取吸痰管插入口咽部，放松导管末端，先吸净口咽喉部分泌物，然后更换吸痰管，在老人吸气时顺势将吸痰管经咽插入气管约 15 cm，并将其左右旋转，自深部向上提拉，吸净痰液。

（6）对于经口腔吸痰有困难的老人，可经鼻腔抽吸。

（7）吸痰完毕，导管吸生理盐水冲管，保持导管通畅。

（8）随时擦净老人面颊，整理用物，洗手，记录吸出物的量、颜色、性状等。

3．注意事项

（1）严格无菌操作，每根吸痰管只用 1 次，不可反复上下提插。

（2）每次吸痰时间不超过 15 秒，以免引起缺氧。

（3）对于有缺氧症状的老人，吸痰前后应给予高浓度吸氧 3 分钟。

（4）导管退出后，应用生理盐水抽吸冲洗，以防痰液堵塞导管。

（5）如痰液黏稠，可配合进行叩背及雾化吸入，便于吸出。

（6）随时观察老人的呼吸及面色、口唇变化，发现不适立即停止吸氧。

（7）储液瓶内容物要及时倾倒，不能超过 1/2 满。

中心吸引装置吸痰和电动吸引器吸痰操作程序相同。使用注射器吸痰时，可用 50～100 mL的大注射器连接吸痰导管进行抽吸。

任务训练

任务训练内容包括吸氧技术和电动吸引器吸痰技术，单次操作时间均为 10 分钟。两项任务的操作评分标准详见表 12-4、表 12-5 所示。

表 12-4　吸氧技术操作评分标准

项　目		总分	技术操作要求	评分等级				得分	备注
				A	B	C	D		
仪表		5	仪表端庄、服装整洁、戴口罩	5	4	3	2		
评估		10	向老人解释,评估老人合作程度	3	2	1	0		
			评估老人意识、缺氧状况	3	2	1	0		
			评估老人双侧鼻腔有无损伤	2	1	0	0		
			沟通语言恰当,态度和蔼	2	1	0	0		
操作前准备		14	洗手、戴口罩	2	1	0	0		
			检查氧气装置	3	2	1	0		
			备齐用物,放置合理	3	2	1	0		
			环境清洁、舒适	2	1	0	0		
			老人体位舒适、安全	2	1	0	0		
操作过程	吸氧	48	安装氧气表方法正确,表直立,不漏气	4	3	2	1		
			湿化瓶内蒸馏水量为1/2,连接导管	6	3	1	0		
			打开总开关及流量开关,测试吸氧装置是否通畅,关闭流量开关备用	5	4	3	2		
			棉签蘸温水湿润、清洁鼻孔	4	3	2	1		
			连接鼻导管或鼻塞方法正确	4	3	2	1		
			再次打开总开关及流量开关,根据老人缺氧状况调节流量	15	12	9	6		
			鼻导管或鼻塞放入鼻孔方法正确(口述插入鼻腔深度)	4	3	2	1		
			固定导管方法正确、美观	2	0	0	0		
			观察、询问老人有无不适	2	0	0	0		
			记录吸氧时间、流量	2	1	0	0		
	停用氧	12	取下鼻导管或鼻塞顺序、方法正确	2	1	0	0		
			取下导管后再关流量开关	6	0	0	0		
			清洁老人面颊	2	0	0	0		
			记录停氧时间	2	0	0	0		
操作后		6	协助老人取舒适体位,整理床单位	3	2	1	0		
			妥善处理用物,洗手	3	2	1	0		
评　价		7	操作方法正确、熟练,动作轻稳、安全	4	3	2	1		
			老人感觉舒适	3	2	1	0		
总　分		100							

表 12-5　应用电动吸引器吸痰技术操作评分标准

项　目		总分	技术操作要求	评分等级				得分	备注
				A	B	C	D		
仪表		5	仪表端庄、服装整洁、戴口罩	5	4	3	2		
评估		10	向老人解释,评估老人合作程度	3	2	1	0		
			评估病情、意识、呼吸道分泌物情况	3	2	1	0		
			评估老人口腔、鼻腔情况	2	1	0	0		
			沟通语言恰当,态度和蔼	2	1	0	0		
操作前准备		18	洗手、戴口罩	2	1	0	0		
			检查吸引器性能	3	2	1	0		
			吸痰器的吸引管与导管连接正确	4	3	2	1		
			备齐用物,放置合理	3	2	1	0		
			环境清洁、舒适	2	1	0	0		
			老人体位舒适、安全,头偏向一侧,面向照护员,略向后仰	4	3	2	1		
操作过程	吸痰	50	连接吸引器电源,连接吸痰管,打开吸引器开关	2	1	0	0		
			调节负压压力至 40～53.3 千帕	3	1	0	0		
			试吸盐水确认导管通畅	2	0	0	0		
			一手反折吸痰管末端,另一手持止血钳夹取吸痰管插入口腔/鼻腔吸痰方法正确(昏迷老人可使用压舌板协助张口,导管放置无误后再吸引)	4	3	2	1		
			吸引时先吸口咽部,再吸气管内分泌物	5	4	3	2		
			吸引方法正确:吸痰管从深部左右旋转,向上提出吸引	15	12	9	6		
			吸引时间正确,每次<15 秒	4	3	2	1		
			吸痰完毕,导管吸盐水冲管	2	0	0	0		
			正确处理使用后的吸痰管	2	0	0	0		
			及时擦净老人面颊部	2	1	0	0		
			关闭吸引器电源	2	0	0	0		
			随时观察吸痰效果,老人气道通畅情况	5	4	3	2		
操作后		10	协助老人取舒适体位,整理床单位	3	2	1	0		
			妥善处理储液瓶及用物,洗手	3	2	1	0		
			记录吸痰效果及痰液量、性状	4	3	2	1		
评　价		7	痰液黏稠不易吸出时处理方法正确(口述)	3	2	1	0		
			动作轻稳、准确、吸痰效果好	4	3	2	1		
总　分		100							

任务五 老年人常见意外伤害处理

案例导读

李爷爷,75岁,日常生活能够自理,和老伴独自生活。某日晚上,李爷爷淋浴后要离开卫生间时,不慎跌倒在地。跌倒后李爷爷髋部疼痛,不能站立。经救护车送医院后,医院诊断其为股骨颈骨折,需进行人工股骨头置换术。

请思考:

(1)老年人容易发生跌倒的原因是什么?

(2)家庭环境中最容易导致老人跌倒的场所有哪些?

(3)如果你是老年人居家照护员,发现老人跌倒后应该如何处理?

(4)预防老年人发生跌倒的有效措施包括哪些?

知识链接

老年人由于神经反射减弱,反应不灵敏,视力减退,视物不清,记忆力下降,对新事物接受能力差,易发生跌倒、烧烫伤等意外伤害,其中又尤以跌倒最为常见。

一、跌倒

老年人随着年龄的增长,出现平衡能力下降、下肢乏力、步态不稳、视觉减退、反应变慢等生理变化,再加上药物的副作用等,均致使老年人容易发生意外跌倒。跌倒是我国65岁以上老年人伤害死亡的首位原因。卫生部于2011年9月6日公布了《老年人跌倒干预技术指南》(以下简称"指南")。本指南对于老年人跌倒的危险因素、跌倒的干预策略和措施等进行了详细的说明。

1. 老人跌倒后的处理

"指南"提出,老年人跌倒后不要急于扶起,要分情况进行处理。

(1)跌倒老人意识不清

① 在场者应立即拨打急救电话,有外伤、出血,应立即止血、包扎。

② 有呕吐,应将其头部偏向一侧,并清理口、鼻腔呕吐物,保证呼吸通畅。

③ 有抽搐,应移至平整软地面或身体下垫软物,防止碰、擦伤,必要时牙间垫较硬物,防止舌咬伤,不要硬掰抽搐肢体,防止肌肉、骨骼损伤。

④ 如呼吸、心跳停止,应立即进行胸外心脏按压、口对口人工呼吸等急救措施。

⑤ 如需搬动,应保证平稳,尽量平卧。

(2)跌倒老人意识清楚

① 询问老年人跌倒情况及对跌倒过程是否有记忆。如不能记起,可能为晕厥或脑血管意外,应立即护送老年人到医院诊治或拨打急救电话。

② 询问是否有剧烈头痛或口角歪斜、言语不利、手脚无力等提示脑卒中的情况,如有,立即扶起老年人可能加重脑出血或脑缺血,使病情加重,应立即拨打急救电话。

③ 有外伤、出血,应立即止血、包扎并护送老年人到医院进一步处理。

④ 查看有无提示骨折情形,如无相关专业知识,不要随便搬动,以免加重病情,应立即拨打急救电话。

⑤ 查询有无腰、背部疼痛及大小便失禁等提示腰椎损害情形,如无相关专业知识,不要随便搬动,以免加重病情,应立即拨打急救电话。

⑥ 如老年人试图自行站起,可协助老人缓慢起立,坐、卧、休息并观察,确认无碍后方可离开。

⑦ 如需搬动,应保证平稳,尽量平卧休息。

⑧ 发生跌倒后,应在家庭成员或家庭保健员陪同下前往医院诊治,查找跌倒危险因素,评估跌倒风险,制定预防措施及方案。

2. 老人跌倒的干预策略和措施

老年人跌倒的发生,并不像一般人认为的是一种意外,而是实际存在的一种潜在的危险,因此老年人跌倒完全是可以预防和控制的。积极地开展老年人跌倒的干预,将有助于降低老年人跌倒的发生,减轻老年人跌倒所受伤害的严重程度。干预包括个人干预措施、家庭干预措施和社区干预措施。

（1）个人干预措施

采用老年人跌倒风险评估工具(见表 12-6)和老年人平衡能力测试表(详见《老年人跌倒干预技术指南》附录 2),照护员可协助老年人进行自我跌倒评估,以帮助老人清楚地了解自己跌倒的风险级别,这也是老人对跌倒进行自我干预的基础。老年人可以根据评估结果,纠正不健康的生活方式和行为,规避或消除环境中的危险因素,防止跌倒的发生。如:

表 12-6　老年人跌倒风险评估表

运　　动	权重	得分	睡眠状况	权重	得分
步态异常/假肢	3		多醒	1	
行走需要辅助设施	3		失眠	1	
行走需要旁人帮助	3		夜游症	1	
跌倒史			用药史		
有跌倒史	2		新药	1	
因跌倒住院	3		心血管药物	1	
精神不稳定状态			降压药	1	
谵妄	3		镇静、催眠药	1	
痴呆	3		戒断治疗	1	
兴奋/行为异常	2		糖尿病用药	1	
意识恍惚	3		抗癫痫药	1	
自控能力			麻醉药	1	
大便/小便失禁	1		其他	1	
频率增加	1		相关病史		
保留导尿	1		神经科疾病	1	
感觉障碍			骨质疏松症	1	
视觉受损	1		骨折史	1	
听觉受损	1		低血压	1	
感觉性失语	1		药物/乙醇戒断	1	
其他情况			缺氧症	1	
			年龄 80 岁及以上	3	

结果评定:最终得分 1~2 分为低危;3~9 分为中危;10 分及以上为高危。

① 增强防跌倒意识,加强防跌倒知识和技能学习。

② 坚持参加规律的体育锻炼,以增强肌肉力量、柔韧性、协调性、平衡能力、步态稳定性和灵活性,从而减少跌倒的发生,适合老年人的运动包括太极拳、散步等。

③ 合理用药,尤其是服用降压药、降糖药、安眠药、止痛药、镇静药、抗感冒药等药物时尤其应注意其副作用。

④ 选择合适长度、顶部面积较大的拐杖、助行器等适当的辅助工具,并放在触手可及的位置。

⑤ 熟悉生活环境,如道路、厕所、路灯以及紧急时哪里可以获得帮助等。

⑥ 穿合身宽松的衣服,鞋子要合适,尽量避免穿高跟鞋、拖鞋、鞋底过于柔软以及穿着时易于滑倒的鞋。

⑦ 调整生活方式,如避免走过陡的楼梯或台阶,上下楼梯、如厕时尽可能使用扶手;转身、转头时动作一定要慢;走路保持步态平稳,尽量慢走,避免携带沉重物品;避免去人多及湿滑的地方;使用交通工具时,应等车辆停稳后再上下;放慢起身、下床的速度,避免睡前饮水过多以致夜间多次起床;晚上床旁尽量放置小便器;避免在他人看不到的地方独自活动等。

⑧ 有视、听及其他感知障碍的老人应佩戴视力补偿设施、助听器等。

⑨ 加强膳食营养,保持均衡饮食,适当补充维生素 D 和钙剂,绝经期女性必要时进行激素替代治疗,防治骨质疏松,降低跌倒后损伤的严重程度。

⑩ 将经常使用的东西放在不需要梯凳就能够很容易伸手拿到的位置,尽量不要在家里登高取物。

(2) 家庭干预措施

全国调查显示,老年人的跌倒有一半以上是在家中发生的,因此家庭内部的干预非常重要。家庭环境的改善、家庭成员的良好护理可以很有效地减少老年人跌倒的发生。家庭干预具体做法包括:应用"预防城市老年人跌倒家居环境危险因素评估表"(见表 12-7)对老人家庭环境进行评估、家庭成员预防老年人跌倒的干预措施。如在居室环境方面,坚持无障碍观念;家具及日用品固定摆放,使老年人熟悉生活空间;尽量避免地面的高低不平;避免东西随处摆放;居室内地面设计应防滑,保持地面平整、干燥,尤其是卫生间;卫生间要多安装扶手,浴缸或淋浴室地板上放置防滑橡胶垫;改善家中照明,使室内光线充足,在过道、卫生间和厨房等容易跌倒的区域安排"局部照明",在老年人床边放置容易伸手摸到的台灯等。

(3) 社区干预措施

社区干预措施包括:社区街道、居委会和社区卫生服务机构应定期在社区内开展有针对性的防跌倒健康教育;对社区内的老年人进行跌倒风险评估,掌握具有跌倒风险的老年人群的基本信息;定期开展老年人居家环境入户评估及干预;开展丰富多彩的文体活动;定期访问独居的老年人;关注社区公共环境安全,督促物业管理部门或向当地政府申请及时消除可能导致老年人跌倒的环境危险因素等。

表 12-7　预防老年人跌倒家居环境危险因素评估表

序号	评估内容	评估方法	选项（是，否，无此内容）	
			第一次	第二次
地面和通道				
1	地毯或地垫平整,没有褶皱或边缘卷曲	观察		
2	过道上无杂物堆放	观察(室内过道无物品摆放,或摆放物品不影响通行)		
3	室内使用防滑地砖	观察		
4	未养猫或狗	询问(家庭内未饲养猫、狗等动物)		
客　厅				
1	室内照明充足	测试、询问(以室内所有老年人根据能否看清物品的表述为主,有眼疾者除外)		
2	取物不需要使用梯子或凳子	询问(老年人近一年内未使用过梯子或凳子攀高取物)		
3	沙发高度和软硬度适合起身	测试、询问(以室内所有老年人容易坐下和起身作为参考)		
4	常用椅子有扶手	观察(观察老年人习惯用椅)		
卧　室				
1	使用双控照明开关	观察		
2	躺在床上不用下床也能开关灯	观察		
3	床边没有杂物影响上下床	观察		
4	床头装有电话观察(老年人躺在床上也能接打电话)	观察(老年人躺在床上也能接打电话)		
厨　房				
1	排风扇和窗户通风良好	观察、测试		
2	不用攀高或不改变体位可取用常用厨房用具	观察		
3	厨房内有电话	观察		
卫生间				
1	地面平整,排水通畅	观察、询问(地面排水通畅,不会存有积水)		
2	不设门槛,内外地面在同一水平	观察		
3	马桶旁有扶手	观察		
4	浴缸/淋浴房使用防滑垫	观察		
5	浴缸/淋浴房旁有扶手	观察		
6	洗漱用品可轻易取用	观察(不改变体位,直接取用)		

注：本表不适于对农村家居环境的评估

二、烧、烫伤

烧、烫伤也是老年人生活中常见的意外伤害。老年人因行动迟缓、感觉减退、对热力损伤反应慢等,容易被烧、烫伤。尤其是冬季,由于老人用火、用电及热水取暖十分频繁,尤应注意避免烧、烫伤的发生。烧伤可由热力、电能激光、辐射及强酸、强碱等化学物质引起。其中，以火焰或高温气体、固体等导致的热力烧伤最常见。通常将高温气体、高温液体等引起的烧伤称为烫伤。

1. 烧、烫伤的症状

烧、烫伤首先引起皮肤黏膜损伤，使机体防御屏障受损，轻者皮肤肿胀，起水泡，疼痛；重者皮肤烧焦，甚至血管、神经、肌腱等同时受损。呼吸道也可烧伤。烧伤引起的剧烈疼痛和皮肤渗出等因素能导致休克，晚期还可出现感染、败血症，甚至危及生命。

烧、烫伤对人体组织的损伤程度可按照"三度四分法"进行分类：

（1）Ⅰ度烧伤。创面局部皮肤发红、肿胀、疼痛、有灼热感、无水疱。称为红斑性烧伤。可有暂时性的色素沉着，不留有疤痕。

（2）浅Ⅱ度烧伤。烧烫伤局部剧痛、感觉过敏、有水泡。泡皮剥脱后，可见创面均匀发红，水肿明显。又称为水泡性烧伤。

（3）深Ⅱ度烧伤。感觉迟钝，有或无水泡，基底苍白，间有红色斑点，创面潮湿。愈合后留有疤痕。

（4）Ⅲ度烧伤。局部呈苍白色或焦黄炭化，无疼痛，无水疱，无感觉，创面皮肤功能丧失，质地坚韧如皮革一般。严重时可伤及肌肉、神经、血管等。愈合后常留有畸形。

2. 烧、烫伤的处理

发现老人烧烫伤后，现场救护的原则是先除去伤因，脱离现场，保护创面，维持呼吸道通畅，再根据烧伤的程度对老人转送医院治疗。

（1）被烧、烫伤后，立即用冷水冲洗伤处15分钟以上，降低表面温度，小创面可以冷水浸泡；

（2）迅速剪开取下伤处的衣裤等，不可剥脱，取下受伤局部的饰物；

（3）面积较小的Ⅰ度烧烫伤可外涂烧、烫伤药膏，3～7天愈合；

（4）Ⅱ度烧烫伤，小水泡可不予处理；

（5）烧伤程度较重时，应用清洁的敷料保护创面，防止污染；

（6）烧、烫伤面积较大严重口渴者，可口服少量淡盐水，条件许可可服用烧伤饮料；

（7）烧、烫伤面积较大或程度较重时，应尽快将老人送医院治疗。

3. 烧、烫伤的预防

应积极采取各种有效措施，尽量避免老年人发生烧、烫伤。首先进行烧、烫伤危险因素评估，老人是否有下列情况：皮肤感觉迟钝，痛、温觉减弱；曾有烫伤史；冬季用取暖设备，如热水袋、取暖器等；视觉障碍，动作迟缓等。对于有上述情况的老人尤其应加强注意，采用预防措施：

（1）宣传烧、烫伤的预防知识，告知老人及家属发生烧、烫伤的危险因素和后果；

（2）指导老人及家属正确使用热水袋和取暖设备，并注意观察皮肤情况；

（3）使用电热毯时，睡前打开，睡时要关闭；使用热水袋时，水温应小于50℃，并加套，睡前取出。对意识障碍或肢体感觉减退的老人，禁用热水袋、电热毯等取暖设备；

（4）洗澡时先放凉水，后放热水，水温不宜过高，时间不宜过长；

（5）使用电器时，并定期检查电器是否完好，有认知障碍的老人应避免使用电器；

（6）避免在床上吸烟，以免引致火警；

（7）易燃物品如报纸、压缩式喷剂（像杀虫水）等，切勿放近火炉，以免发生意外。

三、其余常见意外伤害及预防

1. 老年人常见的其余意外伤害

除跌倒、烧烫伤、气道梗死外，老年人还常发生以下意外伤害：

（1）坠床

老人感觉迟钝、头晕或躁动时，容易发生坠床。

（2）皮肤受损

老年人皮肤感觉功能减退，容易引起烫伤、冻伤，加上活动受限，皮肤长时间受压而使皮肤完整性受损，易发生水肿、肿胀，甚至发生压疮。

（3）走失

患有认知功能障碍的老年人大都有定向力障碍，表现为时间、地点、人物定向障碍，不知道"自己在哪儿?"，"这是什么地方?"，还常常表现为毫无目的四处乱走，缺乏自我保护意识，时常外出之后去向不明或迷路，导致走失。

2. 预防意外伤害发生的主要措施

（1）衣着舒适、便于活动

老年人衣着不宜过长过大，鞋子大小应合适，不宜穿硬底鞋，走动时应穿合脚的布鞋，尽量不穿拖鞋。

（2）居室

要求朝向南，室内光线要适度，夜间有适当的照明，可用地灯。室内陈设简单明净宽敞，便于活动，地面平坦无障碍，方便行走或使用轮椅。床宽而矮，靠近窗边，起居床具保持清洁干燥，平整柔软舒适。

（3）台阶设计

要求台阶低缓，房间和公共场所要采用无障设施。

（4）有安全保护措施

活动空间要宽松，盥洗室设在卧室内，要用坐便，有扶手，无台阶，照明好，地面平坦防滑有呼叫设备。

（5）住处安全隐患的检查通道光线要充足

室外和室内的地面要平整，无坑洼不平。地面使用防滑材料，过道擦地后要等地面完全干后再通行。雨雪天时道路泥泞，行动不便的老人最好不要外出。食堂及餐厅换气排风装置完好，地面有水时及时擦干。配有火灾感应报警器，规定紧急疏散路线。

（6）预防坠床

老年人用床要加床挡，有床头呼叫装置，方便及时给予协助。评估老年人存在发生坠床的危险因素，有针对性地进行防护。起床时应遵守3个半分钟：即，醒后在床上躺半分钟，坐起来后再坐半分钟，两条腿垂在床沿再等半分钟，以防发生意外。

（7）预防误吸误食

老年人在进食时应采取坐位或半卧位，卧位老人应健侧卧位，头应偏向健侧。老年人的食物应少而精,软而易消化,少食多餐,进食时要注意力集中,进食速度宜慢,每口食物不宜过多,以防误吸和噎食。对于易呛者,应把食物加工成糊状,水分的摄入应混在食物中。

（8）预防走失

对患有认知功能障碍和近期记忆丧失的老年人,加强看护。对一些记忆力不好的老年人,随身携带一张小卡片,上面写明老人姓名、家庭地址等内容,以免走失。

（9）预防皮肤受损

老年人感觉功能减退,对温度高低的敏感度降低,在使用热水袋、冰袋或洗澡时注意水温的调节,不能高于50℃,严格掌握温度和时间,以免烫伤和冻伤。

◤ 任务训练

本部分任务训练内容包括:

（1）学生分为小组,情景模拟、角色扮演老人跌倒后的紧急处理;

（2）使用"老年人跌倒风险评估表"对老人进行跌倒风险评估;

（3）使用"预防老年人跌倒家居环境危险因素评估表"对老人居家环境进行跌倒危险因素评估;

（4）根据《老年人跌倒干预技术指南》,对有跌倒风险的老年人给予个人干预及家庭干预。

项目十三　临终关怀

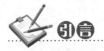

引言

　　老年群体作为生命活动的载体，必将走向人生历程的终点，在其即将离开人世时，如何更好地为老年人提供服务，使其能平静安详地离开，不仅是即将离去的老人及其家人的希望，更是社会发展对相关专业和从业人员的要求，是社会和谐化发展对服务深度化、细分化要求的必然趋势。作为老年照护人员有责任、有义务为临终老人及其家属提供全面的身心照顾与支持，以满足即将离世的老人及其家人在生理、心理及社会支持等诸多方面的需求。

知识链接

　　临终关怀是针对即将死亡的群体及其家人进行的人性化的抚慰。包括针对生理和心理层面所采取的各种措施。死亡对于绝大多数群体来说都比较恐惧、神秘、陌生，加之人们对其讳莫如深，使我们几乎是"谈死色变"，因而死亡对于那些即将濒临死亡的群体及其家人来说，必将承受生理上、心理上较大的压力。如何在临终环节提供必要的支持和关怀，减轻临终老人及其家人面对死亡时的恐惧与不适、减少临终老人的痛苦，是老年照护人员必要掌握的知识和技能。

　　临终关怀是指肿瘤晚期、各种疾病末期、治疗不再生效、生命即将结束时所实施的全面关怀和照料。要通过综合性服务尽可能地减轻临终者生理、心理、精神上的痛苦、维护人的尊严、提高临终生活质量，使其安宁、平静、舒适地度过人生的最后旅程。同时，临终关怀服务还要使临终老人家属的身心得到关心和爱抚。临终关怀的原则如下。

一、以照料为基础

　　对临终老人来讲，治愈希望已变得十分渺茫，最需要的是身体舒适、控制疼痛、生活护理和心理支持，因此，目标已由治疗为主转为对症处理和护理照顾为主。要尽量按照临终老人和家属的意愿进行照护。

二、以维护尊严为宗旨

　　尽管处于临终阶段，但老人的个人尊严不应该因生命活力降低而递减，个人权利也不可因身体衰竭而被剥夺，只要未进入昏迷阶段，仍具有思想和感情，应维护和支持其个人权利，如保留个人隐私的生活方式,参与照护方案的制订等。

三、提高临终生活质量

临终关怀工作的重点不再是如何延长生命,而是如何为老人创造有尊严、有希望、有意义的临终生活。要让临终老人在有限的时间内,在可控制的病痛下,尽量提高生活质量,享受生命的余晖。

四、共同参与面对死亡

老年照护人员要树立正确的生死观。死亡是每个人迟早要经历的过程,有生便有死。事实上,从出生的那一刻起,人们即开始面对死亡。临终老人只是比我们早些面临死亡的人。照护人员要通过自己的护理工作使临终老人坦然对待死亡,接受死亡,并和他们共同面对死亡。

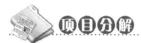 项目分解

临终关怀包括针对临终老人不同生理变化以及心理反应的不同阶段采取措施进行身体护理及心理关怀,还包括对于死亡后老人的尸体料理。因此,本项目将从以上三方面进行项目分解。

任务一 临终老人生理变化及护理

临终,顾名思义也即是生命即将走向终点,是指由于疾病末期或意外事故造成人体主要器官生理功能衰竭不能用现在医疗技术治愈,死亡即将发生的过程。目前,世界上对临终的时限范围无统一的界定标准,但一般认为:凡是由于各种疾病末期、肿瘤晚期、或意外事故造成人体主要器官的生理功能趋于衰竭、生命活动趋于终止,即谓之临终。

一、临终老人的生理变化

各种疾病末期、肿瘤晚期均会导致人体细胞、组织新陈代谢严重下降和脏器功能日益衰竭。因此,临终老人在生理上会有很多改变,进而带来身体损害和痛苦。当然,临终老人的症状和体征是随着病情发展而逐步增加的,是因病因不同而有差异的。大多数临终者最初的生理改变,会出现诸如苍白、无力、出汗、心慌、恶心、胃肠不适、体重减轻等症状。日久,会逐渐发生以下一系列变化并逐渐加重。

1. 皮肤变化

随着死亡临近,老人皮肤变得苍白、温度下降。面部肌肉松弛,双颊无力,随着呼吸的起伏面部肌肉呈现鼓起和凹陷。

2．感觉减退

视力逐渐消失,老人会本能地转向光亮方向,双眼半睁开,目光呆滞。死亡来临时,瞳孔固定,对光反射消失;语言表达逐渐困难、混乱或失去理智,最终丧失表达能力。听力保存时间最长,是最后丧失的感觉。

3．运动能力下降

肌肉松弛,肌张力降低,活动障碍,四肢腱反射消失。

4．呼吸功能障碍

呼吸功能减退,呼吸不规律,出现潮式呼吸或呼吸变浅变慢。有不能排出呼吸道的分泌物,伴有痰鸣音。

5．中枢神经系统变化

老人的意识逐渐消失,出现不同程度的昏迷,各种反射和痛觉逐渐消失。由于缺氧,老人可出现烦躁不安。

6．循环衰竭

脉搏跳动快而不规则,桡动脉搏动逐渐减弱,血压降低。后期,临终老人体温可升高,但皮肤湿冷,体表发凉。

7．胃肠和泌尿活动紊乱

出现呃逆、恶心、呕吐、腹胀、便秘或腹泻,体重下降。肛门外括约肌松弛,可出现大便失禁。可出现膀胱膨胀,尿潴留,或由于括约肌松弛,出现尿失禁。

8．疼痛

40%以上临终者主诉有自始而终的全身不自主疼痛,尤其是一些晚期癌症老人。

二、对临终老人的身体护理

对临终老人进行身体的护理旨在减少其痛苦,增加舒适程度。为此,要针对老人状况制定临终护理计划,做好基础护理和生活照料。

1．设置安宁病房

让临终老人住进安宁病房,使老人在拥有自我尊严中迎接死亡。临终是生命的特殊阶段,要为老人提供单间病房,增加与家人团聚的机会,减少干扰。保持环境的安静、整洁、舒适,空气新鲜,床单位做到清洁、平整、干燥。

2．全方位基础护理和生活照料

临终老人身体各器官功能衰竭,机体抵抗力下降,并发症多,要提供高质量的护理让老人感到舒适,协助满足饮食、排泄、睡眠等生存的最基本需要,做好皮肤、口腔护理,预防压疮,保持身体的完整形态和预防感染。补充高质量营养,不能进食者可静脉补充营养。

(1)按时、按需要及时进行身体清洁,做好头发、颜面、口腔护理,身体受压部位、易出汗处、会阴部和足部要保持清洁,无异味。

(2)根据需要更换敷料和衣物。

(3)按时、按需更换体位,必要时进行局部按摩,防止压疮发生。

（4）定时、按需监测生命体征，观察皮肤颜色及肢体温度变化。

（5）根据病情采取不同体位和缓解症状的措施，疼痛者遵医嘱给予止痛剂。

任务二　临终老人心理变化及护理

▼ 案例导读

刘大妈，68 岁，曾是一名大学教授。丈夫已经去世几年，一个人生活，有一个女儿住在同一个城市。最近刘大妈单位组织体检，查出其患有晚期鼻咽癌。自从知道病情以后，刘大妈就整日足不出户，待在自己的房间。女儿在知道她患病以后，主动搬过来与她同住，希望多照顾母亲。但无论女儿如何劝说，刘大妈始终郁郁寡欢，整日一个人待在房间里。说害怕见到熟人问自己的近况，还说因为化疗，头发也没了，不好见人。如果让她出门还不如让她现在就死。无奈之余，女儿只好在每天傍晚时和她一块去外面转悠转悠。可刘大妈每次都极不情愿，还常常唉声叹气。女儿一再劝说，让其调整心情，好好配合医生进行治疗。刘大妈觉得孩子说的有道理，也想调整好心情，可总控制不住地胡思乱想。

请思考：刘大妈的心理状况究竟是怎么回事，应如何对刘大妈进行心理支持？

▼ 知识链接

人在生命即将结束，却又无法改变现实时，会产生困惑、烦躁、犹豫等各种各样的心理状况，这种心理状况会导致病情加重，增加更多心理负担。老年照护人员应正确判断临终老人心理状况，并采取针对性措施，给予其心理支持。

一、临终老人的心理变化

美国医学博士布勒-罗斯将临终者的心理、行为反应过程分为五个阶段，即否认期、愤怒期、协议期、抑郁期与接受期。

1. 否认期

当得知自己病重即将面临死亡时，老人常常没有思想准备，拒绝接受自己即将死亡的事实，持消极否认态度。其心理反应为"不，不可能，不会是我！一定是搞错了！这不是真的"。继而会四处求医，怀着侥幸的心理，希望是误诊。此期持续时间因人而异，大部分人能很快度过，也有些人会持续否认直至死亡。

2. 愤怒期

已知病情预后不佳，但不能理解这种结论，认为世界对自己不公平，心里很委屈，很愤怒。通常会产生生气、愤怒、怨恨、嫉妒等不良情绪。进而转变为看待任何人、任何事都不顺眼。心理不平衡，爱发怒并常常迁怒于周围的人，向照护人员、家属、朋友等发泄愤怒。

3. 协议期

经过前面两个阶段之后开始考虑如何正视自己的疾病，并会主动与专业人员和家人沟通。希望尽可能延长生命,以完成未尽心愿。希望奇迹发生,出现诸如:"如果能让我好起来,我一定……"等想法。处于此阶段者能够冷静看待自己的疾病,对人变得非常和善、宽容,对病情抱有一线希望,能积极配合治疗。

4．抑郁期

随着病情进一步加剧,治愈已经没有希望,就会产生很强烈的挫败感,出现情绪低落、消沉、退缩、悲伤、沉默、哭泣等举止,甚至有轻生的念头。常要求会见亲朋好友,希望有喜爱的人陪伴,并开始思考未尽事宜,包括交代后事。

5．接受期

此时,对死亡已有心理准备和应对能力,对于诸多事情均已做好安排,情绪会相对平静、安详。但由于此时处于生命结束期,无论是精神和肉体都处于极度疲劳和衰弱状况,会经常出现嗜睡状态,情感减退,静等死亡的来临。

在这几个阶段,临终者始终有恐惧情绪。恐惧的原因主要有两个:一是对死亡事情无知引发的恐惧;二是与亲人分离。此时,照护人员应该帮助老人理解生死的必然性,树立死亡是不可抗拒的,生命的意义在于质量的好坏等意识;耐心、真诚地倾听,坦诚温和地回答,使老人感觉到照护员始终和他在一起,没有被人抛弃。此外,为家属创造更多的陪护机会和条件,尽最大可能让老人感受到亲情与轻松。

二、针对临终老人不同心理状况进行护理

临终者生命即将结束,对临终者进行心理护理,符合社会发展对生命关爱的需要,是社会进步、生命被重视、尊重的结果。通过对临终者进行心理护理,促使其正确看待死亡,积极应对死亡,能乐观、平静地安排身后事,安详地等待离世。针对临终者心理状况的护理重点不是挽救生命,而是为减轻痛苦和送终,其核心是心理上的抚慰。主要包括以下内容。

1．否认期护理对策

此时,照护人员要热情周到地对老人进行服务。尽量不要将病人病情全部揭穿,给老人一些适应病情的缓冲时间、提升面对疾病的承受能力,帮助老人逐步适应现实。可结合老人反应核查病情,积极进行沟通,多用鼓励性语言。此期尤其要争取家属合作,密切观察防止自杀等行为发生。

2．愤怒期护理对策

对于处于该阶段的老人,照护人员一定要有爱心,耐心倾听老人心声,使其郁闷情绪及时得到释放。积极创造条件让老人自由发泄内心的忧愁、不满、恐惧。必要时可结合老人症状遵医嘱使用镇静剂以缓解病人的冲动情绪。对于老人不礼貌的言行应忍让克制,还要注意预防过激行为引发的恶性事件。

3．协议期护理对策

要积极应对老人提出的诸多要求,可采取延缓回答或迂回战术,作出积极护理的姿态,满足老人求生的欲望。要用语言、行动表达对老人的关心与呵护。

4．抑郁期护理对策

此期是临终老人心理非常痛苦的时期。老人一旦知道离开人世已是无法挽回的事实后，照护人员就应该千方百计创造条件给老人最大的心理支持和慰藉。鼓励和支持老人，增加其希望感。要耐心细致观察，鼓励老人表达自己的意见和感情，创造温馨舒适的房间环境，为老人安排清淡的饮食，尽量给老人带来快乐。此期，应特别注意了解老人最关心的事宜并尽量予以解决。

5．接受期护理对策

此期老人需要更安静、舒适的环境和气氛。照护人员要帮助老人完成其未尽心愿和事项。要为家属陪伴创造条件。要善于从言语和非言语的表达中了解老人的真正需求，尽可能地满足他们的需求。只要老人意识清醒，就应尊重他们的意见和日常生活习惯，让其有更多的自由。同时，应尽量减轻疾病带来的痛苦，使老人平静地度过人生的最后阶段。

此外，要妥善做好临终老人家属慰藉工作。在老人即将离开亲人时，家属情绪上的纷乱和悲痛是巨大的，尤其是突发性疾病临终前，家属缺乏心理准备，其心理创伤更为严重。因此，照护人员还要注意做好对家属的心理支持，安排专人陪伴家属，进行安慰和劝说，为老人的平静离去创造环境与氛围。

任务三　死亡和尸体料理

案例导读

刘奶奶患胃癌晚期长达10个月，由于丈夫去世，子女工作较忙，在征得刘奶奶同意的基础上，家人把刘奶奶安排住进了本市一家老年公寓。该老年公寓为老人提供临终关怀及相关服务。虽然公寓的照护人员照顾非常细心，但刘奶奶年龄偏大，加之长期化疗，身体非常消瘦，呼吸也越来越弱，后期完全依赖呼吸机。考虑刘奶奶时日可能不多，老年公寓建议其子女最后全程陪护。子女接受了公寓安排，请假陪在老人身边。子女在身边的第四天，刘奶奶就安详地闭上了眼睛。由于刘奶奶子女均没有面对死亡及办理后事的能力，因此委托老年公寓负责刘奶奶死后各方面事情。

请思考：如果你来负责刘奶奶死亡后的尸体料理，你应该如何进行？

知识链接

对于死亡，有多种称呼。道教把死亡称为"羽化或升仙"；佛教则称"圆寂或坐化"；生活中，人们把死亡叫"逝世"、"去世"或"过世"。但无论哪种称呼，均是针对机体出现静止不动、心脏停止跳动等症状而言。中国医学界认为：当机体停止呼吸、心跳，眼睛失去对光的反应，对刺激（声、触、疼痛）失去反应，皮肤苍白以及逐渐发生颜色变化，最终出现肌肉僵直症状时，即是死亡。

最近，有医学专家提出应以脑干死亡为标准界定死亡，只有脑死亡后，人体才无生还希望。因为随着医学技术越来越发达，出现了借助心肺复苏、起搏器等医疗设备帮助机体心脏恢复跳动的情况,单纯凭借心脏跳动的停止来判断死亡已经不能说明问题。医学界认为通过大脑来判断死亡状况更加科学,因为大脑是整个机体的"指挥官",大脑的死亡必然促使机体其他器官的最终死亡,也就是"脑死亡"(brain death)。脑死亡是指全脑功能不可逆性的永久性停止,必须符合以下条件:严重昏迷、瞳孔放大固定、脑干反应能力消失、脑电波无起伏、呼吸停顿,以上条件连续出现6小时而无变化。同时,在判断为脑死亡后,还必须观察12小时以上。

一、死亡分期

1. 濒死期

濒死期是临终表现的进一步恶化,属于临终过程的最后阶段,也是死亡过程的开始阶段,此时机体各系统的机能发生严重障碍。表现为临终老人神志不清,但有时意识尚存,烦躁不安,感觉迟钝,肌张力丧失,大小便失禁,种种深浅反射逐渐消失,心跳减弱,血压降低,呼吸变浅、弱,出现潮式或间歇呼吸,说话困难,听觉最后消失。由于能量锐减,各种机能活动极度减慢。此期时间根据病情而定,有些猝死的病人,因心跳、呼吸骤停,则无明显的濒死期而直接进入临床死亡期。此期要严密观察病情变化,配合抢救工作,加强生活护理,保持室内空气新鲜,环境安静,注意保暖。多用语言和触觉与老人保持联系,允许家人陪伴,并做好安慰工作。

2. 临床死亡期

临床死亡期主要特征为心跳、呼吸完全停止,瞳孔散大固定,各种反射消失,延髓处于深度抑制状态,但各种组织中仍有微弱代谢活动。在一般条件下,此期持续时间为4~6分钟,但在低温条件下可延长1小时左右,超过这个时间,大脑将发生不可逆的变化。此期由于重要器官代谢过程尚未停止,如对失血、窒息、触电等情况致死者给予积极抢救复苏,仍有生还的可能。

3. 生物学死亡期

生物学死亡期是死亡过程的最后阶段。从大脑皮质开始整个神经系统以及各器官的新陈代谢相继停止,并出现不可逆的变化,机体已不能复活,但个别组织在一定时间内仍可有极微的代谢活动。随着生物学死亡期的进展,相继出现早期尸体现象。

(1)尸斑。由于血液循环停止,心血管内的血液缺乏动力而沿着血管网坠积于尸体低下部位,呈暗红色斑块或条纹,一般在死亡2~4小时后出现。

(2)尸冷。由于新陈代谢停止,体内不能继续产生热能,尸体温度逐渐下降,体表温度经过6~8小时后与外界温度接近。

(3)尸僵。死亡后6~8小时开始出现尸体肌肉变硬,12~16小时发展至最硬。

(4)尸体腐败。一般死亡24小时后发生(气温高时发生较早),主要是在酶的作用下,使机体组织发生分解、自溶。

二、尸体料理

尸体料理是临终关怀的最后环节,是针对临终老人的最后护理。做好尸体料理不仅是对死者的尊重和对死者家属的安抚,也是人道主义精神和职业素养的体现。尸体料理的目的为:使尸体清洁无味、五官端正、肢体舒展、姿势良好,便于家属辨认。

1. 准备工作

(1) 自身准备:衣帽整洁、戴口罩。

(2) 物品准备:清洁治疗盘,内配:血管钳、剪刀、不脱脂棉球、弯盘、衣裤、裹尸单、填写好的尸体识别卡片 3 张、别针、梳子等。如果是传染病老人,需要另备隔离衣、手套、消毒液。

(3) 环境准备:安静,私密。

2. 操作程序

(1) 劝慰家属,征得同意后请家属暂离房间。家属不在时应尽快通知。必要时允许家属参与尸体料理。

(2) 用屏风遮挡,建议家属回避,如果家属执意要留也要尊重。

(3) 撤去盖被,脱去衣裤,撤去尸体上的各种治疗器物(如输液管、氧气管、导尿管等),将尸体放平,保持尸体仰卧,为防止面部淤血变色,可在头下垫一枕头。操作时将身体其余部分用大单遮盖。

(4) 擦净全身,尤其注意腋窝及身体凹陷处的擦洗,用松节油擦净胶布痕迹。

(5) 将尸体上的伤口重新缝合,处理好伤口表面,再用敷料盖好包扎。

(6) 取不脱脂棉球若干,用血管钳夹填塞死者身体各种孔道(鼻孔、耳、嘴、阴道、肛门等),避免体液外流。注意,棉花不可外露。

(7) 更衣、梳发、洗脸;若有义齿,要重新装上;用手轻轻合上眼睑,不易合拢时用热水毛巾湿敷、按摩,促使眼睑闭合。合拢嘴巴,必要时用绷带托起下颌。

(8) 将第一张尸体识别卡系在手腕部,撤去大单。

(9) 将尸单斜放在移尸车上,先将尸单两端遮盖头部和脚,再用左右两角将尸体包严,在颈、腰及踝部用绷带固定,将第二张尸体识别卡系在腰前尸单上。

(10) 盖上大单,送至太平间,置于停尸屉内,停尸屉外挂第三张尸体识别卡。

(11) 整理、清点遗物交家属。消毒床单位,整理用物。若为传染性尸体,应按照传染病进行终末消毒。

(12) 填写死亡通知单,在当日体温单 40~42℃之间用红笔纵写死亡时间。停止一切治疗,完成各项记录。整理病历,注销各种卡片,按出院手续办理。

3. 注意事项

(1) 尸体料理应在医生出具死亡证明、家属同意后及时进行,以防尸僵。

(2) 进行尸体料理期间,态度应肃穆,尊重死者,彰显素养,保护死者隐私,及时进行尸体遮盖。

(3) 理解家属的悲痛心情,尸体料理后应让家属与老人做最后告别并护送家属离开。

任务训练

本部分任务训练内容为尸体料理,操作评分标准详见表 13-1 所示。

表 13-1　尸体料理技术操作评分标准

项 目		总分	技术操作要求	评分等级				得分	备注
				A	B	C	D		
仪表		5	仪表端庄、服装整洁、戴口罩	5	4	3	2		
评估		10	诊断、死亡原因及时间	3	2	1	0		
			尸体清洁程度,有无伤口、引流管等	3	2	1	0		
			死者民族与宗教信仰、家属的要求及合作程度	2	1	0	0		
			与家属沟通语言恰当,态度真诚	2	1	0	0		
操作前准备		18	洗手,戴口罩、手套,穿隔离衣	2	1	0	0		
			备齐用物,放置妥当,屏风遮挡	3	2	1	0		
			填写死亡通知单及尸体识别卡3张	3	2	1	0		
操作过程	吸痰	50	劝慰家属离开居室	3	2	1	0		
			撤去盖被,脱去衣裤	3	2	1	0		
			撤掉治疗用物	5	3	2	1		
			床放平并用大单遮盖	3	2	1	0		
			擦净尸体,用松节油擦净胶布痕迹	10	7	4	1		
			身体上引流管处理正确	3	2	1	0		
			处理伤口正确,更换清洁敷料	3	2	1	0		
			脱脂棉填塞口、鼻、耳、阴道、肛门,棉花不外露	10	8	6	4		
			洗脸,闭合眼睑	3	2	1	0		
			装义齿,闭合口腔,必要时用绷带托起下颌	4	3	2	1		
			梳发更衣	3	2	1	0		
			尸体识别卡系在手腕部	2	1	0	0		
			尸单包裹,绷带固定后系上第2张识别卡,送至太平间	7	5	3	1		
			处理遗物	3	2	1	0		
			整理健康档案	4	3	2	1		
操作后		5	床单位终末消毒	3	2	1	0		
			洗手,记录	2	1	0	0		
评价		6	尸体整洁,姿势良好,易于辨认	3	2	1	0		
			尊重死者,安慰家属	3	2	1	0		
总 分		100							

项目十四　照护文件的应用

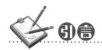引言

照护文件是养护机构和受照护老人的重要档案资料,也是养护管理、科研、教学以及法律上的重要参考资料,主要包括医疗康复记录、心理评估与干预记录、照护记录等。照护文件由具有法定执业资格的各级各类养护人员书写,如医生、康复治疗师、心理咨询师、营养师等,其中的照护记录由护士负责书写。照护文件是养护人员对老人的健康状况、生活状态等的观察和实施养护措施的原始文字记载,是养护工作的重要组成部分。因此,照护文件必须书写规范并妥善保管,以保证其正确性、完整性和原始性。

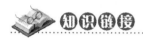知识链接

一、照护文件记录的目的及意义

照护文件包括入住照护评估、照护过程记录、生命体征记录单、医护嘱单、照护交班报告等内容。养护人员在照护文件的记录和管理中必须明确其目的及准确记录的重要意义,做到认真、细致、负责,并遵守专业技术规范。

1. 提供信息

照护文件是对老人生活状态、健康状况变化及养护全过程的记录。便于各级各类养护人员全面、客观、及时、动态地了解老人情况,保证各项养护工作的完整性、连贯性,加强不同岗位养护工作间的合作与协调。

2. 提供教学与科研资料

标准、完整的照护记录是理论在实践中的具体应用,是老人养护教学的最好教材,也是开展科研工作的重要资料,尤其对回顾性研究具有重要的参考价值。同时,它也为养护服务与管理提供了统计学方面的资料,是养护机构的管理部门制定和调整政策的重要依据。

3. 提供评价依据

各项医疗康复与照护记录在一定程度上反映了养护机构整体的健康养护质量、技术及学术水平,是养护机构管理的重要信息来源,也是衡量养护机构健康养护管理水平的重要标志之一。同时,又是对养护机构进行等级评定及对各级各类养护人员进行考核的参考资料。

4. 提供法律依据

各项医疗康复与养护记录是具有法律效应的文件,是为法律所认可的证据。其内容反

映了老人在养护期间接受医疗康复、照护的具体情形,在法律上可作为养护纠纷、人身伤害、保险索赔、犯罪刑事案件及遗嘱查验的证明,用以明确养护机构及养护人员有无法律责任。因此,只有对老人在养护机构的健康状况、照护过程等做好及时、完整、准确的记录,才能为法律提供有效的依据并保护养护人员自身的合法权益。

二、照护文件记录的原则

及时、准确、完整、简要、清晰是书写各类照护文件的基本原则。

(1)及时。照护记录必须及时,不得拖延或提早,更不能漏记、错记,以保证记录的时效性,维持最新资料。

(2)准确。记录内容要以客观事实为准,真实记录,简明扼要书写,规范应用医学术语。

(3)完整。眉栏、页码须填写完整。各项记录必须有完整日期及时间,每项记录后均不留空白,记录者签全名,以示负责。如果老人出现健康状况变化、拒绝治疗或照护、有自杀倾向、发生意外、请假外出等特殊情况,应详细记录,及时汇报并做好交接班工作。

(4)简要。记录内容应重点突出、简洁、流畅,使用医学、照护术语和公认的缩写,避免笼统、含糊不清或过多修辞,以方便养护人员快速获取所需信息,节约时间。

(5)清晰。按规定要求分别使用红、蓝黑墨水笔书写。一般白班用蓝黑墨水笔,夜班用红墨水笔记录。字迹清楚,字体端正,表格规范整洁,不得涂改、剪贴或滥用简化字。有书写错误时,应在错误处画线删除并在上面签名。

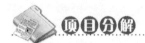 项目分解

常用的照护文件有:生命体征记录单、长期医护嘱单、临时医护嘱单、照护交班报告、入住照护评估单、照护过程记录单等。以上文件一部分与医疗康复文件联系密切成为健康养护档案;另一部分是日常照护的记录,是照护交接班时核对工作的依据。

任务一　生命体征记录单的应用

生命体征记录单用于记录老人的体温、脉搏、呼吸、血压及其他情况,如转入、转出、住院、出入液量、尿量、大便、体重等。入住养护期间排在健康养护档案的最前面,以便于查阅(附表1)。

知识链接

一、基本书写要求

(1)用蓝黑墨水笔填写姓名、性别、年龄、房间号、床号、入住号等项目。页码用蓝黑墨水笔逐页填写。

(2)填写"日期"栏时,每页第一天应填写年、月、日,其余只写月、日。如在一页中有年

度或月份开始,则应填写年、月、日。

（3）生命体征记录。8：00～19：59用蓝黑墨水笔填写,20：00～7：59用红墨水笔填写。

（4）入住、退住、转入、转出、请假、住院等项目后写"于",数字0～24书写时间,用红墨水笔在"其他"栏内填写,如"入住于9：30";转出、转入时间分别由转出、转入养护部填写,如"转出于14：30"、"转入于14：50"。

（5）若老人因拒测、外出等原因未能测量时,则用红墨水笔在"其他"栏内填写"拒测"、"外出"等。

二、体温

（1）测量频次。新入住老人,以每日测量2次为准。连续测量3次正常者,如为自理老人,以后每月常规测量1次;如为部分自理、完全不能自理老人,以后每周常规测量1次。异常时,遵医护嘱按时测量。

（2）体温书写。测量值以实际数据表示,如36.3℃。如为腋温,则不做特殊标记;如为口温,则在体温数据后以蓝点"●"表示,肛温以篮圈"○"表示。

三、脉搏、呼吸、血压

（1）测量频次。新入住老人,按每日测量2次为准,连续测量3次正常者,如为自理老人,以后每周常规测量1次;如为部分自理、完全不能自理老人,以后每日常规测量1次。异常时,遵医护嘱按时测量。

（2）脉搏短绌时,心率与脉搏数据书写为"心率值/脉搏值",如,"80/72"。

四、大便

（1）次数评估。对自理老人每周询问、记录一次,记录前一周的大便频次规律,如每1～2天大便1次;部分自理、完全不能自理老人每日询问、记录一次,记录前一天的大便次数。

（2）记录符号。大便频次规律或次数以"次数/天/灌肠"格式记录。未解大便以"0"表示;大便失禁或人工肛门以"※"表示;灌肠以"E"表示,例如,"1/2～3"表示每2～3天排便1次;"2/1/E"表示灌肠后每天排便2次。

五、出入量或尿量

记录前一日24小时的出入总量或尿总量。遵医护嘱或护理常规将24小时的总入量和总出量分别填写在"其他"栏内。

六、体重

老人入住当日测量、记录体重,以后每月测量一次,并记录;卧床不能测量的老人,应在"其他"栏内注明"卧"字。

任务二　医护嘱单的应用

医护嘱是医生、护士根据老人健康状况的需要，为达到健康养护的目的而拟定的书面嘱咐，由各级各类照护人员共同执行。医护嘱单（附表2，附表3）是医生、责任护士开写医护嘱所用，也是照护人员执行、查对医护嘱的依据。

知识链接

一、医护嘱的内容

医护嘱的内容包括：日期、时间、床号、姓名、照护常规、照护级别、饮食、体位、药物（注明剂量、用法、时间等）、各种检查及治疗、护理措施和医生、护士、执行者的签名。

二、医护嘱的种类

1. 长期医护嘱

有效时间在 24 小时以上，医生、责任护士开出停止医护嘱方失效。如一级照护、低盐低脂高纤维素饮食、压疮换药、药物治疗等。

2. 临时医护嘱

有效时间在 24 小时以内，应在短时间内执行，有的需立即执行，通常只执行一次，如舒乐安定 1mg po st；有的需在限定时间内执行，如心电图及各项特殊检查等。另外，转出、住院、退住、死亡等也列入临时医护嘱。

3. 备用医护嘱

根据老人健康需要，分为长期备用医护嘱和临时备用医护嘱两种。

（1）长期备用医护嘱（prn）

有效时间在 24 小时以上，必要时可执行，两次执行之间有时间间隔，由医生、责任护士开出停止日期后方失效。如吸氧 2 L/min qd prn。

（2）临时备用医护嘱（sos）

仅在 12 小时内有效，必要时可执行，只执行 1 次，过期未执行则失效。如开塞露20 mL E sos。

三、医护嘱的处理

医生开出医嘱后，由护士进行处理；责任护士开出护嘱后，由值班（办公室）护士进行处理。

1. 处理原则

（1）先急后缓

处理多项医护嘱时，应判断需执行的医护嘱的轻重缓急，合理、及时安排执行顺序。

（2）先临时后长期

临时需立刻执行的医护嘱，应立即安排执行。然后，再执行长期医护嘱。

（3）执行者签全名

医护嘱执行者须在医护嘱单上签全名。

2. 处理方法

（1）长期医护嘱

医生、责任护士开写在长期医护嘱单上，注明日期和时间，并签上全名。值班（办公室）护士将长期医护嘱单上的医护嘱分别转抄到各种执行卡上（如服药单、治疗单、饮食单等），在执行栏内注明执行时间并签全名。

（2）临时医护嘱

医生、责任护士开写在临时医护嘱单上，注明日期和时间，并签上全名。执行后，必须注明执行时间并签上全名。

（3）备用医护嘱

① 长期备用医护嘱。由医生、责任护士开写在长期医护嘱单上，值班（办公室）护士将其转抄至执行单上，每次执行后，在临时医护嘱单内记录执行时间并签全名，供下一班参考。

② 临时备用医护嘱。由医生、责任护士开写在临时医护嘱单上，可暂不处理，待老人需要时执行。执行后按临时医护嘱处理，过时未执行，值班（办公室）护士应用红墨水笔在该项医护嘱栏内写"未用"两字。

③ 停止医护嘱。值班（办公室）护士在相应执行单上注销有关项目，然后在医护嘱单原医护嘱的停止日期栏内注明停止日期、时间，最后签全名。

④ 重整医护嘱。当医护嘱调整项目较多时应重整医护嘱。重整医护嘱时，在长期医护嘱单原医护嘱最后一行下面划一红横线，在红线下正中用红笔写"重整医护嘱"，红线上下均不得有空行。再将红线以上有效的长期医护嘱按原日期、时间先后的排列顺序抄于红线下。抄录完毕两人核对无误后签上全名。当老人转入后，也需重整医护嘱，即在原医护嘱最后一项下面划一红横线，并在其下正中用红墨水笔写"转入医护嘱"等，然后再开写新医护嘱，红线以上的所有医护嘱自行停止。

四、注意事项

（1）处理医护嘱要认真细致，及时准确，字迹清楚。如有疑问，必须询问或核对清楚后再执行。

（2）一般情况下不执行口头医护嘱，在紧急情况下执行口头医护嘱时，执行者应先复诵一遍，双方确认无误后方可执行，事后应及时据实补写医护嘱。

（3）医护嘱需每班、每日核对，每周总查对，查对后签全名。

（4）凡需下一班执行的临时医护嘱要交班，并在照护交班报告上注明。

（5）凡已写在医护嘱单上而又不需执行的医护嘱，不得贴盖、涂改，应由医生、责任护士在该项医护嘱栏内用红墨水笔写"取消"字样，并在医护嘱后用蓝黑墨水笔签全名。

目前有部分养护机构实行了信息化管理，即将医护嘱直接输入计算机，实现电子医护嘱，提高了工作效率。因各养护机构使用的软件不同，故使用方法从略。

任务三　照护交班报告的应用

　　照护交班报告是由值班护士将值班期间老人生活、健康状况的动态变化等书写成书面交班报告。通过阅读照护交班报告(附表4),接班护士可了解养护区全天工作情况与重点,明确需继续观察的问题和实施的照护。

▼ 知识链接

一、书写要求

　　医护嘱的内容包括:日期、时间、床号、姓名、照护常规、照护级别、饮食、体位、药物(注明剂量、用法、时间等)、各种检查及治疗、护理措施和医生、护士、执行者的签名。

　　(1) 应在与老人沟通交流,对老人经常巡视,了解老人生活、健康状况的基础上书写。

　　(2) 书写内容应全面、真实、简明扼要、重点突出。

　　(3) 字迹清楚、不得涂改,日间用蓝黑墨水笔书写,夜间用红墨水笔书写。

　　(4) 填写时,先写床号、姓名,再记录老人生活、健康状况及照护重点和需解决的问题。

　　(5) 对新入住、转入、特护老人,在床号、姓名的下方用红墨水笔注明"新入住"、"转入"、"特护"。

　　(6) 书写完毕,注明页数并签全名。

　　(7) 护士长应对每班的照护交班报告进行检查,符合质量后签全名。

二、书写顺序

　　1. 填写眉栏

　　用蓝黑墨水笔填写眉栏各项,如日期、养护部、养护单元。

　　2. 根据下列顺序,按床号先后书写照护交班报告

　　(1) 先写离开养护区的老人,如退住、转出、住院、死亡、请假的老人。

　　(2) 再写进入养护区的老人,如入住、转入、销假的老人。

　　(3) 最后写本班重点照护老人,如特护的老人。

三、交班内容

　　1. 退住、转出、住院、死亡、请假老人

　　退出者写明离开时间;转出者注明转往的养护部区及转出时间;死亡者简要记录抢救过程及死亡时间;请假者注明去向、请假时间和离开时间。

　　2. 新入住及转入老人

　　应写明入住或转入的原因、时间、健康状况简述及既往重要病史(尤其是过敏史)、主要

需求和存在的照护问题以及下一班需观察和实施的照护措施。

3. 特护照护、有异常情况以及做特殊检查或治疗的老人

应写明主诉、生命体征、神志、健康动态、生活护理情况、特殊照护理措施等,下一班需重点观察和注意的事项。

此外,还应报告上述老人的心理状态和需要接班者重点观察及完成的事项。夜间记录还应注明老人的睡眠情况。

任务四　入住照护评估单的应用

用于对新入住老人进行初步的照护评估。通过系统地收集老人的一般资料、兴趣爱好、现在及既往健康状况、自理程度、跌倒风险、心理社会状况等,比较全面地了解老人的生活状态,生理、心理、精神及社会需求,找出老人的健康问题,以确立照护问题和制定有针对性的个性化健康养护措施。入住照护评估(附表5)包括收集资料、整理分析资料、确定照护问题、制定照护措施。

▼ 知识链接

一、收集资料

主责照护员通过与老人及其亲属的交流、观察、护理查体、量表的测评、既往健康档案资料的查阅以及与其他医护人员,如医生、康复治疗师、营养师、心理医生的沟通等,汇集老人的综合信息资料,为确定照护问题提供依据。

二、整理分析资料

对收集的资料进行分类、核实、筛选、分析,找出老人生活和保持或恢复健康的主观、客观需求,确定需解决的照护问题。

三、确定照护问题

包括现存的和潜在的照护问题两类。现存的照护问题是指老人目前已存在的生活、生理、心理、社会方面的问题;潜在的照护问题是指老人目前尚未出现问题,但有危险因素存在,若不采取措施就一定会发生的问题,如"有发生窒息的危险:与进食易呛咳有关"、"有皮肤完整性受损的危险:与皮肤长期受压有关"。

四、制定照护措施

针对确定的现存的和潜在的照护问题,从生理、心理、社会全方面、多角度考虑,制订出具体解决问题的办法。

上述过程和结果应与老人及其亲属充分沟通,并征得其认可或同意,方能保障照护措施

实施的有效性和可行性。

<h1 style="text-align:center">任务五　照护过程记录单的应用</h1>

照护过程记录(附表 6)是照护员运用照护评估、确定照护问题、制定照护措施、实施照护措施、进行照护效果评价的照护程序和方法,是对老人的照护问题解决的过程和满足其需求的全面记录。其内容主要包括老人生活的事件和健康问题、照护人员所采取的措施及执行实施后的效果等。

一般情况下,照护过程的记录频率,按照部分自理、完全不能自理的老人,每周记录一次,自理老人每月记录一次的标准执行。重要事件发生或健康状况发生变化时,随时记录。

<h1 style="text-align:center">任务六　照护文件的管理</h1>

照护文件是养护人员进行养护实践的原始文件记录,对医疗、护理、教学、科研、执法等方面都至关重要。因此,养护机构应建立严格的养护档案管理制度,设置专门的部门或专(兼)职人员,负责对本机构的养护档案进行保存和管理。各级养护人员都必须按照管理要求严格执行。

知识链接

一、保管要求

(1)各种照护文件按规定放置,记录和使用后必须放回原处。

(2)必须保持照护文件的清洁、整齐、完整,防止污染、破损、拆散、丢失。

(3)老人及其家属不得随意翻阅照护文件,不得擅自将照护文件带出养护区;因养护活动需要带离养护区时,应当由养护区指定专门人员负责携带和保管。

(4)照护文件不得外借,因特殊原因需要借阅或复印时,应按相关规定办理齐全手续,并保持照护文件的完整性,用后须及时归还。

(5)照护文件应妥善保存。各种记录保存期限如下:

① 体温单、医护嘱单、特别护理记录单作为养护档案的一部分随养护档案放置,老人退住后送档案室长期保存。

② 养护交班报告本由档案室保存一年,以备需要时查阅。

(6)发生养护纠纷时,应于养护机构和老人或其亲属同时在场的情况下封存或启封养护档案,封存的养护档案由养护机构负责,养护服务质量监控的部门或者专(兼)职人员保管。

二、排列顺序

照护文件应按规定进行标准化、规范化顺序排列,以便于管理及查阅。

1. 入住期间养护档案的排列顺序

(1) 生命体征记录单(按时间先后倒排)

(2) 长期医护嘱单(按时间先后倒排)

(3) 临时医护嘱单(按时间先后倒排)

(4) 入住照护评估

(5) 照护过程记录

(6) 医疗病案

(7) 会诊记录

(8) 各种检验、检查和测评报告单(按时间先后倒排)

(9) 入住首页

2. 退住、死亡后养护档案的排列顺序

(1) 入住首页

(2) 入住照护评估

(3) 照护过程记录

(4) 长期医护嘱单(按时间先后顺排)

(5) 临时医护嘱单(按时间先后顺排)

(6) 生命体征记录单(按时间先后顺排)

(7) 医疗病案

(8) 会诊记录

(9) 各种检验、检查和测评报告单(按时间先后顺排)

入住前健康档案一般由老人自行保管。

任务训练

照护文件应用项目任务训练内容包括:

(1) 填写生命体征记录单

(2) 应用医护嘱单

(3) 书写照护交班报告

(4) 填写入住照护评估单

(5) 书写照护过程记录

具体任务训练参考知识链接部分及附表1—6中的照护文件。

附表1 生命体征记录单

姓名×××　性别女　年龄××岁　房间号5-601　床号2　入住号5-601

日　期	时　间	体温/℃	脉搏/（次/分）	呼吸/（次/分）	血压/mmHg	大便/（次/天）	体重/kg	其　他
2012.8.12	10：00	36.3	64	16	145/70	1/1	63	入住于9：30
	20：00	37.2（○）	60	18	130/60			
8.13	8：00	36.2	68	20	140/62	0/1		
	20：00		60	18	130/60			
8.14	8：00		62	20	132/60	2/1		
	20：00		64	20	130/60			
8.19	8：00	36.9（●）	64	20	130/64	0/3		
	15：00					2/1/ E		
8.26	8：00	36	60	20	125/60	1		请假于10：00
2012.9.1								销假于16：00
2012.9.2	8：00	36.4	62	20	165/75	1		
	21：00		84	21	160/75			住院于21：30

第1页

附表2 长期医护嘱单

姓名×××　性别男　年龄××岁　房间号2-205　床号10　入住号×××

起　始		医护签名	执行签名	长期医护嘱	停　止		医护签名	执行签名
日期	时间				日期	时间		
2012 6.5	9：20	×××	××	非自理老人照护常规				
				一级照护				
				低盐低脂高纤维素饮食				
××				测血压　qd	6.10	8：00	×××	
				拜阿司匹林肠溶片 100 mg qd				
				复方丹参滴丸　5粒 tid				

起 始		医护 签名	执行 签名	长期医护嘱	停 止		医护 签名	执行 签名
日期	时间				日期	时间		
	9：30	×××	××	习惯性便秘照护常规				
				压疮创面换药　bid				
				协助心理医生进行心理疏导　2次/周				

第1页

附表3　临时医护嘱单

姓名××× 性别男 年龄××岁 房间号2-205 床号10 入住号×××

| 起 始 | | 临时医护嘱 | 医护 签名 | 执 行 | | |
日期	时间			日期	时间	签名
2012 6.5	9：20	氧气吸入 2 L/分	×××	6.5	9：20	××
		心电图	×××	6.5	9：20	××
6.16	8：00	氧气吸入 2 L/分	×××	6.16	8：00	××
6.17	8：00	15：00责任护士与家属电话沟通宾客情况	××	6.17	8：00	×××

第1页

附表4 照护交班报告

2012 年 06 月 05 日第 × 养护部第×养护单元

床号\姓名	白 班									夜 班								
	入住	退住	转入	转出	特护	请假	销假	住院	死亡	入住	退住	转入	转出	特护	请假	销假	住院	死亡
	1	0	0	0	0	1	0	0	0	0	0	0	0	0	0	0	1	0

床号/姓名	白班	夜班
6床李峻	今日10：00请假回女儿家,假期3天,6月8日返回	
9床张英		今日19：00自儿子家返回
12床国萍 新入住	老人,男性,82岁,因脑梗死后活动能力降低,保姆照护不满意,情绪易激惹,儿女不能全职照顾,经试入住3天后感到非常满意,于今日9：00正式入住 T36.5℃,P79次/分,R20次/分,BP130/70mmHg,查体：神志清,语言缓慢,词语发音含糊,情绪易波动,心肺无异常发现,右下肢活动明显受限,医嘱给予康复训练,其他按老人正式入住前口服用药治疗,请严密观察情绪变化,严防跌倒	协助老人洗漱后于22：00入眠,夜间共睡眠7小时,根据老人休息状态,已适时给予康复护理,并进行防跌倒指导

白班 ××/×× 夜班 ××/×× 护士长/护理主管 ××/××

第1页

附表5 入住照护评估

姓名： ×××   性别： 男   年龄： ××   出生年月： ×××   原职业： 经济师
国籍： 中国   民族： 汉   籍贯： 黑龙江省哈尔滨市   文化程度： 高中
宗教信仰：基督教 紧急联系人及其关系： ×× 父女 电话： ×××
入住时间： 2012 年 06 月 05 日 09 时 00 分
入住方式：□独立步行 □使用助行器轮椅 □平车 □其他
陪同者：□子女 □亲属 □朋友 □其他
生命体征：体温 36 ℃ 脉搏 84 次/分 呼吸 24 次/分 血压 130/70 mmHg 体重 80 kg 身高 175 cm
过敏史：□无 □有 食物 药物 其他
现存疾病：冠心病、双膝关节置换术、慢性支气管炎
所用药物：拜阿司匹林、复方丹参滴丸、钙片
烟酒嗜好：□不吸烟 □吸烟每日__支/包 已吸__年 已戒__年
　　　　　□不饮酒 □偶尔 □经常 每次__mL 已饮__年
衣冠：□不整 □整洁 □讲究

意识：□清晰 □模糊 □嗜睡 □浅昏迷 □深昏迷

思维：□正常 □异常 认知功能评分　29　分

语言交流：□正常 □言语困难 □失语 □其他

使用语言：□中文 □普通话 □方言东北口音 □英语 □其他

态度：□合作 □比较合作 □不合作

性格类型：□安乐型 □进取型 □抑郁型 □易怒型 □自责型 □偏执型 □拘谨型 □混合型

兴趣爱好：□唱歌 □器乐演奏 □音乐欣赏 □跳舞 □表演 □健身功/拳 □游泳 □绘画
　　　　　□书法 □摄影 □看电视/电影 □聊天 □其他

视力：□正常 □下降 □失明

听力：□正常 □减退 □失聪

咀嚼功能：□正常 异常牙齿脱落、义齿

饮食：□普食 □半流食软食 □流食 □禁食 □鼻饲 □特殊饮食 □食物偏好 □忌食

食欲：□正常 □增强 □下降

体型：□正常 □超重 □肥胖 □体重减轻 □消瘦

体重：□增加 □降低 □无变化(近1个月)

舒适程度：□无不适 □疼痛 部位右膝部以下 性质针刺样 规律间断性 伴随症状麻木 疼痛评分2分
　　　　　□其他

皮肤粘膜：□正常 □苍白 □黄染 □皮疹 压疮部位骶尾部大小　5cm×8cm　分期　二期　压疮评
　　　　　分　19分　 □其他

末梢循环：□正常　　 □异常 肢端凉

呼吸形态：□正常　　 □异常 气促、偶有少量咳痰,易咳出

辅助呼吸：□无 □ 有 □吸氧_升/分 □气管插管 □气管切开 □其他：

心律：□齐 □不齐偶发早搏

心脏不适：□无 □有胸闷

排尿：□正常 □异常

排便：□正常 异常便秘

睡眠习惯：□睡眠时间　6～8　小时/天 □晚睡时间　21：30　 □晨起时间　6：00

睡眠形态：□正常异常 □早醒易醒 □入睡困难 □多梦 □其他

自理能力：□完全自理 □部分自理不能自理自理能力评分　55分

跌倒风险：□ 低危 □中危高危跌倒风险评分　12分

婚姻状况：□独身已婚 □分居 □离异丧偶

子女：□无 □有子　1　个女　2　个

家庭关系：□良好 □一般 □欠佳子女不和、父子不和

宾客对自身健康状况的认知：□认知 □部分认知 □不认知

亲属对宾客健康状况的认知：□认知 □部分认知 □不认知

入住宣讲内容：《宾客入住告知书》、《宾客入住管理制度》

入住宣讲对象：宾客、亲属

资料来源：□宾客亲属 □其他资料收集时间：　2012　年　06　月　05　日　09　时　30　分

主要照护问题：

2012.6.5　15：00　1. 皮肤完整性受损：与长期卧床有关;2. 疼痛：膝关节置换术后并发症;3. 便秘：与长期卧床,活动减少有关;4. 有发生跌倒的风险：与下肢肌张力降低,活动能力受限有关;5. 家庭关系不良：父与子、子与女关系不良。

主要照护措施：

2012.6.5　15：00　1. 二期压疮照护常规;2. 疼痛照护：(1)遵护嘱按摩双下肢;(2)遵医嘱协助康复

理疗;3. 便秘照护常规;4. 防跌倒措施:(1)锻炼双下肢肌力;(2)防跌倒知识宣教;(3)有计划训练下床及活动技能;(4)使用助行器;5. 帮助建立良好的家庭关系。

宾客/亲属签名: 　　　　　 年　月　日

照护员签名: 　　　　　 年　月　日

护士长/护理主管签名: 　　　　 年　月　日

附表6　照护过程记录

姓名　×××　性别　男　年龄　××　岁　房间号　2-205　床号　10　入住号　×××

日　期	时间	照护过程记录	签　名
2012.6.5	9:30	宾客×××,男,年龄××岁,冠心病10年,慢性支气管炎6年,双膝关节置换术4年,于2012年6月5日9 am坐轮椅由家属陪同入住第×养护部非自理区进行健康养护。宾客 T 36℃,P 84 次/分,R 24 次/分,Bp 130/70 mmHg。查体:神志清,精神好,用方言沟通流畅,骶尾部皮肤有一处约5 cm×8 cm 的二期压疮,右下肢轻度疼痛、麻木感。医/护嘱给予:非自理老人照护常规、一级照护、低脂清淡及高纤维素软食、压疮创面换药、制订康复计划、继续原用药方案、协助心理医生建立家庭支持系统。入住宣教已做,老人及家属表示理解。	×××
2012.6.8	7:30	老人今晨5:00 早醒,睡眠约7小时,精神好,Bp 135/70 mmHg,饮食正常。晨起指导老人腹部按摩,按时大便,建立规律排便习惯,其他未诉不适,亦未发现其他异常。	×××

第1页

参 考 文 献

[1] 尤黎明. 老年护理学[M]. 北京：北京大学医学出版社, 2007.

[2] 张继英. 养老护理员（初级、中级）[M]. 北京：中国劳动社会保障出版社, 2006.

[3] 张继英. 养老护理员（基础知识）[M]. 北京：中国劳动社会保障出版社, 2006.

[4] 张继英. 养老护理员（高级）[M]. 北京：中国劳动社会保障出版社, 2007.

[5] 黄建琴, 彭嘉琳. 养老护理员（基础知识与初级技能）[M]. 北京：中国协和医科大学出版社, 2010.

[6] 李小寒, 尚少梅. 基础护理学[M]. 北京：人民卫生出版社, 2006.

[7] 钟华荪. 老年人家庭安全照顾[M]. 北京：人民军医出版社, 2008.

[8] 朴顺子, 尚少梅. 老年人实用护理技能手册[M]. 北京：北京大学医学出版社, 2011.

[9] 黄建琴, 彭嘉琳. 老年人照护技术操作与评价[M]. 北京：科学技术文献出版社, 2012.

[10] 倪荣, 王先益. 居家养老护理[M]. 杭州：浙江大学出版社, 2009.

[11] 李小萍. 基础护理学[M]. 北京：人民卫生出版社, 2007.

[12] 黄红玉, 易霞. 基础护理学[M]. 长沙：中南大学出版社, 2011.

[13] 尹春艳, 杨雪松, 杨雪莉, 等. 老年人睡眠障碍的原因及护理[J]. 中国医学研究与临床, 2007, 5(10)：68—70.

[14] 李漓, 刘雪琴. 老年人疼痛的处理与护理[J]. 中华护理杂志, 2004, 39(3)：212—215.

[15] 史晓艳. 疼痛护理的研究进展[J]. 护理实践与研究, 2007, 4(1)：11—12.

[16] 魏红, 谭平. 老年人疼痛的评估及干预措施[J]. 中国误诊学杂志, 2008, 8(18)：4385—4386.

[17] 张静, 金莉. 护理学基本技术[M]. 合肥：安徽科学技术出版社, 2009.

[18] 陈长香, 孙建萍. 老年护理学[M]. 北京：人民卫生出版社, 2009.

[19] 朱大年. 生理学[M]. 北京：人民卫生出版社, 2011.

[20] 陆再英, 钟南山. 内科学[M]. 北京：人民卫生出版社, 2011.

[21] 陈文彬, 潘祥林. 诊断学[M]. 北京：人民卫生出版社, 2011.

[22] 王文, 张维忠, 孙宁玲, 等. 中国血压测量指南[J]. 中华高血压杂志, 2011, 19(12)：1101—1115.

[23] 徐淑秀, 谢晖. 护理学操作技术图谱[M]. 北京：人民卫生出版社. 2011

[24] 杨桂芝. 老年护理学[M]. 北京：人民军医出版社. 2007

[25] 仇朝东. 养老护理员（四级）[M]. 北京：中国劳动社会保障出版社. 2009.

[26] 徐淑秀. 护理学基础[M]. 南京：东南大学出版社. 2006.

[27] 中国红十字会总会. 救护[M]. 北京：社会科学文献出版社, 2007.

[28] 白继荣. 护理学基础[M]. 北京：中国协和医科大学出版社, 2003.

［29］美国心脏协会.2010 心肺复苏及心血管急救指南［M］. Mary Fran Hazinski.

［30］沙卫芹,曾庆华,何雪芬.6517 例中老年人创伤性骨折的调查分析［J］.齐齐哈尔医学院学报,2010,31(11)：1754—1755.

［31］孙海晨,钱晓明,吴学豪,等.老年人创伤的特点与急救［J］.创伤外科杂志,2000,2(3)：159—160.

［32］卫生部.老年人跌倒干预技术指南.2011.

［33］世界人口老龄化现状.全国老龄工作委员会办公室.http：//www.cncaprc.gov.cn/info/1024.html.

［34］全国老龄委发布首份全国失能老人调查报告.全国老龄工作委员会办公室.http：//www.cncaprc.gov.cn/video/94.html.

［35］关于养老与老年照护的几个基本概念.中国社会福利网.http：//shfl.mca.gov.cn/article/llyj/ hgzcllyjcg/200808/20080800019173.html.